U0377068

国家出版基金项目
NATIONAL PUBLICATION FOUNDATION

总主编　刘昌孝

主编　梁光义　庞宇舟

YIZU YAO JUAN

中国少数民族中药图鉴

# 彝族药卷

中国出版集团有限公司

世界图书出版公司

西安　北京　上海　广州

**图书在版编目（CIP）数据**

中国少数民族中药图鉴·彝族药卷 / 刘昌孝总主编；梁光义，庞宇舟主编 . —西安：世界图书出版西安有限公司，2022.10
ISBN 978-7-5192-8272-1

Ⅰ . ①中… Ⅱ . ①刘… ②梁… ③庞… Ⅲ . ①少数民族－民族医学－中药资源－图集②彝族－中药资源－图集 Ⅳ . ① R29-64 ② R291.7-64

中国版本图书馆 CIP 数据核字（2021）第 223359 号

| | |
|---|---|
| 书　　　名 | 中国少数民族中药图鉴·彝族药卷 |
| | ZHONGGUO SHAOSHUMINZU ZHONGYAO TUJIAN YIZU YAO JUAN |
| 总 主 编 | 刘昌孝 |
| 主　　　编 | 梁光义　庞宇舟 |
| 责任编辑 | 胡玉平　杨　菲 |
| 出版发行 | 世界图书出版西安有限公司 |
| 地　　　址 | 西安市雁塔区曲江新区汇新路 355 号 |
| 邮　　　编 | 710061 |
| 电　　　话 | 029-87214941　029-87233647（市场营销部） |
| | 029-87234767（总编室） |
| 网　　　址 | http://www.wpcxa.com |
| 邮　　　箱 | xast@wpcxa.com |
| 经　　　销 | 新华书店 |
| 印　　　刷 | 西安雁展印务有限公司 |
| 开　　　本 | 889mm×1194mm　1/16 |
| 印　　　张 | 25.25 |
| 字　　　数 | 400 千字 |
| 版　　　次 | 2022 年 10 月第 1 版 |
| 印　　　次 | 2022 年 10 月第 1 次印刷 |
| 国际书号 | ISBN 978-7-5192-8272-1 |
| 定　　　价 | 320.00 元 |

医学投稿　xastyx@163.com ‖ 029-87279745　029-87285296

# 凡例 NOTES

一、丛书分为《中国少数民族中药图鉴·苗族药卷》《中国少数民族中药图鉴·蒙古族药卷》《中国少数民族中药图鉴·维吾尔族药卷》《中国少数民族中药图鉴·藏族药卷》《中国少数民族中药图鉴·彝族药卷》《中国少数民族中药图鉴·傣族药卷》共六册。

二、为更好地普及和传播少数民族常用中草药知识，让更多的读者认识和了解少数民族的中医药文化，丛书以《中华人民共和国药典》（2020 年版一部）及《中药学》（第 9 版）为指导，共收录药物品种 1500 余种（为更好地传播，所收品种以各民族的常用中草药为主），每册均按药物拼音顺序排列。

三、为便于读者快速识别各民族中草药，每种药物均配有 8 ~ 10 幅高清彩色照片，包含药物生境图、入药部位、局部识别特征放大图、药材图和饮片图。对于多来源的药物品种，原则上只为第一来源的品种配图。

四、对于一些保护性的动物或植物种类的用药，本丛书参照相关资料将其纳入，仅作为传播少数民族习用中药知识的参考资料，读者在实际使用中应遵守国家相关法律法规。

五、正文部分收录的内容有民族药名、别名、来源、识别特征、生境分布、采收加工、药材鉴别、性味归经、功效主治、药理作用、用法用量、精选验方、使用禁忌。

1. 民族药名：为该种药物在该民族的唯一名称。

2. 别名：为该种药物在临床用法中的常用名称，一般收录 2 ~ 5 种。

3. 来源：即药物基源，详细介绍药物的科、种名、拉丁文及药用部位。

4. 识别特征：该种药物的形态识别特征，包含根、茎、叶、花、果的详细识别特征及花、果期。

5. 生境分布：该种药物的生长环境和主要分布区域。

6. 采收加工：该种药物的最佳采收季节、采收方法、加工技术和注意事项。

7. 药材鉴别：该种药物的药材形状、颜色、气味等。

8. 性味归经：该种药物的性味和归经。

9. 功效主治：该种药物的功效和主治疾病。

10. 药理作用：该种药物及其制剂或主要成分与中医临床有关的药用作用和机制，有毒药物介绍及毒性和毒理。

11. 用法用量：该种药物的单味药煎剂的成人一日干品内服量，外用无具体用量者均表示适量取服。

12. 精选验方：收录以该种药物为主，对功效主治有印证作用或对配伍应用有实际作用的古今效验方。

13. 使用禁忌：该种药物的配伍宜忌，某些症状的使用注意事项和毒副作用。

序言
PREFACE

《中华人民共和国宪法》规定："国家发展医疗卫生事业，发展现代医药和我国传统医药。"这里的传统医药，按我的理解，应该包括中医药、民族医药和民间医药三个组成部分。

民族医药是中国少数民族的传统医药。民族药发源于少数民族地区，具有鲜明的地域性和民族传统特点。据初步统计，全国 55 个少数民族，近 80% 的民族有自己的药物，其中有独立民族医药体系的约占 1/3。中华人民共和国成立以来，在党和政府的关怀、重视下，民族药的发掘、整理、研究工作取得了显著的成果，出版了一批全国和地区性民族药专著。据有关资料统计，目前我国民族药已达 3700 多种。

《中国民族药志》是在全面调查、整理我国少数民族所用药物的基础上选编而成的民族药的荟萃，已出版的第 1 卷收载了 39 个民族的 135 种药物，基原种 511 个；第 2 卷收载 35 个民族的 120 种药物，基原种 425 个。

我国民族传统医药，是中华民族的共同财富。各民族医药在独立发展、保持本民族特色的基础上，彼此相互借鉴，有着许多共同点，民族药之间联系最广泛的是在药物的使用方面。据统计，目前藏汉共用的药物有 300 多种；蒙汉共用的有 400 多种；维汉共用的有 155 种；佤汉共用的有 80 种。民族间通用同一种药物的情况非常普遍。

为更好地传承、发展中医药这一中华民族的瑰宝，进一步挖掘、整理和保护这世代相传的民族文化和智慧，经过专家团队多年努力共同编写了《中国少数民族中药图鉴》丛书第一辑，包括《苗族药卷》《蒙古族药卷》《维吾尔族药卷》《藏族药卷》《彝族药卷》《傣族药卷》共 6 卷本。

民族医药的概念分广义和狭义两种。本套丛书以中国少数民族传统习用中药的传承和发展为宗旨。坚持"民族医药"的概念，突出个性。为更好地普及和传播少数民族常用中草药知识，让更多的读者认识和了解少数民族的中医药文化，这套丛书以《中华人民共和国药典》（2020年版一部）及《中药学》（第9版）为指导，共收录药物品种1500余种（为更好地传播，所收品种以各民族的常用中草药为主），每册均按药物拼音顺序排列。为便于读者快速识别各民族中草药，每种药物均配有高清彩色照片，包含药物生境图、入药部位、局部识别特征放大图、药材图和饮片图。对于多来源的药物品种，原则上只为第一来源的品种配图。正文部分收录的内容有民族药名、别名、来源、识别特征、生境分布、采收加工、药材鉴别、性味归经、功效主治、药理作用、用法用量、精选验方、使用禁忌。

《中医药法》是包括我国各民族医药的统称，它反映了中华民族对生命、健康和疾病的认识，是具有悠久历史和独特理论及技术方法的医药学体系。我国民族传统医药，是中华民族的共同财富。一直以来，各民族医药在独立发展、保持本民族特色的基础上，彼此也相互借鉴。

民族用药的交叉问题比较复杂，有的是药名相同，基原各异；有的则是基原相同，药用部位或功效却不同。各民族医药并存发展、相得益彰，充分显示了民族间团结和睦、共同繁荣的大家庭关系。

民族医药是各族人民长期与疾病作斗争的经验总结，也是民族智慧的结晶。民族医药为各族人民的身体健康和繁衍昌盛做出了重要贡献，是各民族人民利用自有的地域环境保障身体健康的有效手段。

继承和发展民族医药，既是我国医学科学繁荣兴旺的体现，也是我国医药卫生领域发展创新的源泉之一。通过探讨、开发和利用民族中药在治疗现代疑难病上的优势，实现弘扬和发展民族医药的现实意义。

中国工程院院士

天津药物研究院研究员

刘昌孝

2022年1月31日于天津

中国是一个历史悠久、幅员辽阔、人口众多的多民族国家。民族医药主要是指中国少数民族的传统医药。少数民族传统医药是我国少数民族同胞在漫长的历史长河中创造和沿用的民族医药的统称，它们在长期的生产生活实践活动中，为保护少数民族同胞的生命健康发挥了积极作用，民族中药是少数民族医药的重要组成部分，是我国中医文化的灿烂瑰宝。民族医学和中医学有着相似的哲学思维、医疗特点、用药经验和历史命运，都属于中国的传统医药。民族医药是祖国医药学宝库的重要组成部分，发展民族医药事业，不但是各族人民健康的需要，而且对增进民族团结，促进民族地区经济、文化事业的发展，建设具有中国特色的社会主义医疗卫生事业有着十分重要的意义。近年来，国家及相关部门对民族药的关注和研究力度持续加大，越来越多的仁人志士加入到民族药的调查和研究之中，民族医药的发展越来越受重视，这为民族药的传承和振兴奠定了坚实的基础。

为了更好地普及和应用民族药，继承和发掘中国医药文化遗产，使民族药在防治疾病中更好地为人类健康服务，本着安全、有效、经济、实用的原则，也为了更好地发挥民族药物的实用价值并提升其影响力，刘昌孝院士带领团队经过数十年的野外考察实践和整理工作，历时数年完成了《中国少数民族中药图鉴》丛书。丛书收录了苗族、维吾尔族、藏族、蒙古族、傣族、彝族常用的药物1500余种，配以大量高清彩色照片，并详细介绍了每种药物的民族药名、别名、来源、识别特征、生境分布、采收加工、药材鉴别、性味归经、功效主治、药理作用、用法用量、精选验方、使用禁忌等，内容全面系统、数据翔实可靠、图文资料珍贵、兼容并蓄、原创性强，具有较高的权威性和实用性。

丛书是对民族药物真实形态的一种全面呈现，它把这些散落于各地的药物以图文混排的形式集中起来；把这些种类繁多的植物或者动物、矿物以直观描写的方式呈现出来。从根茎叶脉到性味归经，从功能主治到用量用法，内容清晰完整，体例统一和谐，加以栩栩如生的大量高清彩色图片（所配图片包括动植物生境图、动植物局部特征放大图、动植物入药的部位图、药材饮片图、动物矿物图，多来源的品种原则上只介绍第一来源的识别特征并配图，特殊情况均在正文图片下加以文字说明），本丛书摒弃晦涩难懂的理论堆砌，突出普及性和实用性，增强识别和鉴别能力。

本丛书的立意十分明确，就是让读者认识这些形态各异的民族药物的特征，了解它们的功能作用，在现代生活气息中去呼吸自然药物的清香。立足实用是编写意图的集中体现，据图识别是此书立意的最好概括。以图片形式突出药物的原始形态，是自然而然的最好注解，图文并茂是真正意义上的实用图鉴。

让民族医药文化成为越来越受广大人民接受与喜爱的传统文化形式，并为大家的健康保驾护航，是此书之所愿，也是作者长期致力于民族医药文化传承和传播的原动力。但仅仅如此，并不是编写本书的初心。因为民族医药还需赢得世界的喝彩，并不断赢得世界级的荣誉，这才是作者不断努力的根本所在。萃取博大精深的民族医药文化的一部分，结合简单实用与真实清晰的彩色照片，本书将注定成为飘扬在民族医药文化中的又一面旗帜。

全书文字通俗易懂，易于理解；图片清晰，易于识别；并收有使用禁忌板块，以提醒广大读者注意各种药物的使用事项。集识药、用药于一体，适合广大民族医药专业学生、医院、研究机构、药企、药农、药材销售从业人员、中医药爱好者及医务工作者收藏和阅读。对从事药物研究、保护、管理的科研人员、中药企业、中药院校师生及中医药爱好者都具有极高的参考价值和指导意义！

本丛书的出版，充分展现了我国科学技术和民族医药发展的成果，必将对提升我国医药产业和产品的整体水平，促进我国民族医药卫生事业高质量发展发挥重要的作用。衷心希望本丛书在普及民族药科学知识、提高医疗保健、保障人民健康、保护和开发民族药资源方面起到积极作用。同时，也希望在开发利用民族药时，注意生态平衡，保护野生资源及物种。对那些疗效佳、用量大的野生药物，应逐步引种栽培，建立种植生产基地、资源保护区，有计划轮采，使我国有限的民族药资源能永远延续下去，更好地为人类健康造福。本丛书的出版不仅可以填补这一领域的学术空白，还可为我国民族药物资源的进一步保护和发展夯实基础，为广大民族医疗、教学和科研工作者提供重要参考和借鉴，因而有着重要的学术价值、文化价值和出版价值。

特别说明：为方便广大读者阅读的需要，我们在编辑本系列图书时专门以药物品种首字拼音顺序为序进行编排，故在书后不再设置拼音索引等内容。由于编者水平有限，书中的错漏之处，还望广大读者批评指正。

丛书编委会

2022 年 3 月

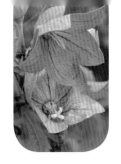

# 目录
CONTENTS

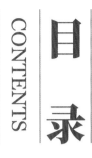

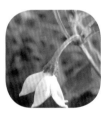

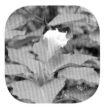

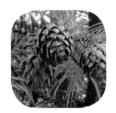

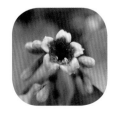

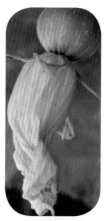

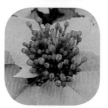

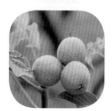

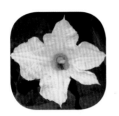
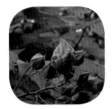
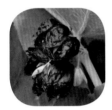
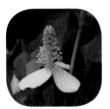

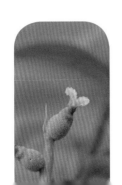

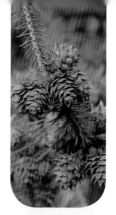

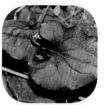

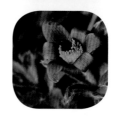

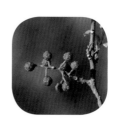

# 中国少数民族中药图鉴 彝族药卷

中国少数民族中药图鉴·维吾尔族药卷
中国少数民族中药图鉴·蒙古族药卷
中国少数民族中药图鉴·藏族药卷
中国少数民族中药图鉴·傣族药卷
中国少数民族中药图鉴·苗族药卷

# 艾
## AI

**彝药名** | 黑可尼。

**别　名** | 蕲艾、陈艾叶、生艾叶、艾蒿。

**来　源** | 本品为菊科植物艾 *Artemisia argyi* Lévl. et Vant. 的干燥叶。

**识别特征** | 多年生草本，高 45 ~ 120 cm；茎具明显棱条，上部分枝，被白色短绵毛。单叶，互生，茎中部叶卵状三角形或椭圆形，有柄，羽状深裂，两侧 2 对裂片椭圆形至椭圆状披针形，中间又常 3 裂，裂片边缘均具锯齿，上面暗绿色，密布小腺点，稀被白色柔毛，下面灰绿色，密被白色绒毛；茎顶部叶全缘或 3 裂。头状花序排列成复总状，总苞卵形，密被灰白色丝状茸毛；筒状小花带红色，外层雌性花，内层两性花。瘦果长圆形、无冠毛。花期 7 ~ 10 月。

**生境分布** | 生长于荒地、林缘，有栽培。全国大部分地区均产，以湖北蕲州产者为佳。

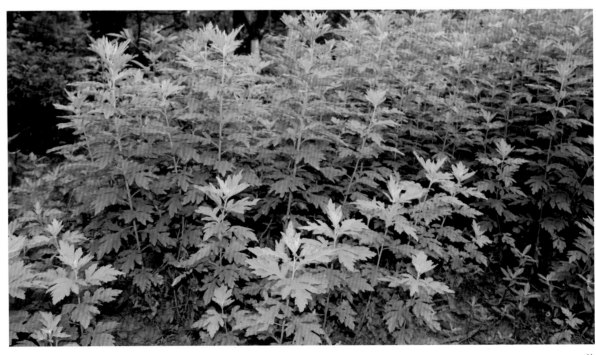

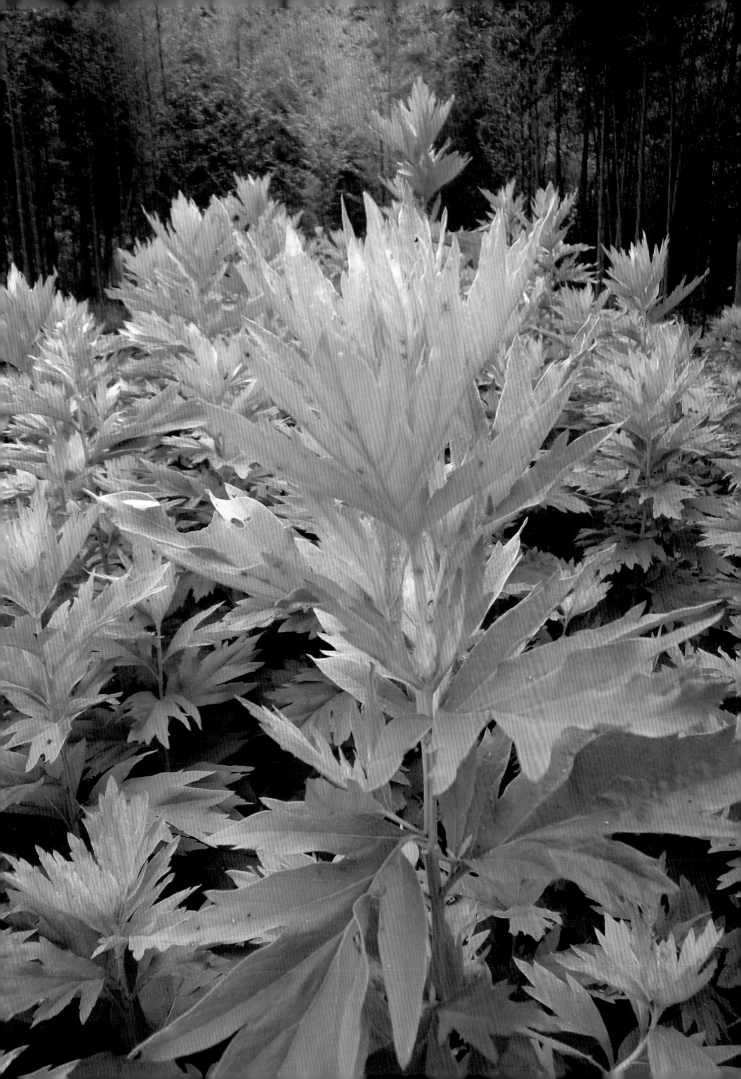

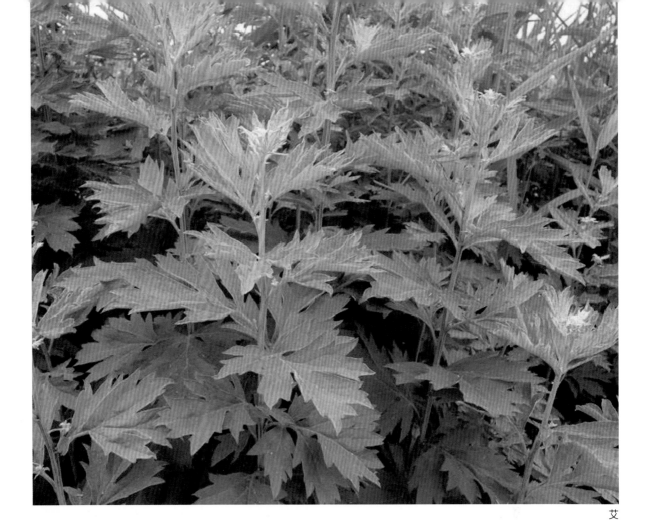

艾

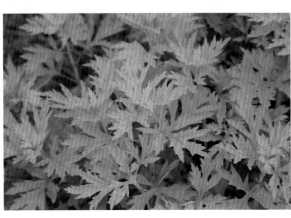

艾

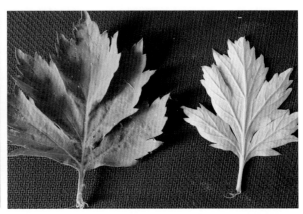

艾蒿药材

**采收加工** | 夏季花未开时采摘，除去杂质，晒干。

**药材鉴别** | 本品多皱缩破碎，有短柄。完整者呈卵状椭圆形；上表面深黄绿色或灰绿色，有稀疏的腺点和茸毛；下表面密生灰白色绒毛。质柔软。气清香，味苦。

**性味归经** | 苦、辛，温。归肝、脾、肾经。

**功效主治** | 温经止血，散寒调经，安胎。本品辛散苦泄，性温祛寒，归肝经走血分，归脾经益脾阳，归肾经温肾固冲任，故有温经止血、散寒调经、安胎之效。

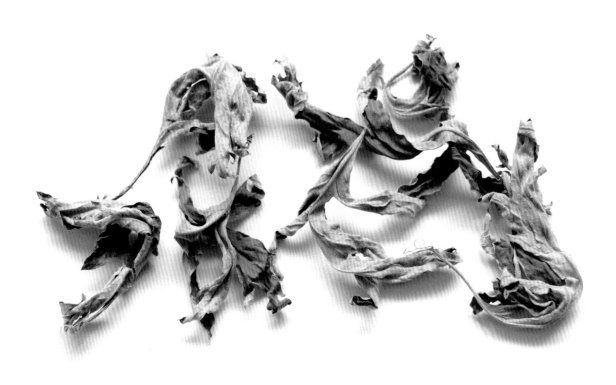

艾蒿饮片

**用法用量** | 3～10 g，煎服。外用：适量，温经止血宜炒炭用；余则生用。

**精选验方** |

**1. 脾胃冷痛** 艾叶 10 g。研为末，水煎服。

**2. 鼻血不止** 艾叶适量。水煎服。

**3. 风寒感冒咳嗽（轻症）** 艾叶、葱白、生姜各 10 g。水煎后温服。

**4 皮肤湿疹瘙痒** 艾叶 30 g。煎煮后用水洗患处。

**5. 皮肤溃疡** 艾叶、茶叶、女贞子叶、皂角各 15 g。水煎外洗或湿敷患部，每日 3 次。

**6. 荨麻疹** 生艾叶 10 g，白酒 100 ml。共煎至 50 ml 左右，顿服，每日 1 次，连用 3 日。

**7. 慢性肝炎** 艾叶注射液（每毫升相当于生药 0.5 g）。每日肌注 4 ml，总疗程 1～2 个月。

**8. 慢性支气管炎** 干艾叶 500 g（鲜艾叶 1000 g）。洗净，切碎，放 4000 ml 水中浸泡 4～6 h，煎煮过滤，约得滤液 3000 ml，加适量调味剂及防腐剂，每日 3 次，每次 30～60 ml。或制成注射液，每日 2 次，每次肌注 2～4 ml。

**9. 寻常疣** 鲜艾叶适量。局部擦拭，每日数次，连用 3～10 日。

**10. 经血淋漓** 艾叶炭 100 g，荆芥穗炭 50 g。制成散剂，每次 1.5～3 g，每日 2 次，温开水送服。

**11. 肉痈** 艾叶、松香各 50 g，牛黄 10 g。制成散剂，用香油调匀后取适量涂患处。

**使用禁忌** | 阴虚血热者慎用。

艾

# 八角莲

## BAJIAOLIAN

**彝 药 名**｜锐奈尿。

**俗　　名**｜八角盘、白八角莲、独角莲。

**来　　源**｜为小檗科植物八角莲 *Dysosma versipellis*（Hance）M.Cheng ex Ying 的根茎。

**识别特征**｜多年生草本植物，高达 1.5 m。根状茎粗壮，横生，结节状。茎不分枝，光滑无毛；茎生叶 2，在近茎顶端处相接；叶片盾状，圆形，直径达 30 cm，4 ~ 9 浅裂；裂片阔三角状卵圆形或矩圆形，边缘有针刺状细齿；花 5 ~ 8 朵簇生于近叶柄顶端离叶基 8 ~ 10 cm 处，下垂，深红色；萼片 6，外面被疏长毛；花瓣 6；雄蕊 6；子房上位，1 室，柱头盾状。浆果圆形。花期 3 ~ 6 月，果期 5 ~ 9 月。

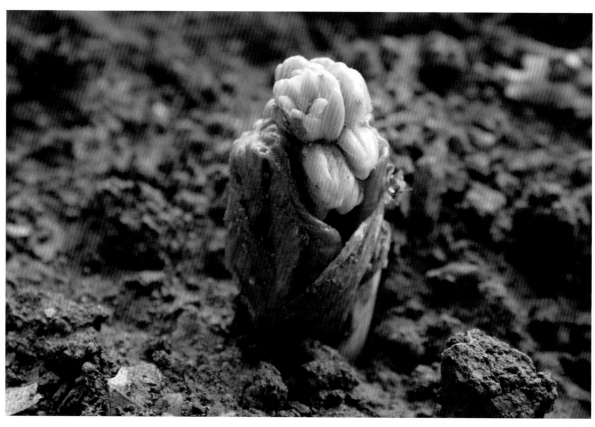

八角莲

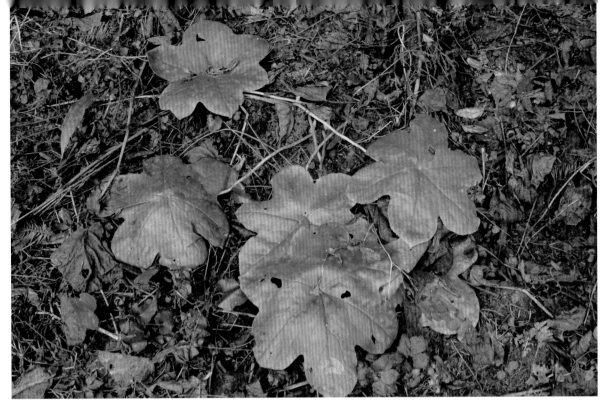

八角莲

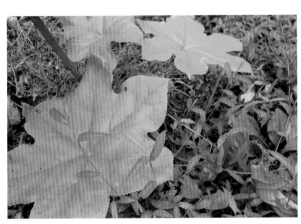

八角莲

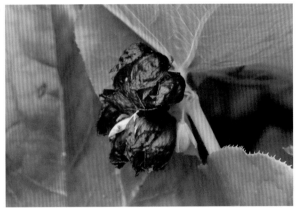

八角莲

**生境分布** | 生长于海拔 300 ～ 2400 m 的阔叶林或竹林下阴湿处。长江以南各省区有分布。

**采收加工** | 全年均可采，秋季为佳。全株挖起，除去茎叶。洗净泥沙，晒干或烘干，切忌受潮。鲜用亦可。

**药材鉴别** | 根茎横生，数个至十数个连成结节状，每一结节圆盘形，大小不一，直径 0.6 ～ 4 cm，厚 0.5 ～ 1.5 cm。表面黄棕色，上方具大型圆凹状茎痕，周围环节明显，同心圆状排列，色较浅，下方有环节及不规则皱纹或裂纹；可见圆点状须状根痕或须根，直径约 1 mm，浅棕黄色。质极硬，不易折断，折断面略平坦，颗粒状，角质样，浅黄红色，横切面平坦，可见维管束小点环列。气微，味苦。

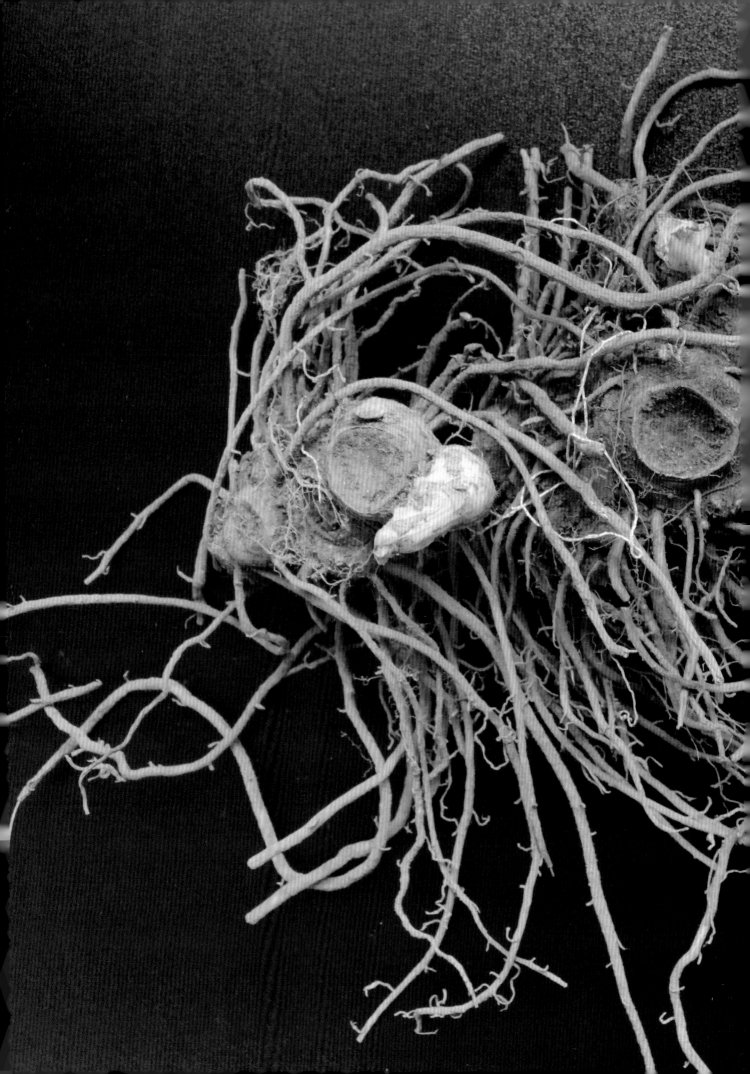

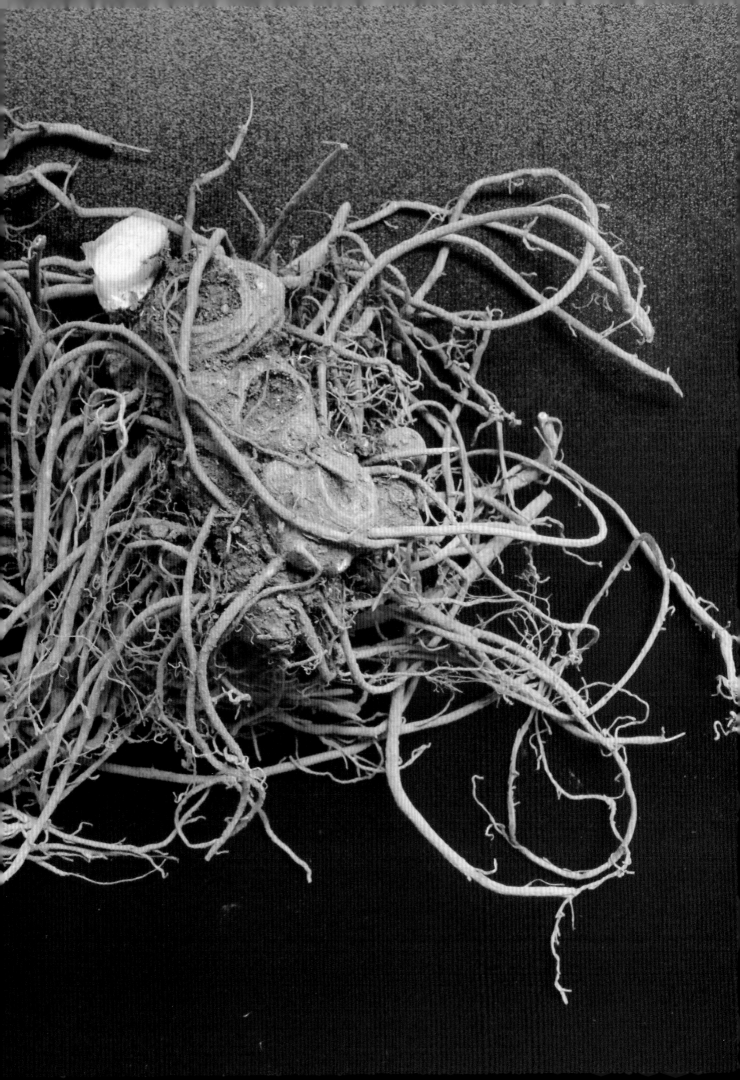

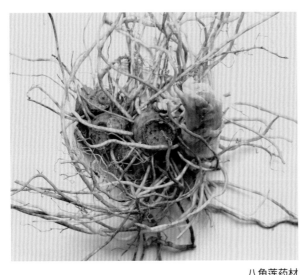

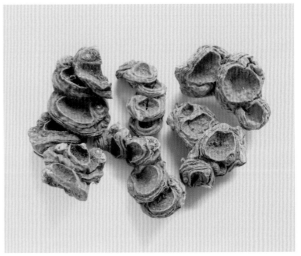

八角莲药材　　　　　　　　　　　　　　　　　　八角莲药材

**性味归经** ｜ 味辛，性冷。归热经。

**功效主治** ｜ 化痰散结，祛瘀止痛，清热解毒。主治咳嗽，咽喉肿痛，瘰疬，瘿瘤，痈肿，疔疮，蛇毒咬伤，跌仆损伤，痹证。

**用法用量** ｜ 内服：煎汤，3 ~ 12 g；或磨汁；或入丸、散。外用：适量，磨汁或浸醋、酒涂搽；捣烂敷或研末调敷。

**精选验方** ｜

**1. 慢性气管炎，跌打损伤**　八角莲 10 g，淫羊藿、黑骨藤各 5 g，八角枫 10 g，泡酒服。有毒，喝酒不能过量，睡前服 1 小杯。

**2. 脱肛**　八角莲根 10 g。将药切细，用甜酒煎熬，1 次服完。

**3. 无名肿毒**　八角莲、野葵、蒲公英各等份。捣烂敷患处。

**4. 带状疱疹，单纯性疱疹**　八角莲根适量。研末，醋调敷患处。

**5. 蛇毒咬伤**　八角莲 9 ~ 15 g。捣烂，汁冲酒服，渣敷伤口周围。

**6. 胃痛**　八角莲、山慈菇、矮霸王各 3 g。研末对酒，分 3 次吞服。

**7. 瘰疬**　八角莲 30 ~ 60 g，黄酒 60 ml。加水适量煎服。

**8. 体虚气弱，神经衰弱，痨伤咳嗽，虚汗盗汗**　八角莲 9 g。蒸鸽子或炖鸡、炖猪肉 250 g 服。

**9. 喉蛾**　八角莲细末 0.6 g，薄荷 0.3 g。吹入喉中。

**10. 腮腺炎**　八角莲注射液。每支 2 ml（含生药 8 g），肌肉注射，成人每日 2 支，儿童每日 1 支，或加 10% 葡萄糖溶液 250 ml，静脉滴注，疗程 5 日。

**11. 乙型脑炎**　八角莲注射液（每 100 ml 含 40 g 生药）。成人每日 40 ml 加入 10% 葡萄糖溶液 250 ml 静脉滴注，疗程 5 ~ 7 日；儿童药量酌减。特别严重的病例临时作对症处理。

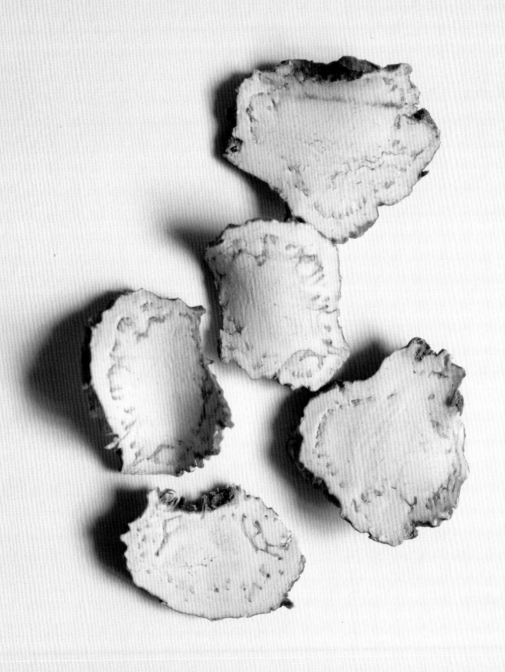

八角莲饮片

# 白花丹

## BAIHUADAN

**彝 药 名** | 比比蒿。

**别　 名** | 柄碧拍。

**来　 源** | 为白花丹科植物白花丹 *Plumbago zeylanica* L 的根及叶。

**识别特征** | 常绿亚灌木，高 2 ～ 3 m。茎多分枝，有细棱，节上带红色，光滑无毛。叶互生，叶柄基部扩大而抱茎；叶片纸质，卵形至卵状椭圆形，长 4 ～ 10 cm，宽 1.5 ～ 5 cm，先端短尖或渐尖，基部渐窄，全缘或微波状，无毛。穗状花序顶生，长 5 ～ 25 cm；花萼管状，长约 1 cm，具 5 棱，密被长腺毛，有黏性；花冠高脚碟状，白色或白而略带蓝色，花冠管纤弱，裂片 5，广展；雄蕊 5，与花冠分离。蒴果膜质，盖裂。花期 9 ～ 10 月。

**生境分布** | 生长于海拔 100 ～ 1600 m 的村边、路边旷地、沟边。分布于台湾、福建、广东、海南、广西、四川、贵州、云南等地。

**采收加工** | 全年可采根，洗净，切断，晒干备用；叶多用鲜品。

**化学成分** | 根含白花丹素（plumbagin）及其衍生物，茅膏醌（droserone），毛鱼藤酮（elliptinone），白花丹酮（zeylanone），马替柿醌（maritinone），白花丹醌（plumbazeylanone）。

地上部分含羽扇豆醇(lupeol)、α - 和 β - 香树脂醇（amyrin），蒲公英甾醇（taraxasterol）等。全草含 β - 谷甾醇（β-sitosterol），香草酸（vanillic acid），白花丹酸（plumbagic acid）。

**药理作用** |

**1. 抗生育作用**　白花丹素对离体子宫，小量兴奋，中量先兴奋后麻痹，大量则呈麻痹作用；妊娠子宫特别敏感，对妊娠大鼠腹腔注射适当剂量可致胎仔死亡及继发性卵巢功能紊乱。白花丹素及其乙醇提取物对有正常卵巢周期和生育力的年轻大鼠有抗生育作用。白花丹根粉可改变大鼠子宫液高分子量和低分子量的蛋白质数量，表明白花丹有雌激素样作用。根粉使流产大鼠子宫内缺乏一定分子量的蛋白质。小鼠抗早孕 ED50 为（83.3±14）mg/kg。茎的乙醇提取

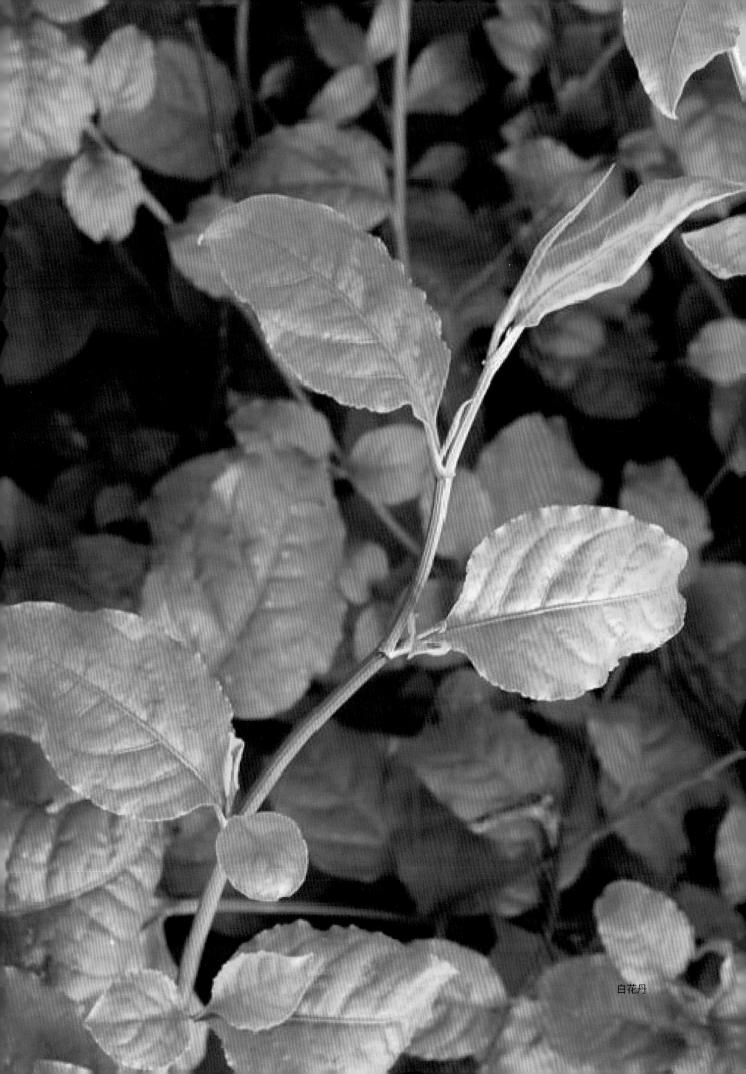

白花丹

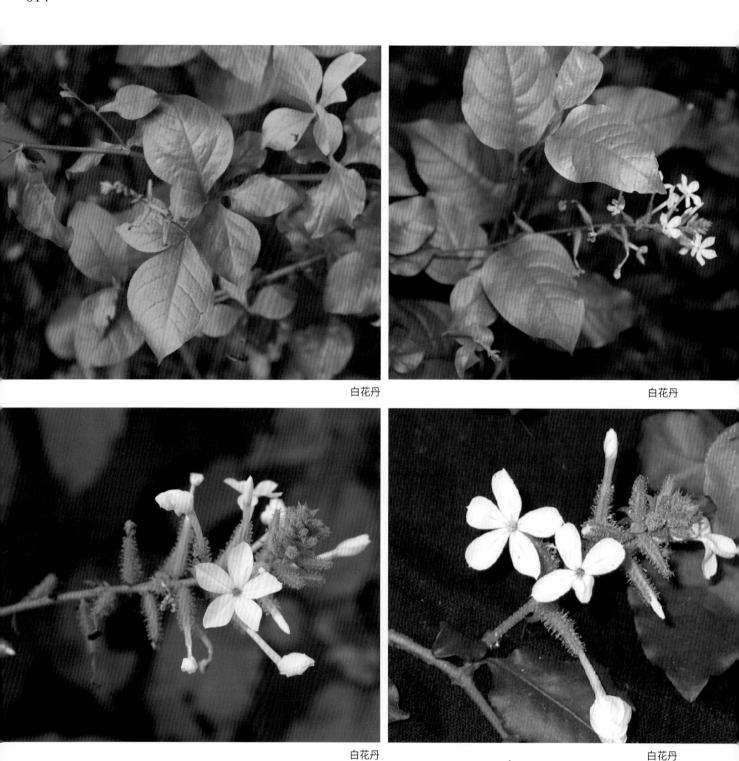

白花丹

白花丹

白花丹

白花丹

液对兔、猫、大鼠的离体子宫有兴奋作用；麻醉兔静注对在体子宫亦有兴奋作用，可明显加大收缩幅度，剂量过大则引起子宫痉挛。

**2. 抗微生物作用** 100%茎、叶、花的水或乙醇提取液对溶血性链球菌有较强的抑制作用，对金黄色葡萄球菌、伤寒杆菌、福氏痢疾杆菌也有一定的抑制作用；对一些致病真菌均有抑制作用。白花丹素对多种细菌和真菌也有抑制作用。

**3. 对心血管的作用**　白花丹素对家兔的呼吸、血压有轻度抑制。降压是由末梢血管扩张及直接抑制心脏所致。对离体蛙心有直接麻痹作用。白花丹素口服，12～24 h 后其凝血酶原时间明显延长。其抗凝血活性可能因其结构同维生素 K 相似而产生抗维生素 K 作用所致。

**4. 其他作用**　白花丹素小量对蛙、小鼠、兔的中枢神经系统有兴奋作用，大量则由兴奋转入麻痹。白花丹素给大鼠口服和瘤内注射，对甲基胆蒽所致肿瘤生长有抑制作用；对 P388 淋巴白血病细胞有效。

**5. 毒性**　白花丹素给小鼠灌胃的 LD50 为 164 mg/kg，大鼠为 65 mg/kg，小鼠每日 1 次给药 20～40 mg/kg，连续 14 d，处死动物，对肾组织未见明显病变，肝内汇管区周围有小灶性坏死，炎细胞浸润。30 mg/kg 以上剂量，对豚鼠有明显毒性反应及消化道的强烈刺激作用。

**性味归经**｜味辣、微甜，性热。小毒。归风、火塔。

**功效主治**｜除风，通血止痛，补火强身，接骨续筋消肿。主治风寒湿痹证，肢体关节酸痛，屈伸不利，中风偏瘫，半身不遂，肢体麻木疼痛，跌打损伤，骨折，产后诸疾，头痛头昏，肢体痉挛剧痛，腰膝冷痛，周身乏力，性欲冷淡，阳痿，遗精，早泄，水肿，月经失调，痛经，闭经，胸痹。

**用法用量**｜内服：煎汤，3～6 g；泡酒服，5～10 g。外用：根茎叶 10～30 g，捣敷。

**精选验方**｜

**1. 风寒湿痹证，肢体关节酸痛，屈伸不利**　白花丹根或全株、红花各 5 g，钩藤 15 g，鱼子兰根、苏木各 10 g。煎汤内服。

**2. 中风偏瘫，半身不遂，肢体麻木疼痛**　白花丹根、蔓荆叶、黑心树叶、薇籽、除风草各适量。切碎，加酒或水炒热，平布于垫有塑料膜的床上，上盖纱布。嘱患者睡于药垫床上，20～30 min。

**3. 跌打损伤，骨折**　白花丹、车前草、鱼子兰、苏木叶、除风草、毛叶三条筋各适量。舂细，炒热外包。

**4. 产后诸疾**　白花丹、红花各 5 g，苏木、红花根、姜黄各 15 g，益母草 30 g。煎汤或泡酒内服。

**5. 头痛头昏**　白花丹、钩藤、云南五味子各适量。水煎服。

**6. 肢体痉挛剧痛**　白花丹、石菖蒲各 5 g，云南五味子 30 g，旱莲草、酢浆草各 15 g。水煎服。

**7. 腰膝冷痛，周身乏力，性欲冷淡，阳痿，遗精，早泄**　白花丹 5 g，射干、干姜各 10 g，锅铲叶 30 g，含羞云实 15 g。泡酒内服或煎服。

**8. 水肿**　白花丹 5 g，曼陀罗根 10 g，杏姜、鱼腥草、西瓜藤各 15 g。水煎服。

# 白簕

## BAILE

**彝 药 名** | 当该。

**别　　名** | 掌鹅方、倒钩刺、三叶刺、三爪风、山花莲、五虎刺。

**来　　源** | 为五加科植物白簕 *Acanthopanax trifoliatus* (L.) Merr. 的根、全株或叶。

**识别特征** | 蔓性灌木，高 1 ~ 7 m，树皮灰白色，枝条具皮孔，有刺。三出复叶互生，叶柄长 2 ~ 6 cm，常有刺，小叶通常 3 片，少有 5 片，纸质，有短柄；小叶片长卵形或长椭圆形，长 4 ~ 8 cm，宽 2.5 ~ 4.5 cm，先端急尖，基部楔形，边缘有锯齿。伞形花序顶生，常 3 ~ 10 个聚合成总状花序或复伞形花序，单生者少。花萼具 5 小齿，无毛，长约 1.5 mm，花瓣 5 片，白色带浅黄色，三角形，长约 2 mm，雄蕊 5，雌蕊单一，子房下位，2 室，花柱 2，中部以下合生。果球形，稍倾向压扁，长 3 ~ 4 mm，黑色，花期 7 ~ 8 月，果期 9 ~ 12 月。

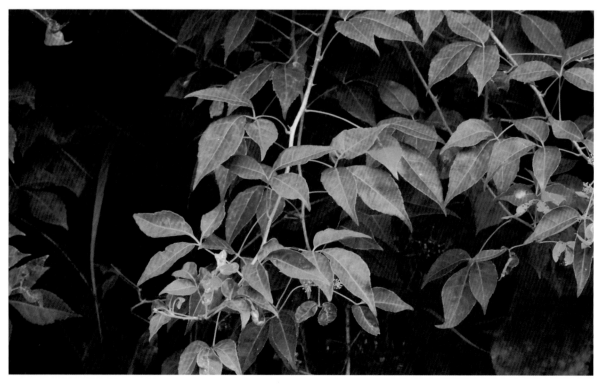

白簕

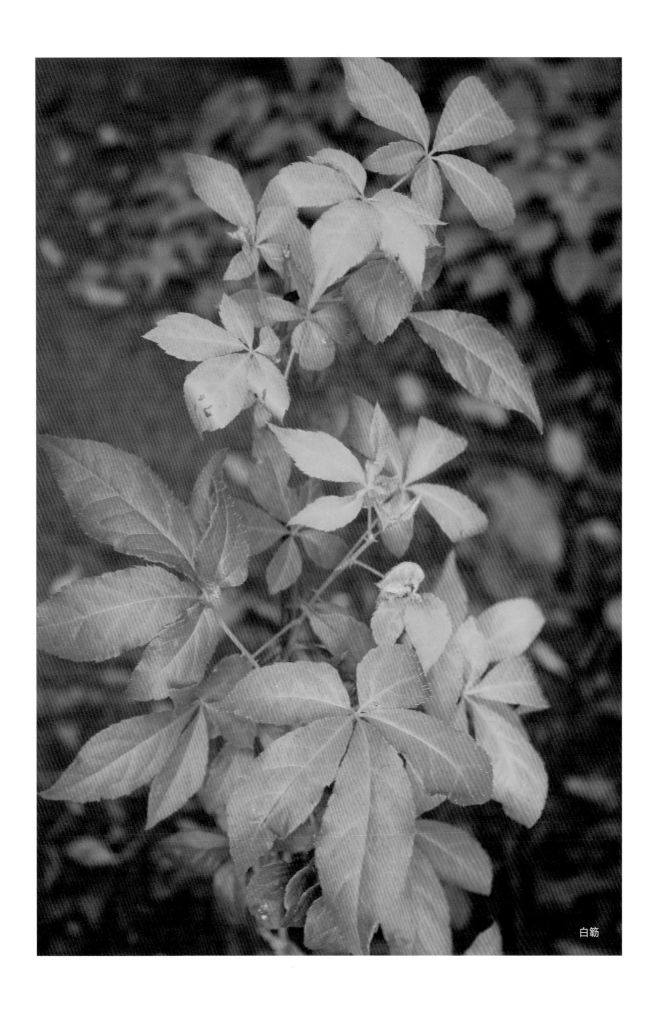

白蔹

白
蔹

中国少数民族中药图鉴

彝族药卷

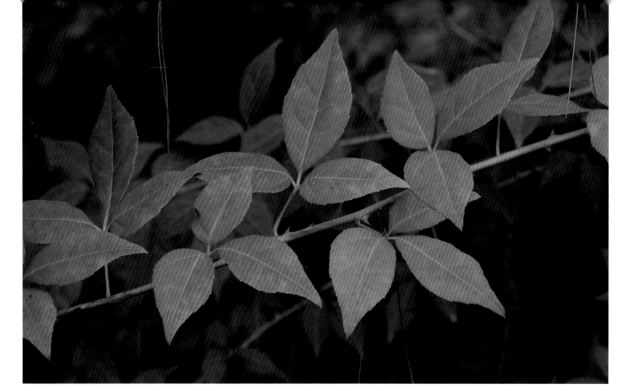

白簕

**生境分布** 生长于海拔 700 ~ 3200 m 的林缘灌木丛中。分布于我国中部、南部和西南部各地。

**采收加工** 根和全株四时可采，晒干备用。叶夏、秋两季采收，鲜用或阴干用。

**性味归经** 味微苦、气香，性凉。归水塔。

**功效主治** 清火解毒，消肿止痛，除风利涎。主治咽喉肿痛，腮腺、颌下淋巴结肿痛，肌肉麻木，乏力。

**用法用量** 内服：煎服，15 ~ 20 g。外用：鲜叶适量，捣烂包敷。

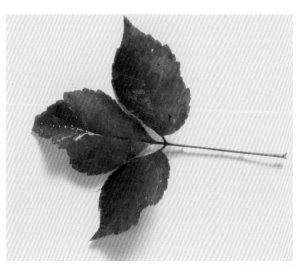

白簕叶药材

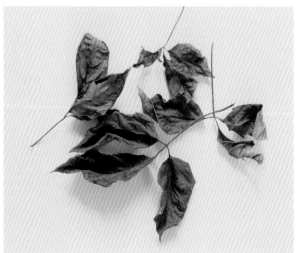

白簕叶药材

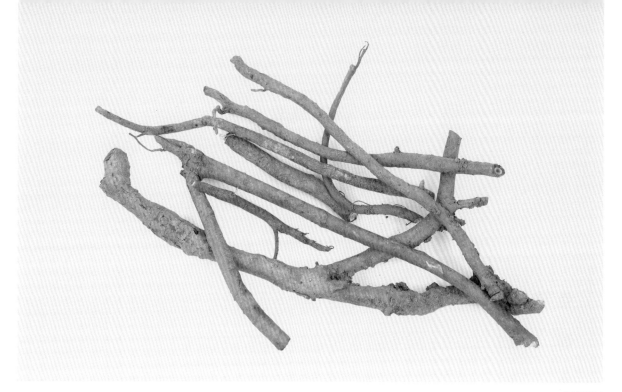

白簕药材

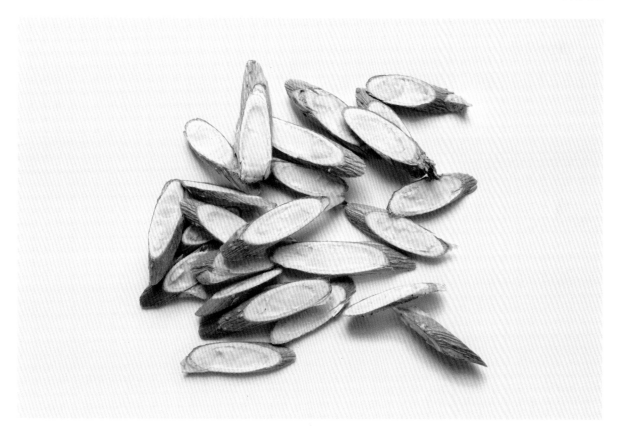

白簕饮片

## 精选验方|

**1. 咽喉肿痛，腮腺、颌下淋巴结肿痛** 三叶五加根、板蓝根各 15 g，旱莲草、火焰花、水林果根各 10 g。水煎服。

**2. 肌肉麻木，乏力** 三叶五加、鲜七叶莲叶各适量。捣烂，加酒炒热，包敷患处。

# 白茅

## BAIMAO

**彝 药 名** 尼日。

**别　　名** 土娃、吉丹、茅根、鲜茅根、茅根炭、女巴东丹。

**来　　源** 本品为禾本科植物白茅 *Imperata cylindrica* Beauv. var. *major* (Nees) C. E. Hubb. 的干燥根茎。

**识别特征** 多年生草本。根茎密生鳞片。秆丛生，直立，高 30 ~ 90 cm，具 2 ~ 3 节，节上有长 4 ~ 10 mm 的柔毛。叶多丛集基部；叶鞘无毛，或上部及边缘和鞘口具纤毛，老时基部或破碎呈纤维状；叶舌干膜质，钝头，长约 1 mm；叶片线形或线状披针形，先端渐尖，基部渐狭，

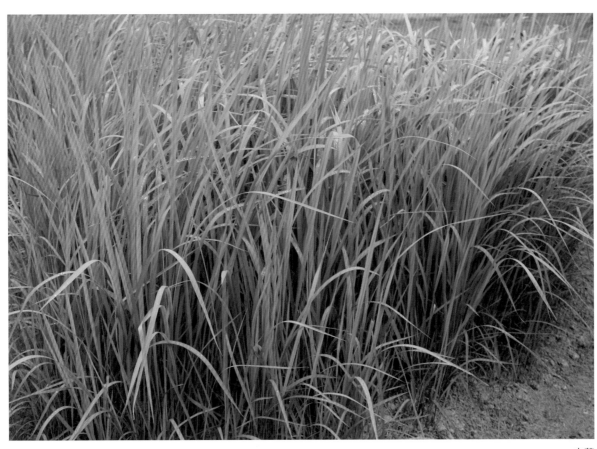

白茅

根生叶较长，几与植株相等，茎生叶较短。圆锥花序柱状，长 5 ～ 20 cm，宽 1.5 ～ 3 cm，分枝短缩密集；小穗披针形或长圆形，长 3 ～ 4 mm，基部密生长 10 ～ 15 mm 之丝状柔毛，具长短不等的小穗柄；两颖相等或第一颖稍短，除背面下部略呈草质外，余均膜质，边缘具纤毛，背面疏生丝状柔毛，第一颖较狭，具 3 ～ 4 脉，第二颖较宽，具 4 ～ 6 脉；第一外稃卵状长圆形，长约 1.5 mm，先端钝，内稃缺如；第二外稃披针形，长 1.2 mm，先端尖，两侧略呈细齿状；内稃长约 1.2 mm，宽约 1.5 mm，先端截平。雄蕊 2，花药黄色，长约 3 mm；柱头 2 枚，深紫色。颖果。花期夏、秋两季。

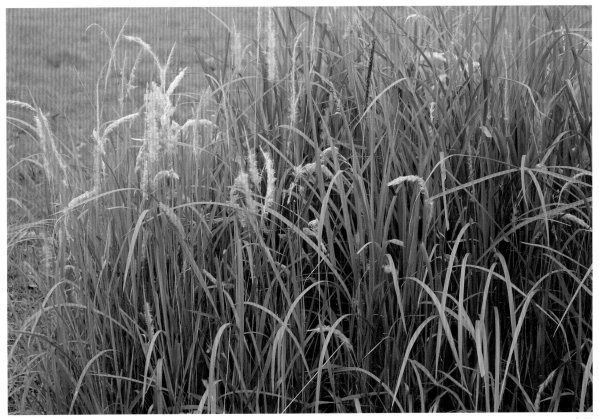

白茅

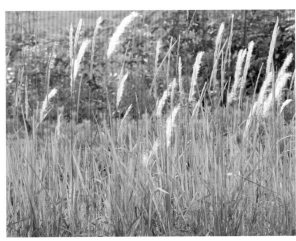

白茅

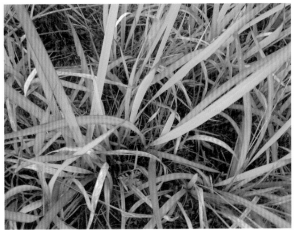

白茅

白茅

**生境分布** | 生长于低山带沙质草甸、平原河岸草地、荒漠与海滨。全国大部分地区均产。

**采收加工** | 春、秋两季采挖，洗净，晒干，除去须根及膜质叶鞘，捆成小把。

**药材鉴别** | 本品呈圆柱形短段。外表皮黄白色或淡黄色，微有光泽，具纵皱纹，节明显，稍隆起，节间长短不等。体轻，质略脆，切面皮部白色，多有裂隙，放射状排列，中柱淡黄色或中空，易与皮部脱落。气微，味微甜。

**性味归经** | 甘，寒。归肺、胃、膀胱经。

**功效主治** | 凉血止血，清热利尿。本品性寒清热，能清肺胃膀胱之热，故有凉血止血，清热利尿之功。

**用法用量** | 15～30 g，煎服，鲜品加倍，以鲜品为佳，可捣汁服。多生用，止血也可炒炭用。

**精选验方** |

**1. 急性肾炎**　干白茅根 250～500 g。水煎服，早、晚 2 次服。

**2. 小儿急性肾炎**　白茅根 30 g，石韦 12～20 g，生地黄 12～24 g，通草、淡竹叶、甘草各 6 g，车前子、泽泻各 10～20 g，黄芩 9 g。每日 1 剂，煎煮 2 次共取汁 200 ml，早、晚各服 100 ml，连用 3～10 日。

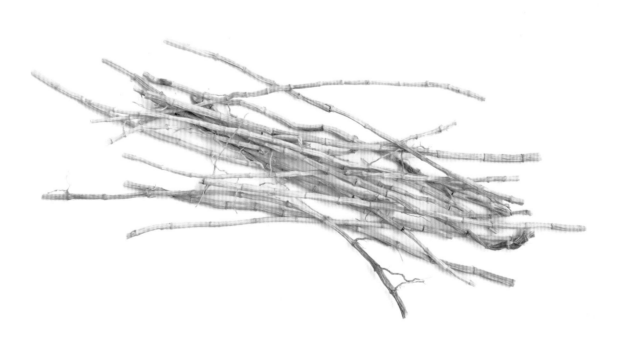

白茅根药材

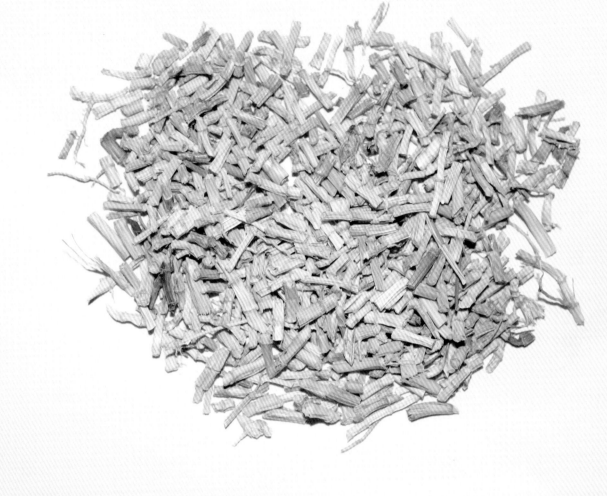

白茅根饮片

**3. 无症状慢性肾炎蛋白尿** 白茅根、益母草各 30 g，黄芪 30 ~ 60 g，当归 15 ~ 20 g，茯苓 100 ~ 120 g，益智仁 10 g。每日 1 剂水煎服，1 ~ 2 个月为 1 个疗程。

**4. 慢性肾炎** 白茅根、黄芪各 50 g，茯苓 40 g，山茱萸 30 g，阿胶 20 g，三七 10 g。每日 1 剂煎服。

**5. 支气管扩张** 新鲜白茅根 2000 g，麦冬 10 g，牡丹皮、桔梗各 30 g。水煎 2 次，将头汁、二汁和蜂蜜 2000 g 倒入大瓷盆内，加盖，旺火隔水蒸 2 h。每日 3 次，每次 1 匙，温开水冲服。3 个月为 1 个疗程。

**6. 乳糜尿** 鲜白茅根 250 g。加水至 2000 ml，煎成 1200 ml，加糖适量，代茶饮，5 ~ 10 日为 1 个疗程。

**7. 鼻衄、咯血、尿血、月经过多、上消化道出血** 白茅根 20 g 左右；或加藕节、荷叶、仙鹤草等煎服。

**使用禁忌 |** 脾胃虚寒、溲多不渴者忌服。

白茅

# 白头翁

## BAITOUWENG

**彝 药 名**｜伊日贵。

**别　　名**｜翁草、老翁花、高勒贵、白头公、犄角花、胡王使者。

**来　　源**｜为毛茛科多年生草本植物白头翁 *Pulsatilla chinensis* (Bge.) Regel 的干燥根。

**识别特征**｜多年生草本，高达 50 cm，全株密被白色长柔毛。主根粗壮，圆锥形。叶基生，具长柄，叶 3 全裂，中央裂片具短柄，3 深裂，侧生裂片较小，不等 3 裂，叶上面疏被伏毛，下面密被伏毛。花茎 1 ~ 2 cm，高 10 cm 以上，总苞由 3 小苞片组成，苞片掌状深裂。花单一，顶生，花被 6，紫色，2 轮，外密被长绵毛。雄蕊多数，离生心皮，花柱丝状，果期延长，密被白色长毛。瘦果多数，密集成头状，宿存花柱羽毛状。花期 3 ~ 5 月，果期 5 ~ 6 月。

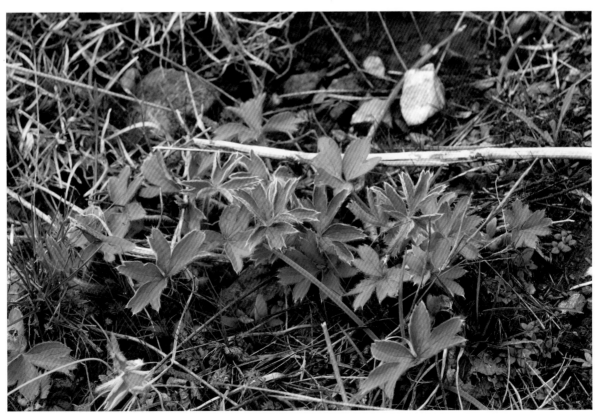

白头翁

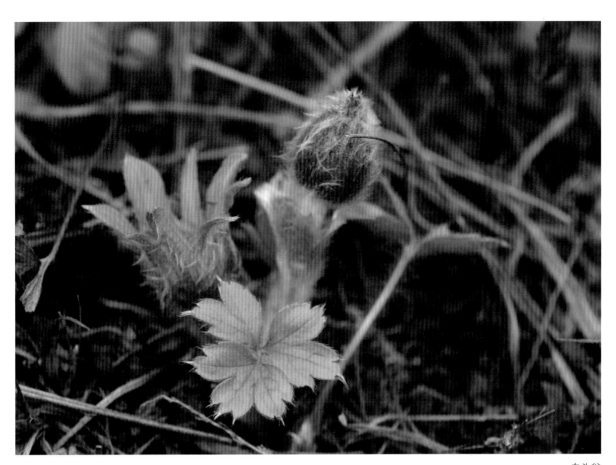

白头翁

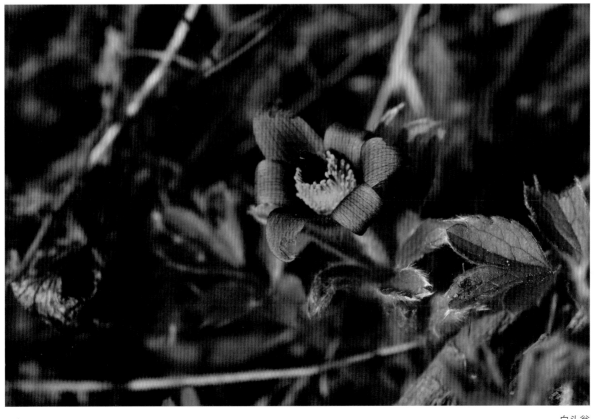

白头翁

白头翁

025

**生境分布** | 生长于平原或低山山坡草地、林缘或干旱多岩石的坡地。分布于我国北方各地。

**采收加工** | 春、秋二季采挖,除去泥沙、花茎和须根,保留根头白绒毛,晒干,生用。

**药材鉴别** | 本品为类圆形的片。外表皮黄棕色或棕褐色,具不规则纵皱纹或纵沟,近根头部有白色绒毛。外皮易剥离。切面稍平坦,皮部黄白色或淡黄棕色,木部淡黄色。质硬而脆。气微,味微苦涩。

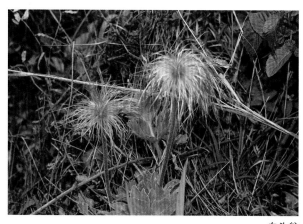
白头翁

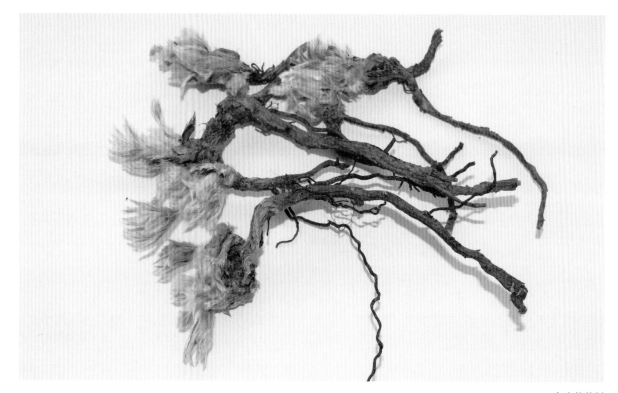
白头翁药材

**性味归经** | 苦,寒。归大肠经。

**功效主治** | 清热解毒,凉血止痢。本品苦寒,归大肠经,善清除肠中热毒而止泻痢,为治热毒血痢、湿热泻痢之要药。

**用法用量** | 9～30 g,煎服。

**药理作用** | 有明显抗菌作用及抗阿米巴原虫作用;对阴道滴虫有明显杀灭作用;对流

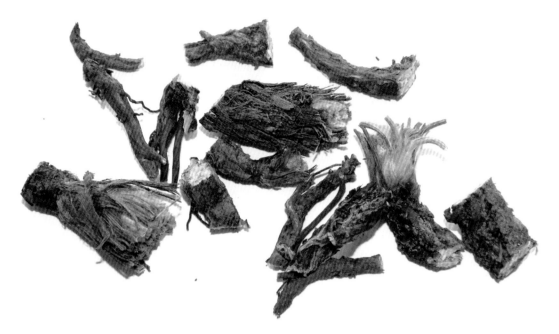

感病毒有轻度抑制作用；还有一定的镇静、镇痛作用。

## 精选验方 |

**1. 气喘** 白头翁 10 g。水煎服。

**2. 外痔** 白头翁全草适量。以根捣烂贴之，逐血止痛。

**3. 心烦口渴、发热、里急后重** 白头翁 9 g，川黄连、川黄柏、北秦皮各 6 g。水煎服。

**4. 细菌性痢疾** 白头翁 15 g，马齿苋 30 g，鸡冠花 10 g。水煎服。

**5. 小儿湿热腹泻** 白头翁 15 g，生薏苡仁 30 g，高粱米与白糖各适量。高粱米放锅中爆花，取 6 g 与生薏苡仁、白头翁同煎水，加适量调服，每日 1 剂，分 2 ～ 3 次服用。

**6. 伤寒** 白头翁 18 g，紫苏叶 10 g。水煎服，每日 2 ～ 3 次。

**7. 非特异性阴道炎** 白头翁 20 g，青皮 15 g，海藻 10 g。水煎服，每日 2 次。

**8. 急性淋巴结炎** 白头翁 120 g。水煎取药汁，每日 1 剂，分 2 次服用。

**9. 小儿消化不良** 白头翁、山楂各 6 g，砂仁、炙甘草各 1 g，香附 4 g，焦神曲 8 g，苍术炭、茯苓各 5 g。上药加水，浓煎 200 ml，每日分多次服用。

**10. 细菌性痢疾（小儿急性细菌性痢疾）** 白头翁 12 g，黄芩、白芍、秦皮、当归各 10 g，黄连 6 g，大黄、甘草、广木香各 5 g。加水，煎取药汁 250 ml，每日 1 剂，分 3 次灌肠。

**11. 黏性痢疾** 白头翁 5 g，黄芩、黄柏、陈皮、赤芍各 3 g。制成散剂，每次 1.5 ～ 3 g，每日 1 ～ 2 次，温开水送服。

## 使用禁忌 | 虚寒泻痢者忌服。

# 败酱

## BAIJIANG

**彝 药 名** | 加姜勒。

**别　　名** | 豆豉草、豆渣草、土柴胡、鸡肠风、黄花参、黄花芽。

**来　　源** | 为败酱科植物黄花败酱 *Patrinia scabiosaefolia* Fisch. ex Trev. 或白花败酱 *Patrinia villosa*（Thunb.）Juss. 的全草。

## 识别特征 |

**1. 黄花败酱** 多年生草本植物，高 70 ～ 130 cm。地下根茎细长，横卧或斜生，有特殊臭气。基生叶丛生，有长柄，花时叶枯落；茎生叶对生，柄长 1 ～ 2 cm，上部叶渐无柄，叶片 2 ～ 3 对羽状深裂，长 5 ～ 15 cm，中央裂片最大，椭圆形或卵形，两侧裂片窄椭圆形至线形，先端渐尖，叶缘有粗锯齿，两面疏被粗毛或无毛。聚伞状圆锥花序集成疏而大的伞房状花序，腋生或顶生；总花梗常仅相对两侧或仅一侧被粗毛，花序基部有线性总苞片 1 对，甚小；花直径约 3 mm，花萼短，萼齿 5，不明显；花冠黄色，上部 5 裂，冠筒短；雄蕊 4，与花冠近等长；子房 3 室，1 室发育。瘦果长椭圆形，长 3 ～ 4 mm；边缘稍扁，由背部向两侧延展成窄翅状。花期 7 ～ 9 月。

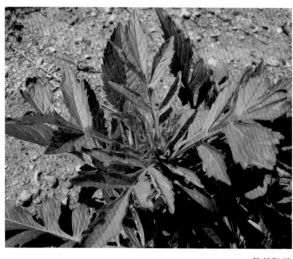 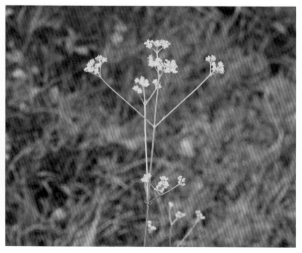

黄花败酱　　　　　　　　　　　　　　　　　　　黄花败酱

**2. 白花败酱** 多年生草本，高 50 ～ 100 cm。根茎有特臭味，茎枝被粗白毛，后毛渐脱落。基生叶丛生，叶柄较叶片稍长；叶片宽卵形或近圆形，边缘有粗锯齿；茎生叶对生；叶柄长 1 ～ 3 cm，上部叶渐近无柄；叶片卵形、菱状卵形或窄椭圆形，长 4 ～ 11 cm，宽 2 ～ 5 cm，先端渐尖至窄长渐尖。基部楔形下延，叶 2 对羽状分裂，两面疏具糙伏毛或近无毛。聚伞圆锥花序，集成疏生大伞房状，总苞叶卵状披针形；花萼小，萼齿 5，不明显；花冠白色，直径约 5 mm，冠筒短，先端 5 裂，雄蕊 4，伸出；子房下位，花柱稍短于雄蕊。瘦果倒卵形，宿存苞片贴生，苞片近圆形，膜质，网脉明显。

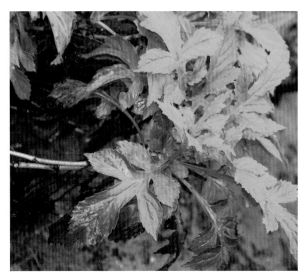

白花败酱

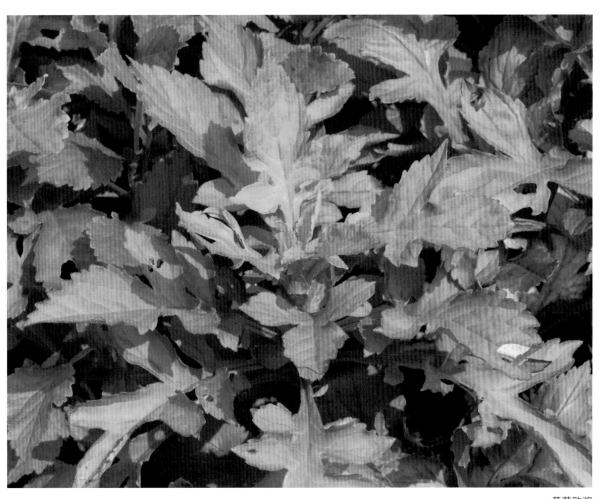

黄花败酱

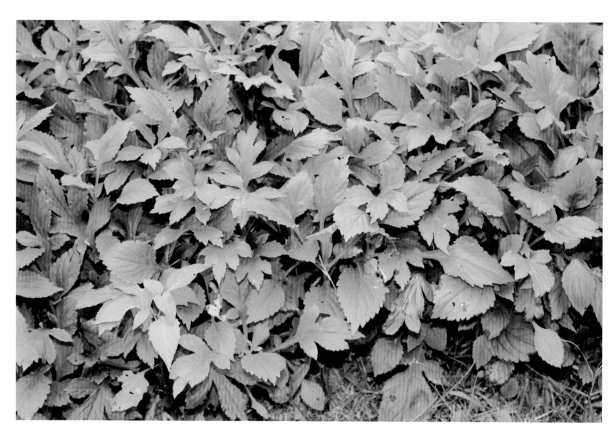

白花败酱

**生境分布** | 黄花败酱生长于山坡沟谷灌木丛边、林缘草地或半湿草地。分布于东北、华北、华东、华南以及四川、贵州等省区。白花败酱生长于海拔 500 ~ 800 m 的高山草地、林缘灌木丛中。分布于我国西南、东北、华北、华东、华南各地。

**采收加工** | 野生者夏、秋二季采挖，栽培者可在当年开花前采收，洗净、晒干。

**药材鉴别** |

**1. 黄花败酱** 根茎圆柱形，弯曲，长 5 ~ 15 cm，直径 2 ~ 5 mm，顶端粗达 9 mm；表面有栓皮，易脱落，紫棕色或暗棕色，节疏密不等，节上有芽痕及根痕；断面纤维性，中央具棕色"木心"。根长圆锥形或长圆柱形，直径 2 ~ 8 mm；表面黄绿色或黄棕色，具纵棱及细纹理，有倒生粗毛。茎圆柱形，具纵棱及节，表面黄绿色至黄棕色，常有倒生粗毛，质脆，断面中部有髓。茎生叶多蜷缩或破碎。两面疏被白毛，完整成多羽状深裂或全裂，裂片 5 ~ 11，边缘有锯齿；茎上部叶较小，常 3 裂。有的枝端有花序或果序；小花黄色。瘦果长椭圆形，无膜质翅状苞片。气特异，味微苦。

**2. 白花败酱** 根茎短，长约至 10 cm，有的具细长的匍匐茎，断面无棕色"木心"；茎光滑，直径可达 1.1 cm；完整叶卵形或长椭圆形，不裂或基部具 1 对小裂片；花白色，苞片膜质，多具 2 条主脉。

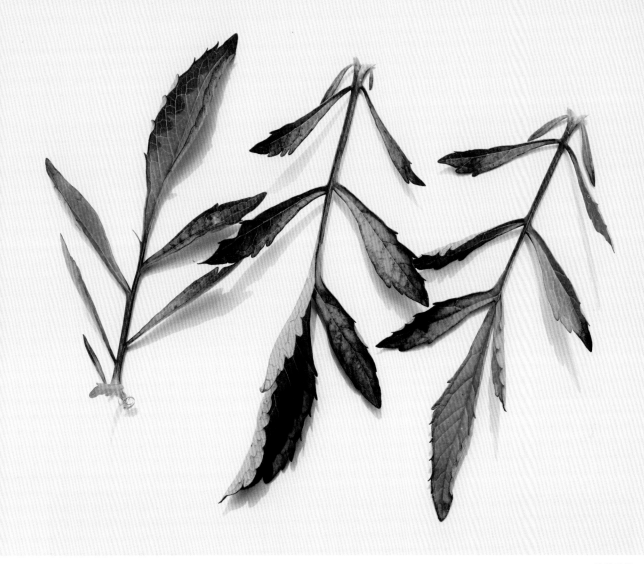

黄花败酱

**性味归经** ｜ 味苦，性冷。归热经。

**功效主治** ｜ 清热解毒，活血排脓。主治肠痈，肺痈，痈肿，痢疾，肠炎，肝炎，结合膜炎，产后瘀滞腹痛。

**用法用量** ｜ 内服：煎汤，10～15 g。外用：鲜品适量，捣烂外敷患处。

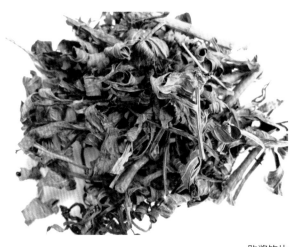

败酱饮片

**精选验方** ｜

**1. 风湿关节痛** 败酱草、木瓜各 15 g，白胡椒 20 粒。炖肉吃。

**2. 伤风感冒** 败酱草、秤杆升麻各 10 g。水煎服。

**3. 腹泻** 败酱草 10 g，天青地白 12 g。水煎服。

败酱

# 苍耳

## CANGER

**彝 药 名** | 尼布什。

**别　　名** | 齐增、鹅敦、才玛尖、苍耳实、苍耳仁、胡苍子、黏黏葵。

**来　　源** | 本品为菊科植物苍耳 *Xanthium sibiricum* Patr. 的带总苞的果实。

**识别特征** | 一年生草本，高 30 ～ 90 cm，全体密被白色短毛。茎直立。单叶互生，具长柄；叶片三角状卵形或心形，通常 3 浅裂，两面均有短毛。头状花序顶生或腋生。瘦果，纺锤形，包在有刺的总苞内。花期 7 ～ 8 月，果期 9 ～ 10 月。

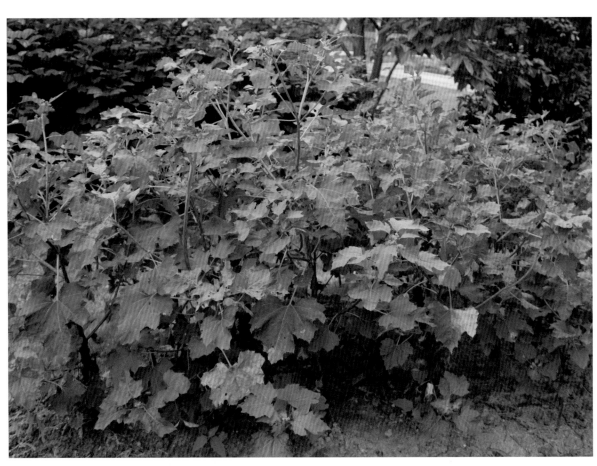

苍耳

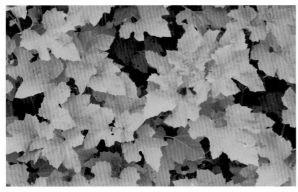
苍耳

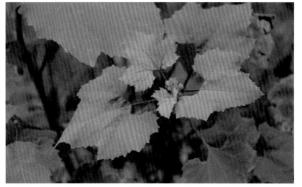
苍耳

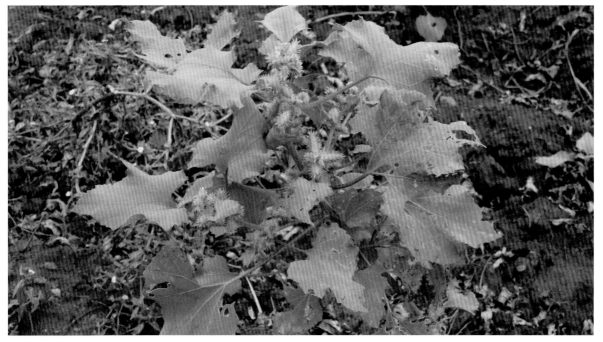
苍耳

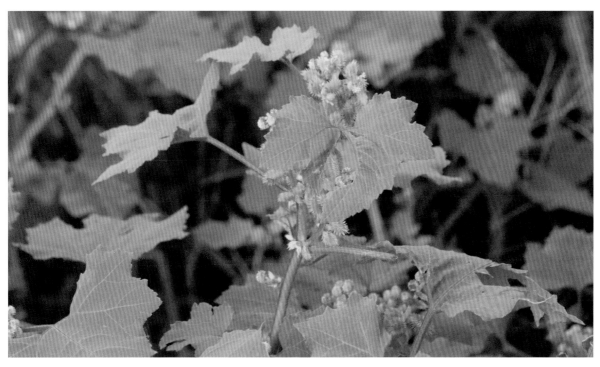
苍耳

苍耳

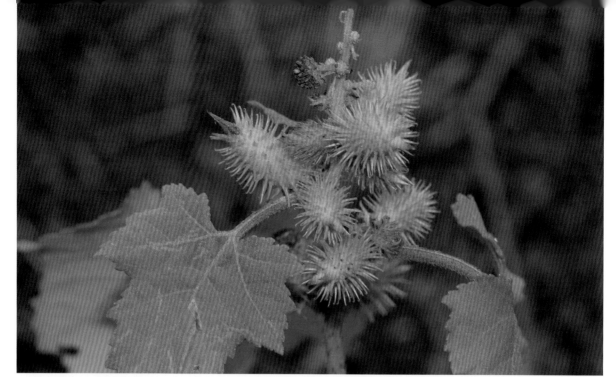

苍耳子

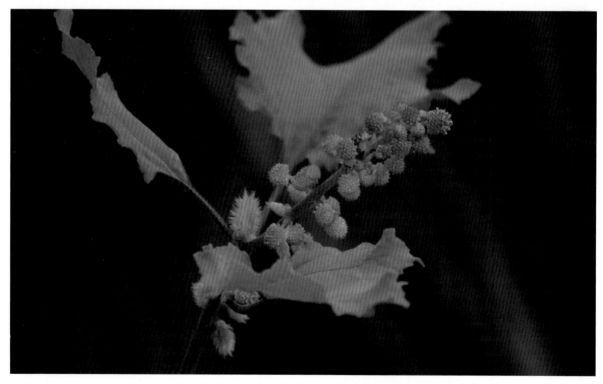

苍耳

**生境分布** | 生长于荒地、山坡等干燥向阳处。分布于全国各地。

**采收加工** | 9～10月割取地上部分，打下果实，晒干，去刺，生用或炒用。

**药材鉴别** | 本品呈纺锤形或卵圆形，长1～1.5 cm，直径0.4～0.7 cm。表面黄棕色或黄绿色，有多数钩刺或去除钩刺所留下的点状突起，果皮薄，易脱落，剖开后内有双仁，油性大，有纵纹。质硬而脆。气微香，味微苦。

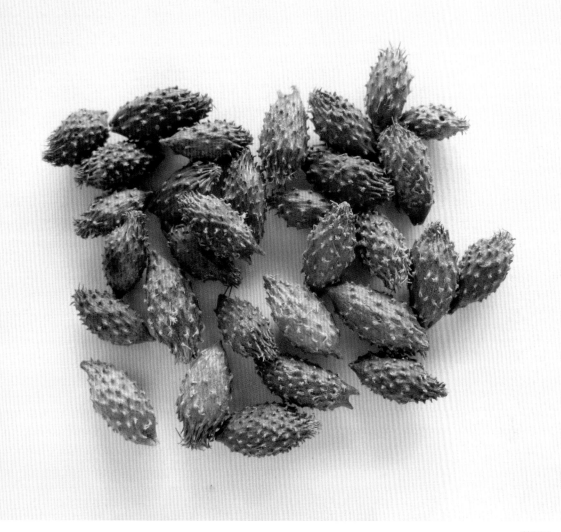

苍耳子

**性味归经** 辛、苦，温；有毒。归肺经。

**功效主治** 散风除湿，通鼻窍，祛风湿。用于风寒头痛，鼻渊流涕，鼻衄，风疹瘙痒，湿痹拘挛。

**用法用量** 3 ~ 10 g，煎服，或入丸、散。

**精选验方**

**1. 慢性鼻炎、鼻窦炎** （苍耳子散）苍耳子 20 g，辛夷、白芷各 15 g，薄荷 7.5 g，葱白 3 根，茶叶一撮。水煎服。另有一方，复方苍耳子膏。每服 10 ml，每日 2 次，温开水冲服。

**2. 疟疾** 鲜苍耳 150 g。洗净捣烂，加水煎 15 min 去渣，打鸡蛋 2 ~ 3 个于药液中，煮成糖心蛋（蛋黄未全熟），于发作前吃蛋，一次未愈，可继续服用。

**3. 流行性腮腺炎** 苍耳子、马兰、金银花、板蓝根各 25 g，防风、薄荷各 10 g。每日 1 剂，分 2 次煎服。

**使用禁忌** 血虚头痛者不宜服用。过量服用易中毒。

# 草果

## CAOGUO

**彝 药 名** | 德黑。

**别　　名** | 民玛、故利拉、意拉玻布、炒草果仁、杂董宅布、姜炒草果。

**来　　源** | 为姜科多年生草本植物草果 *Amomum tsao-ko* Crevost et Lemaire 的干燥成熟果实。

**识别特征** | 多年生草本，丛生，高达 2.5 m。根茎横走，粗壮有节，茎圆柱状，直立或稍倾斜。叶 2 列，具短柄或无柄，叶片长椭圆形或狭长圆形，先端渐尖，基部渐狭，全缘，边缘干膜质，叶两面均光滑无毛，叶鞘开放，包茎。穗状花序从根茎生出。蒴果密集，长圆形或卵状椭圆形，顶端具宿存的花柱，呈短圆状突起，熟时红色，外表面呈不规则的纵皱纹。花期 4 ~ 6 月，果期 9 ~ 12 月。

**生境分布** | 生长于山谷坡地、溪边或疏林下。分布于云南、广西、贵州等地。

**采收加工** | 秋季果实成熟时采收，晒干或低温干燥。将原药炒至焦黄色并微鼓起，捣碎取仁用；或将净草果仁用姜汁微炒。

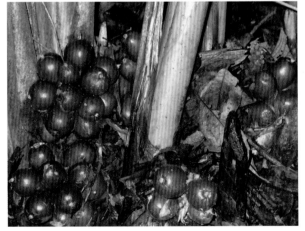

草果

**药材鉴别** | 本品呈长椭圆形，具三钝棱，长 2 ~ 4 cm，直径 1 ~ 2.5 cm。表面灰棕色至红棕色，具纵沟及棱线，顶端有圆形突起的柱基，基部有果梗或果梗痕。果皮质坚韧，易纵向撕裂。剥去外皮，中间有黄棕色隔膜，将种子团分成 3 瓣，每瓣有种子多为 8 ~ 11 粒。种子呈圆锥状多面体，直径约 5 mm；表面红棕色，外被灰白色膜质的假种皮，种脊为一条纵沟，尖端有凹状的种脐；质硬，胚乳灰白色。有特异香气，味辛、微苦。

**性味归经** | 辛，温。归脾、胃经。

**功效主治** | 燥湿温中，除痰截疟。主治寒湿内阻，脘腹胀痛，痞满呕吐，疟疾寒热。

**用法用量** | 3 ～ 6 g，煎服。去壳取仁捣碎用。

**精选验方** |

**1. 乙型肝炎** 草果 40 g，人中黄 50 g，地骨皮 60 g。水煎服。

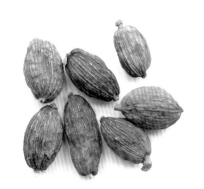

草果药材

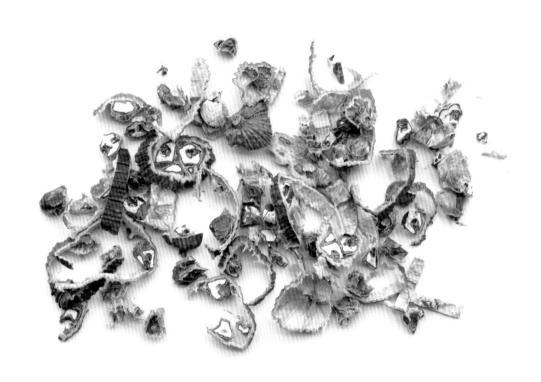

草果饮片

**2. 斑秃** 药用草果 15 g，诃子、山奈、肉桂、樟脑各 5 g。共为细末，用香油 125 ml 调成油浸剂，每次用手蘸擦患处 1 ～ 2 min，早、晚各 1 次。

**3. 脾胃虚寒、反胃呕吐** 草果仁 7.5 g，熟附子、生姜各 10 g，枣肉 20 g。水煎服。

**4. 食积、腹痛胀满** 草果 10 g，青皮、山楂、麦芽各 15 g。水煎服。

**使用禁忌** | 体弱者慎用。

# 草蔻

## CAOKOU

**彝 药 名** ｜ 乌布森。

**别　　名** ｜ 草蔻仁。

**来　　源** ｜ 为姜科多年生草本植物草豆蔻 *Alpinia katsumadai* Hayata 的干燥近成熟种子。

**识别特征** ｜ 多年生草本，高 1 ～ 2 m。叶 2 列；叶舌卵形，革质，长 3 ～ 8 cm，密被粗柔毛；叶柄长不超过 2 cm；叶片狭椭圆形至披针形，长 30 ～ 55 cm，宽 6 ～ 9 cm，先端渐尖；基部楔形，全缘；下面被绒毛。总状花序顶生，总花梗密被黄白色长硬毛；花疏生，花梗长约 3 mm，被柔毛；小苞片阔而大，紧包着花芽，外被粗毛，花后苞片脱落；花萼筒状，白色，长 1.5 ～ 2 cm，先端有不等 3 钝齿，外被疏长柔毛，宿存；花冠白色，先端 3 裂，裂

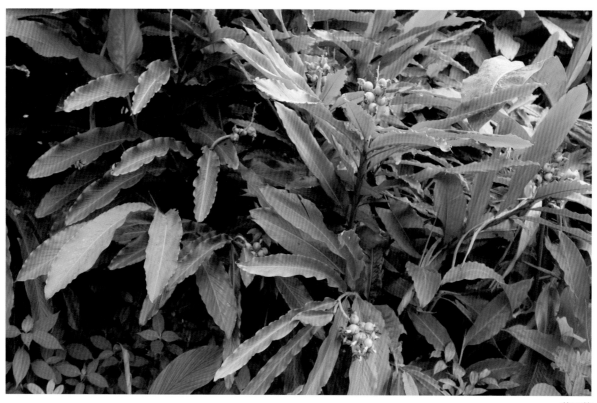

草豆蔻

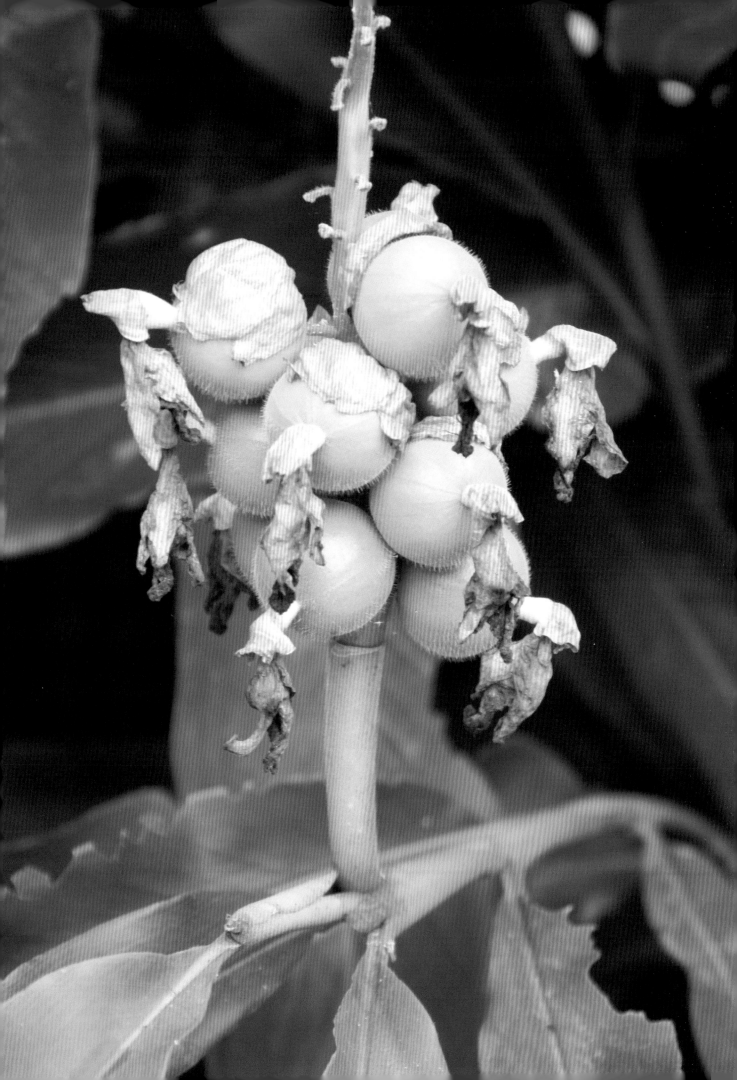

片为长圆形或长椭圆形，上方裂片较大，长约 3.5 cm，宽约 1.5 cm；唇瓣阔卵形，先端 3 个浅圆裂片，白色，前部具红色或红黑色条纹，后部具淡紫色红色斑点；雄蕊 1，花丝扁平，长约 1.2 cm；子房下位，密被淡黄色绢状毛，上有二棒状附属体，花柱细长，柱头锥状。蒴果圆球形，不开裂，直径约 3.5 cm，外被粗毛，花萼宿存，熟时黄色。种子团呈类圆球形或长圆形，略呈钝三棱状，长 1.5 ~ 2.5 cm，直径 1.5 ~ 2 mm。花期 4 ~ 6 月，果期 6 ~ 8 月。

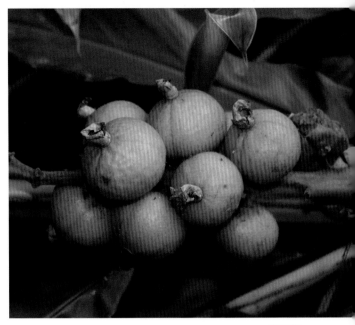

草豆蔻

**生境分布** | 生长于林缘、灌木丛或山坡草丛中。分布于广东、广西等地。

**采收加工** | 夏、秋二季采收。晒干，或用沸水略烫，晒至半干，除去果皮，取其种子团晒干，捣碎生用。

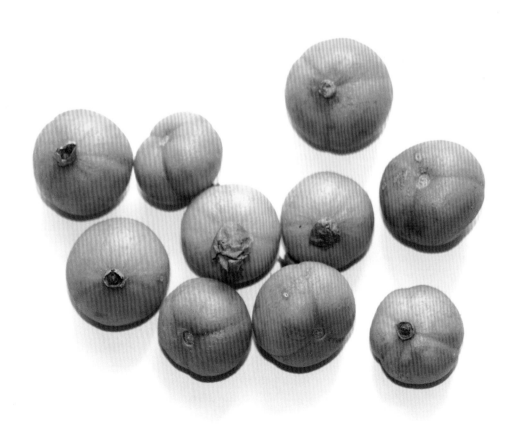

草豆蔻药材

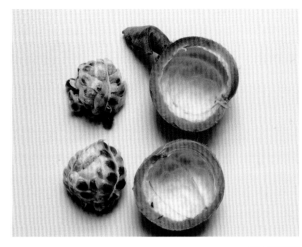

草豆蔻药材

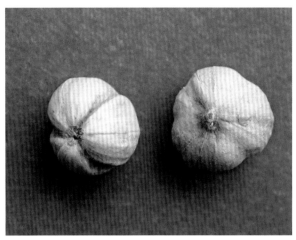

草豆蔻饮片

**药材鉴别** | 本品为圆球形的种子团。表面灰褐色，中有黄白色隔膜，种子为卵圆形。质硬，破开后可见灰白色种仁。气香，味辛，微苦。

**性味归经** | 辛，温。归脾、胃经。

**功效主治** | 燥湿行气，温中止呕。本品辛散温燥以燥湿行气，归脾胃温中焦而行胃气，胃气行则呕吐止，故又有温中止呕之效。

**用法用量** | 5 ~ 10 g，煎服。宜后下。

**药理作用** | 煎剂在试管内对金黄色葡萄球菌、痢疾杆菌及大肠杆菌有抑制作用。煎剂对豚鼠离体肠管低浓度兴奋，高浓度则为抑制作用。挥发油对离体肠管呈抑制作用。

**精选验方** |

1. **心腹胀满** 草豆蔻 50 g。去皮为末，每次 2 g，以木瓜生姜汤调服。

2. **慢性胃炎** 草豆蔻适量。炒黄研末，每次 3 g，每日 3 次。

3. **中暑受热、恶心呕吐、腹痛泄泻、胸中满闷、晕车晕船、水土不服** 草豆蔻、砂仁、青果、肉桂、槟榔、橘皮、茯苓、小茴香各 30 g，甘草 250 g，木香 45 g，红花、丁香各 15 g，薄荷冰 27 g，冰片 9 g，麝香 0.3 g。糊丸，每次 10 粒，温开水送服；平时每次 2 ~ 3 粒，含化。

4. **胸腹胀闷、食欲不振** 草豆蔻、陈皮、香附各 10 g，石菖蒲 15 g。水煎服。

5. **小儿泄泻不止** 草豆蔻 1 枚。剥开皮，入乳香 1 块在内，复用白面裹，慢火烧令熟，去面及豆蔻皮不用。同研为细末，以粟米饮和丸如麻子大，每服 5 ~ 7 丸，米汤饮下，不拘时服。

**使用禁忌** | 阴虚血少者禁服。

# 菖蒲

## CHANGPU

**彝 药 名** | 木吉。

**别　　名** | 球达、康毯、长都、那布卓尼、赤阿毯巴、黑如嘎。

**来　　源** | 为天南星科植物菖蒲 *Acorus calamus* L. 的根茎。

**识别特征** | 多年生草本，根茎横走，稍扁，分枝，芳香，芽于根茎各段散生。叶基生，基部两侧膜质叶鞘宽 4 ～ 5 mm，向上渐狭，至叶长 1/3 处渐行消失，脱落；叶片剑状线形，长 90 ～ 150 cm，中部宽 1 ～ 3 cm，基部宽，对折，中部以上渐狭，革质，绿色光亮；中肋在两面均明显隆起，侧脉 3 ～ 5 对，纤弱，平行，大都伸延至叶尖。花序柄三棱形，长 15 ～ 50 cm；叶状佛焰苞剑线形，长 30 ～ 40 cm，肉穗花序斜向上或近直立，狭锥状圆柱形，长 4.5 ～ 8 cm，直径 6 ～ 12 mm。花黄绿色，花被片长约 2.5 mm，宽约 1 mm，花丝长 2.5 mm，宽约 1 mm，子房长圆柱形，长约 3 mm，粗约 1.25 mm。浆果长圆形，红色。花期 2 ～ 9 月。

**生境分布** | 生长于海拔 2600 ～ 3600 m 以下的沼泽湿地。分布于西藏的拉萨、林芝、波密等地，全国各地也有分布。

**采收加工** | 9 ～ 10 月挖取根茎部，除去泥土及毛发状细根，切断、晒干。

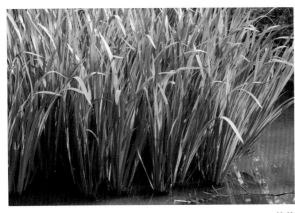
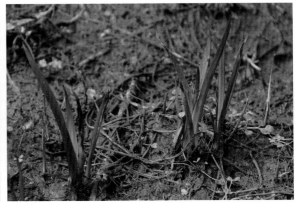

菖蒲　　　　　　　　　　　　　　　　　　　　　　　　　菖蒲

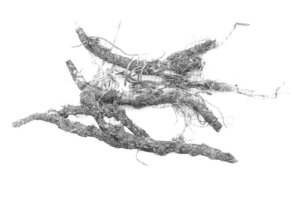
菖蒲药材

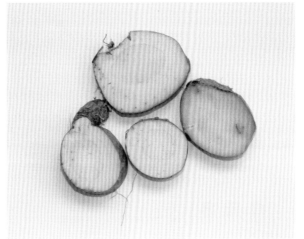
菖蒲饮片

**药材鉴别** ｜ 本品呈扁圆形条状，略弯曲，极少分枝，长 4 ~ 20 cm，直径 0.8 ~ 1.8 cm，表面黄棕色至棕褐色，节明显，略呈交互排列，细小者节密，粗大者节较稀疏。背面节部常生有密集的灰黄色长毛，腹部具有明显的圆形根迹，其周围略突起，中间微下凹。质脆，易折断，断面色白。微带紫色，显粉性。气芳香，味辛。

**性味归经** ｜ 味辛、苦，消化后味苦，性温。效轻而糙。

**功效主治** ｜ 温胃，消食，消炎止痛。主治消化不良，食物积滞，白喉，炭疽等症。

**用法用量** ｜ 内服：研末，3 ~ 5 g；或入丸。外用：适量，研末调敷。

**精选验方** ｜

**1. 旧疮与淋巴发炎** 菖蒲 50 g，木香 40 g，荛达夏 15 g，藏木通、虎掌草、猫爪草各 10 g，麝香 0.5 g。混合研成细粉，过筛，每日 1 次，每次内服 1 勺。

**2. "龙"病引起痛风症** 菖蒲 50 g，木香、烟花、姜黄、小檗皮、独活子各 40 g。共研成粗粉，煮沸呈糊状物，涂于患处。

**3. 消化不良和陈旧性疾病** 菖蒲、熊胆、麝香各 25 g，锯锯藤 40 g，木香、诃子各 20 g。混合碎成细粉，过筛，制成散，服药时以八岁童尿引药，每日 2 次，每次 2.5 g。

**4. 上身疫热症，肠剧痛，白喉，特别用于炎症及瘟疫症，时疫感冒** 索玛达日丸：菖蒲、亚大黄各 12 g，诃子 25 g，草乌 7.5 g，唐古特青兰、船形乌头、白花秦艽各 15 g，安息香、轮叶棘豆、大戟膏、豆蔻各 10 g。混合后（除大戟膏外）碎成细粉、过筛，另大戟膏泡于水中，用此溶液泛制丸，干燥即得。口服，每日 1 次，每次 1 g。

# 臭牡丹

## CHOUMUDAN

**彝 药 名** ｜ 窝项嘎。

**别　　名** ｜ 矮桐子、臭枫根、大红花、臭芙蓉、臭八宝、矮脚桐。

**来　　源** ｜ 为马鞭草科植物臭牡丹 *Clerodendrum bungei* Steud 的茎、叶、根。

**识别特征** ｜ 小灌木，高 1 ~ 1.5 m。嫩枝稍有柔毛，枝内白色，中髓坚实。单叶对生，有强烈臭味；叶片宽卵形或卵形，长 10 ~ 20 cm，宽 5 ~ 15 cm，顶端尖或渐尖，基部心形或近截形，边缘有大或小的锯齿，两面多少有糙毛或近无毛，下面有小腺点。聚伞花序紧密，顶生，苞片早落，花有臭味，花萼紫黄色或下部绿色，外面有茸毛和腺点；花冠淡红色、红色或紫色，花柱不超出雄蕊。核果倒卵形或球形，成熟后蓝紫色。花期 7 ~ 8 月，果期 9 ~ 10 月。

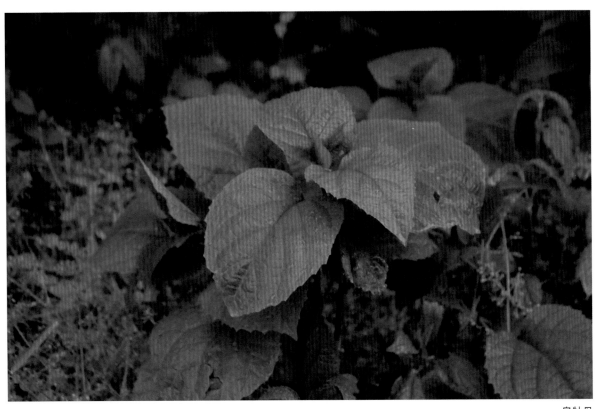

臭牡丹

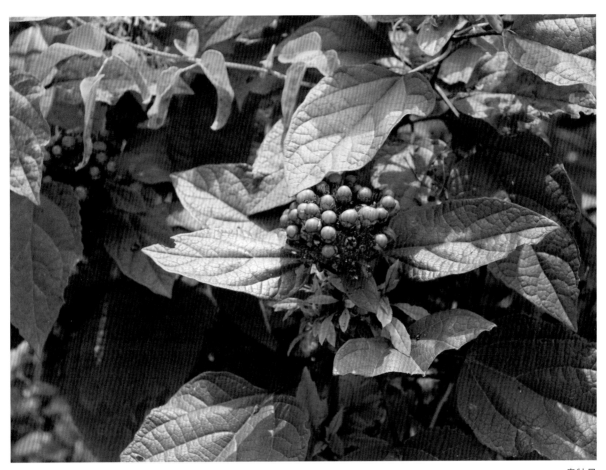

臭牡丹

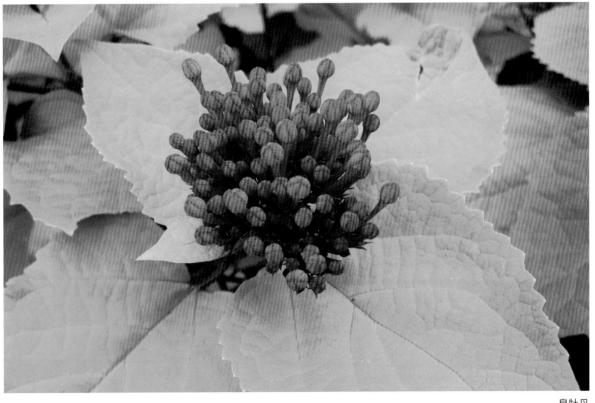

臭牡丹

臭牡丹

045

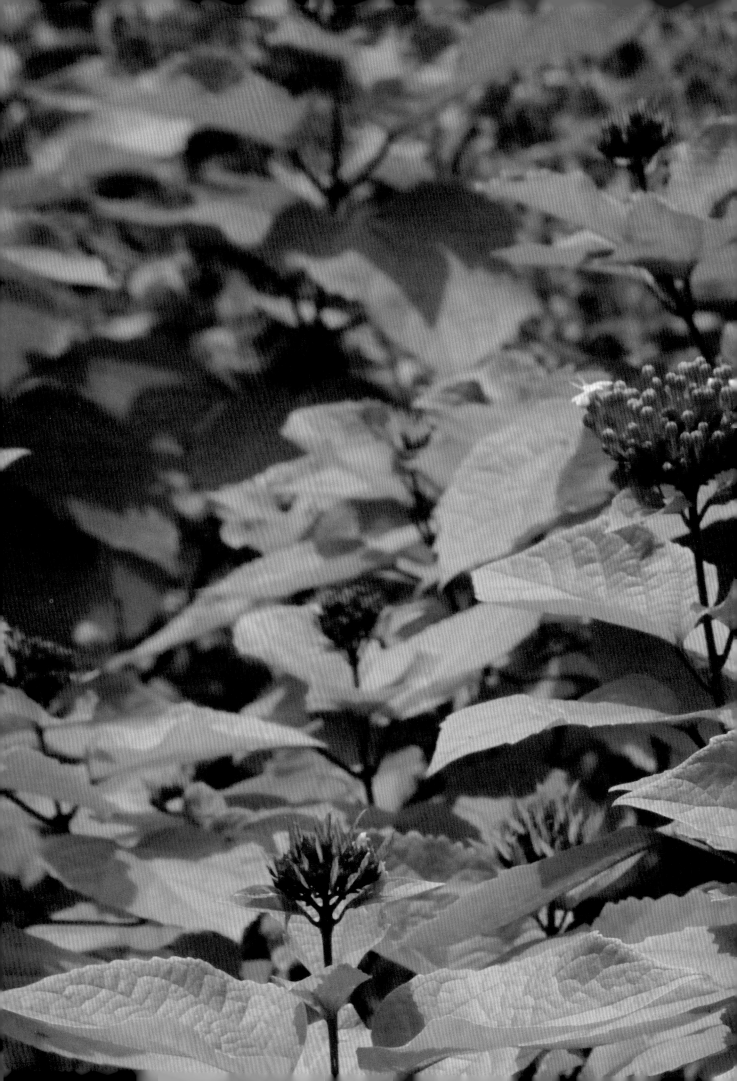

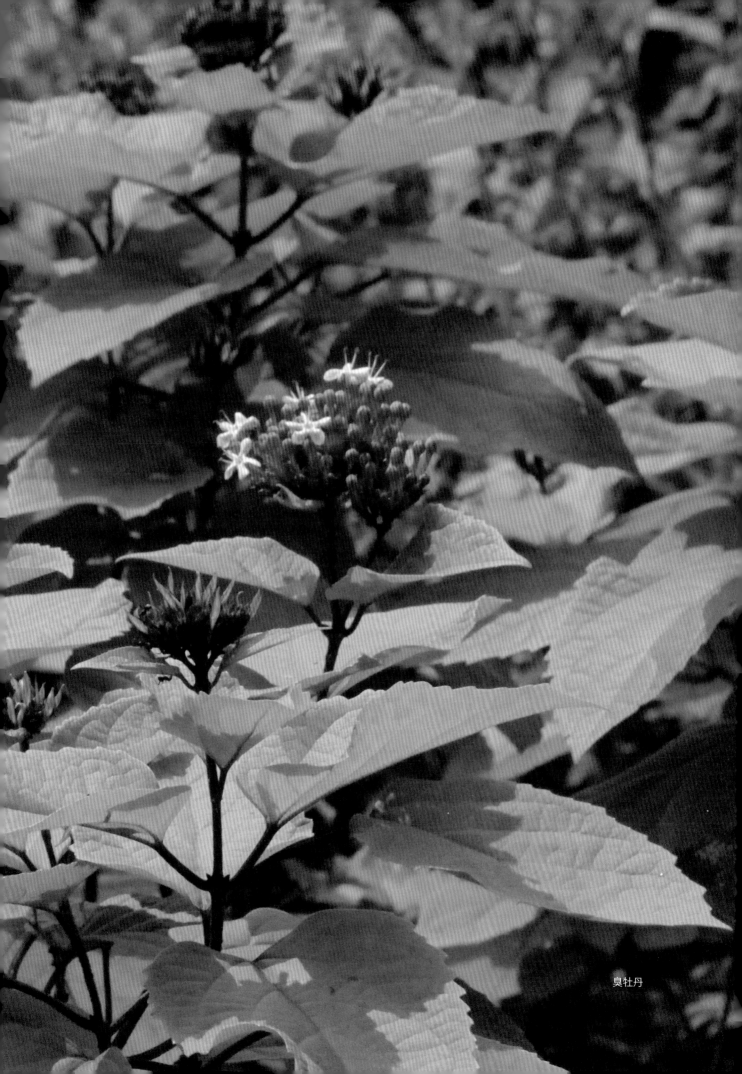
臭牡丹

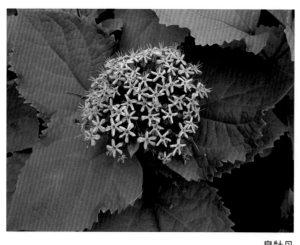

臭牡丹

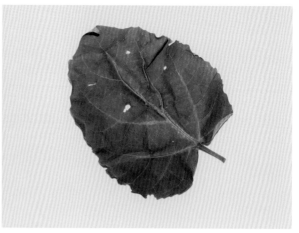

臭牡丹叶药材

**生境分布｜** 生长于山坡、林缘或沟旁。分布于华北、西北、西南等地。

**采收加工｜** 夏、秋二季采集茎叶，鲜用或切段晒干。

**药材鉴别｜** 小枝呈长圆柱形，直径 3～12 mm，表面灰棕色至灰褐色，皮孔点状或稍呈纵向延长，节处叶痕呈凹点状；质硬，不易折断，切断面皮部棕色，木部灰黄色，髓部白色，气微，味淡。叶多皱缩破碎，整平后呈宽卵形，长 7～20 cm，宽 6～15 cm，先端渐尖，基部截形或心形，边缘有细锯齿，上面棕褐色至棕黑色，疏被短柔毛，下面色稍淡，无毛或仅脉上有毛，基部脉腋处可见黑色腺体；叶柄黑褐色，长 3～6 cm。气臭，味微苦、辛。以枝嫩、叶多者为佳。

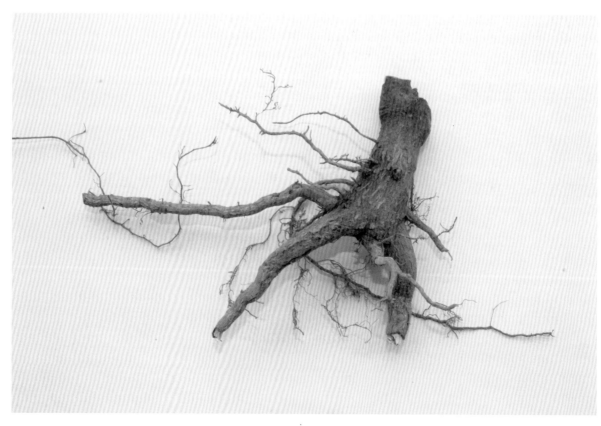

臭牡丹根药材

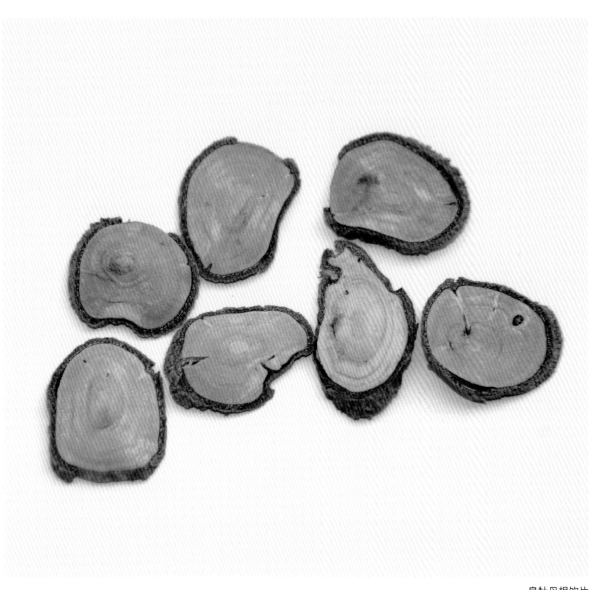

臭牡丹根饮片

**性味归经** | 味麻、辣，性冷。归热经。

**功效主治** | 解毒消肿，祛风湿，降血压。主治痈疽，疔疮，发背，乳痈，痔疮，湿疹，丹毒，风湿痹痛，高血压病。

**用法用量** | 内服：煎汤，10～15 g，鲜品30～60 g；或入丸剂。外用：适量，煎水熏洗；或捣烂外敷；或研末调敷。

**精选验方** |

**1. 久病后补虚** 臭牡丹20 g，土党参、蜀葵根各10 g。泡酒服。

**2. 体虚** 臭牡丹根10 g。水煎服。

**3. 疮痈** 臭牡丹根、枝叶适量。捣烂外敷。

**4. 水肿** 臭牡丹根30 g。水煎服。

**5. 痔疮** 臭牡丹根30 g。水煎服。

臭牡丹

# 楮实

## CHUSHI

**彝 药 名** | 略古。

**别　　名** | 楮实子、楮桃。

**来　　源** | 为桑科植物构树 *Broussonetia papyrifera* （L.） Vent. 的果实。

**识别特征** | 落叶乔木，高达 20 m。茎、叶具乳液，嫩枝被柔毛。叶互生；叶片卵形，长 8 ～ 18 cm，宽 6 ～ 12 cm，不分裂或 3 ～ 5 深裂，先端尖，基部圆形或心形，有时不对称，边缘锯齿状，上面暗绿色，具粗糙伏毛，下面灰绿色，密生柔毛；叶柄长 3 ～ 10 cm，具长柔毛；托叶膜质，早落。花单性，雌雄异株；雄花为腋生柔荑花序，下垂，长 5 cm，萼 4 裂；

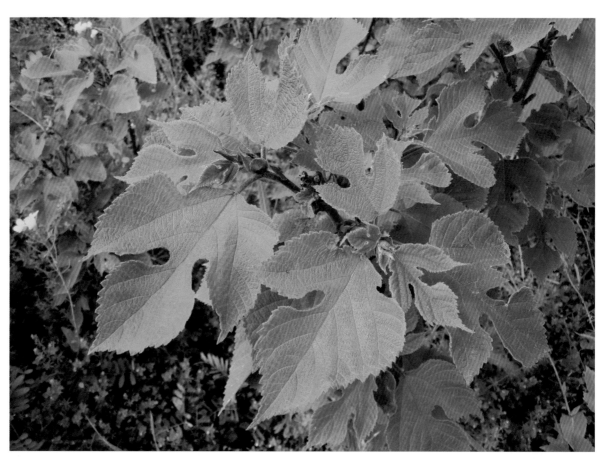

构树

雄蕊4；雌花为球形假头状花序，有多数棒状苞片，先端圆锥形，有毛，雌蕊散生于苞片间，花柱细长，丝状，紫色，方筒状卵圆形，为花萼所包被。聚花果肉质，球形，橙红色。花期4～5月，果期9月。

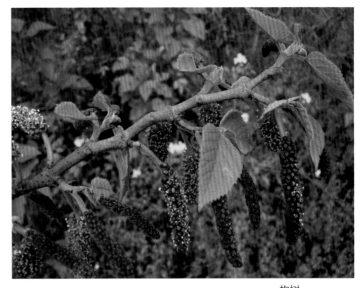

构树

**生境分布** 生长于山坡林缘或村寨道旁。分布于华东、华南、西南及河北、山西、陕西、贵州等地。

**采收加工** 夏季采收，鲜用或晒干备用。

**药材鉴别** 果实呈扁圆形或卵圆形，长1.5～3 mm，直径约1.5 mm，表面红棕色，有网状皱纹或疣状突起。一侧有棱，一侧略平或有凹槽，有的具子房柄。果皮坚脆，易压碎，膜质种皮紧贴于果皮内面；胚乳类白色，富油性。气微，味淡。

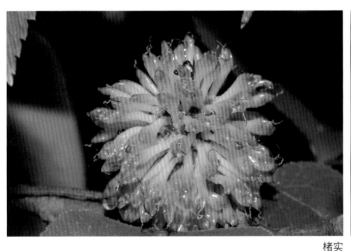

楮实

楮实

**性味归经** 味甘，性冷。归热经。

**功效主治** 清肝明目，滋肾益阴，催乳，健脾利水。主治目昏，目翳，肾虚腰膝酸软，阳痿，水肿，尿少，产后乳少。

**用法用量** 内服：煎汤，6～15 g；或入丸、散。外用：适量，捣烂外敷。

**精选验方**

**1. 头目眩晕、腰膝酸软** 楮实子、杜仲、牛膝各12 g，枸杞子、菊花各9 g。水煎服。

**2. 催乳** 楮实子6～10 g。水煎服。

楮实

# 川续断

## CHUANXUDUAN

**彝 药 名** 阿及巴莫。

**俗 名** 续断、接骨、龙豆、川断、属折、和尚头、川萝卜根。

**来 源** 为川续断科植物川续断 *Dipsacus asper* Wall. ex Henry 的根。

**识别特征** 多年生草本植物，高 1 m，主根 1 至数条，圆锥柱状，黄褐色。茎具棱，棱上有疏弱刺毛。基部叶丛生，具长柄，叶片羽状深裂，顶裂卵形，较大，中央裂片椭圆形或宽披针形，长可达 12 cm，顶端渐尖，有疏粗齿，两侧裂片 1～2 对，较小，两面被短毛和刺毛；柄短或无柄。头状花序球形，总花梗长；总苞片窄条形，被短毛；苞片倒卵形，被短毛；花萼浅盘状；花冠白色，基部有较短细筒，向上较宽，顶端 4 裂，外被短毛；雄蕊 4，伸出花冠外。瘦果倒卵柱状，包藏于小总苞内，仅顶端外露。花期 8～9 月，果期 9～10 月。

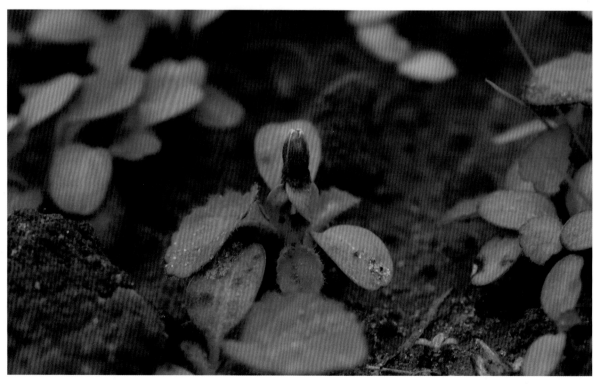

川续断

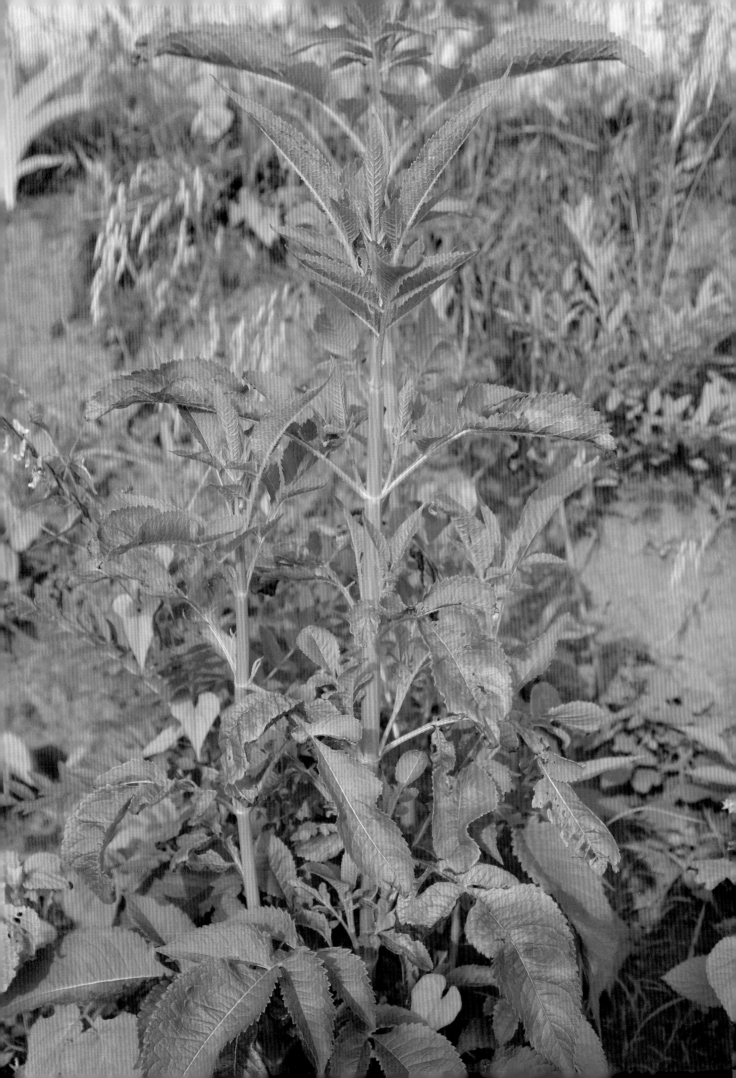

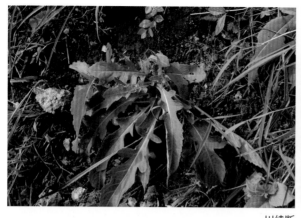 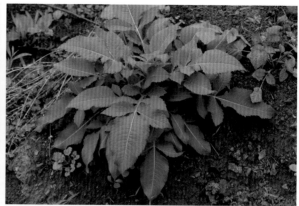

川续断　　　　　　　　　　　　　　　川续断

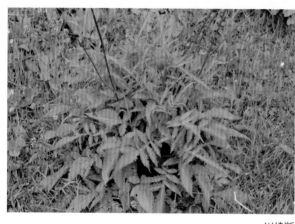 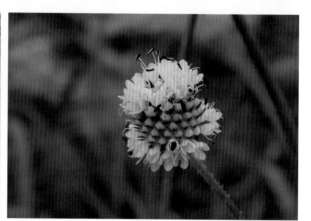

川续断　　　　　　　　　　　　　　　川续断

**生境分布** ｜ 生长于沟边草丛和林边。分布于江西、湖北、湖南、广西、四川、云南、贵州、西藏等地。

**采收加工** ｜ 秋季采收，将全根挖起，除去泥土，用微火烘至半干，堆置"发汗"至内心成绿色时，再烘干。忌日晒，以免影响质量。

**药材鉴别** ｜ 根长圆柱形，略扁，微弯曲，长 5 ～ 15 cm，直径 0.5 ～ 2 cm，表面棕褐色或灰褐色，有多数明显而扭曲的纵皱纹及沟纹，并可见横长皮孔及少数须根痕。质稍软，久置干燥后变硬。易折断，断面不平坦，皮部绿褐色或浅褐色，木部黄褐色，可见放射状花纹。气微香，味苦，微甜而后涩。以条粗、质软、皮部绿褐色为佳。

**性味归经** ｜ 味辛、苦，性热。归冷经、半边经。

**功效主治** ｜ 补肝肾，强筋骨，调血脉，止崩漏。主治腰背酸痛，肢节痿痹，跌仆创伤，损筋折骨，胎动漏红，血崩，遗精，带下，痈疽疮肿。

**用法用量** ｜ 内服：煎汤，6 ～ 15 g；或入丸、散。外用：鲜品适量，捣烂外敷。

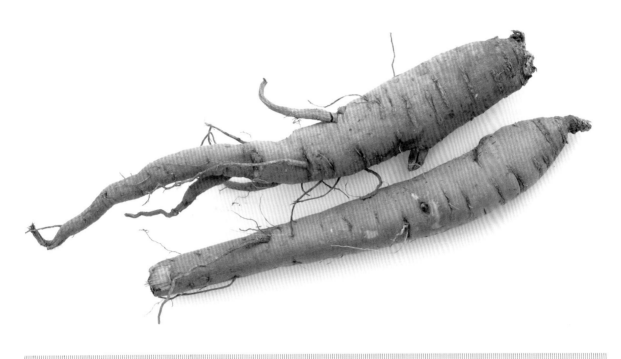

川续断药材

## 精选验方 |

**1. 胎动不安** 续断、艾叶各 12 g，黄芩 15 g，天花粉 6 g，杜仲 9 g，川芎 3 g。煨水服。

**2. 月经不调** 续断、对叶莲各 18 g，茴香根 15 g，红牛膝 12 g，蜘蛛香 9 g，月季花 12 朵，芙蓉花 1 朵。煨水服。

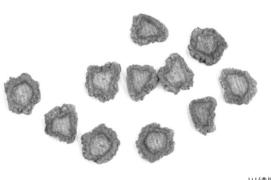

川续断

**3. 胃痛** 续断 9 ~ 15 g。水煎服，忌酸辣食物。

**4. 先兆性流产** 川续断、菟丝子、阿胶、党参、白术、淮山药、白芍、黄芩、桑寄生各适量。水煎服，每日 1 剂，10 日为 1 个疗程。

**5. 习惯性流产** 川续断、菟丝子、狗脊、桑寄生、怀山药、炒白芍等各适量。水煎服，每日 1 剂，疗程 1 ~ 3 个月。

**6. 腰椎骨质增生** 川续断、黄芪、怀牛膝、丹参、自然铜、茯苓、白术、杜仲各适量。水煎服，每日 1 剂，15 日为 1 个疗程，需连用 1 ~ 4 个疗程。

川续断

# 刺五加

## CIWUJIA

**彝 药 名** | 多布叉。

**别　　名** | 五加皮。

**来　　源** | 为五加科植物刺五加*Acanthopanax gracilistylus* W. W. Smith的根皮或茎皮。

**识别特征** | 灌木，有时为蔓生状，高达3m。枝条无刺或仅在叶柄基部单生扁平的刺。掌状复叶在长枝上互生，在短枝上簇生；小叶5，中央一片最大，倒卵形，长3～8cm，宽2～3cm，先端渐尖，基部楔形，边缘有钝细锯齿，两面无毛或沿脉疏生刚毛。伞形花序腋生或单生于短枝上，花黄绿色，萼缘5齿裂，花瓣5，雄蕊5，花柱丝状，分离。果近球形，成熟时黑色。花期6～7月，果期8～10月。

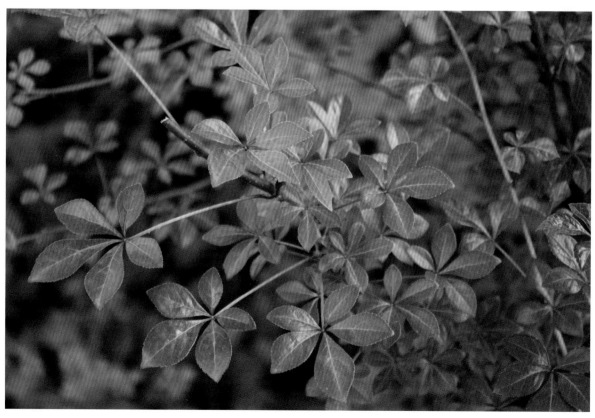

刺五加

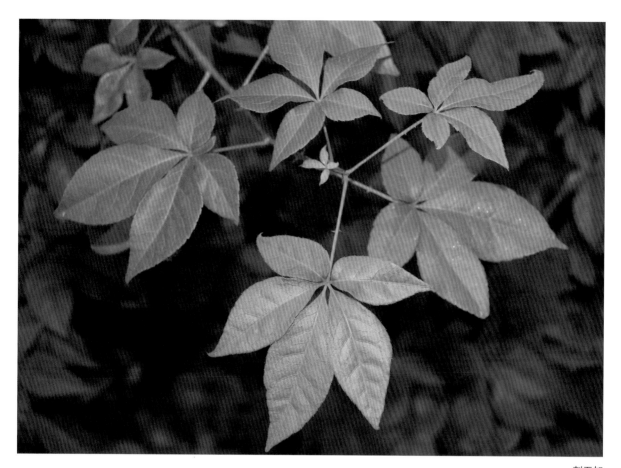

刺五加

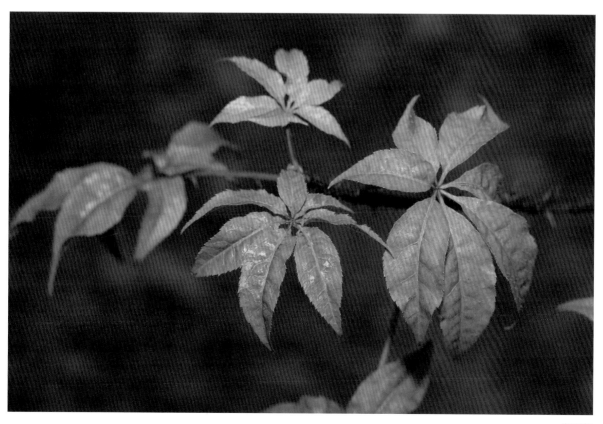

刺
五
加

刺五加

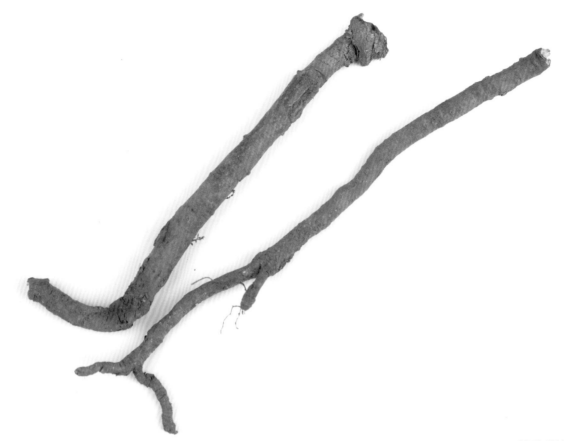

刺五加药材

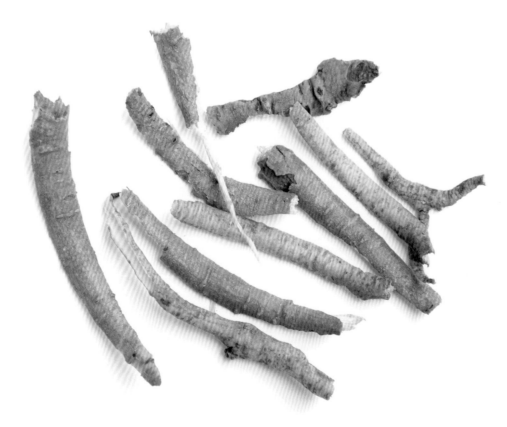

刺五加药材

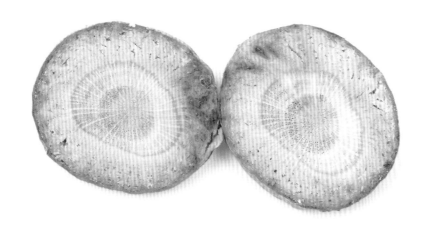

**生境分布** ｜ 生长于山坡、灌木丛、林缘。分布于华中、华东、华南及西南各地。

**药材鉴别** ｜ 根皮呈不规则双卷或单卷筒状，有的呈块片状。长 4 ~ 15 cm，直径 0.5 ~ 1.5 cm，厚 1 ~ 4 mm。外表面灰棕色或灰褐色，有不规则裂纹或纵皱纹及横长皮孔；内表面黄白色或灰黄色，有细纵纹。体轻，质脆，断面不整齐，灰白色或灰黄色。气味香，味微辣而苦。以皮厚、气香、断面灰白色为佳。

**性味归经** ｜ 味麻，性热。归冷经、慢经。

**功效主治** ｜ 祛风湿，补肝肾，强筋骨，活血脉。主治风寒湿痹，腰膝疼痛，筋骨痿软，小儿行迟，体虚羸弱，跌打损伤，骨折，水肿，脚气，阴下湿痒。

**用法用量** ｜ 内服：煎汤，6 ~ 9 g，鲜品加倍；浸酒或入丸、散。外用：适量，煎水熏洗或末敷。

**精选验方** ｜

**1. 劳伤** 刺五加根皮、一口血、大小血藤各 10 ~ 15 g。泡酒服。

**2. 气痛** 刺五加根 30 g。泡酒或水煎服。

**3. 骨折** 刺五加根、凌霄花根各适量。捣茸，炒酒包患处。

**4. 风湿痹痛** 刺五加根 30 g，铁筷子 15 g，见血飞、黑骨藤各 10 g。水煎服。

**5. 风湿疼痛** 刺五加、三角风、血当归各 16 g，白龙须、阎王刺根、马鞭草各 10 g，大血藤 31 g。上药泡酒 500 ml，早、晚适量内服。

**6. 风湿麻木，肢体痿软** 刺五加皮、木瓜、淫羊藿、菟丝子、桑寄生各适量。水煎服。

刺五加

# 大黄

## DAHUANG

**彝 药 名** 勒乌。

**别　　名** 西星、懂那尖曲、白玛杂日、制大黄（熟军）、酒炒大黄（酒军）。

**来　　源** 为蓼科植物掌叶大黄 *Rheum palmatum* L. 或药用大黄 *Rheum officinale* Baill. 的干燥根及根茎。

**识别特征** 多年生高大草本。叶多根生，具长柄，叶片广卵形，3 ~ 5 深裂至叶片 1/2 处。茎生叶较小，互生。花小，紫红色，圆锥花序簇生。瘦果，三角形有翅。唐古特大黄：与上种相似，不同处：叶片分裂极深，裂片成细长羽状。花序分枝紧密。常向上贴于茎。药用大黄：叶片浅裂达 1/4 处。花较大，黄色。花期 6 ~ 7 月，果期 7 ~ 8 月。

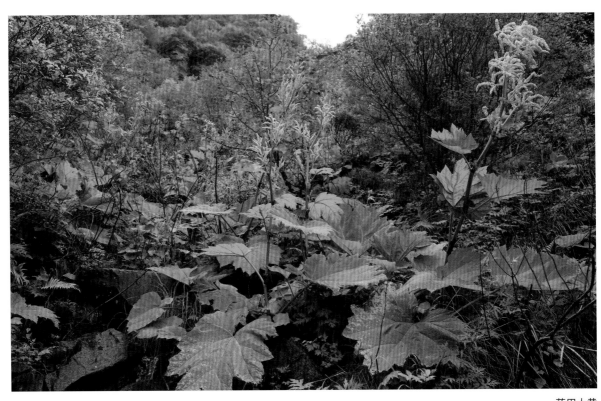

药用大黄

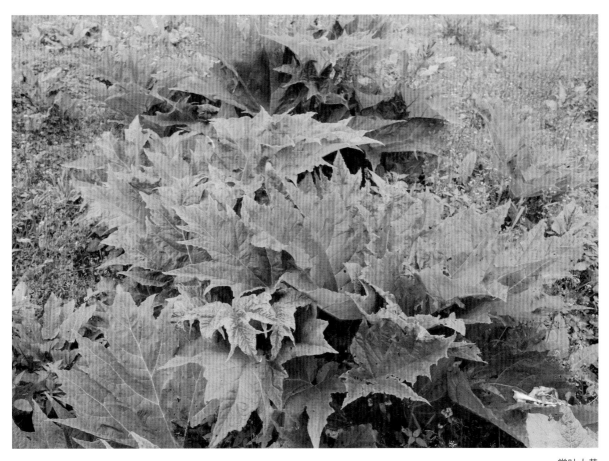

掌叶大黄

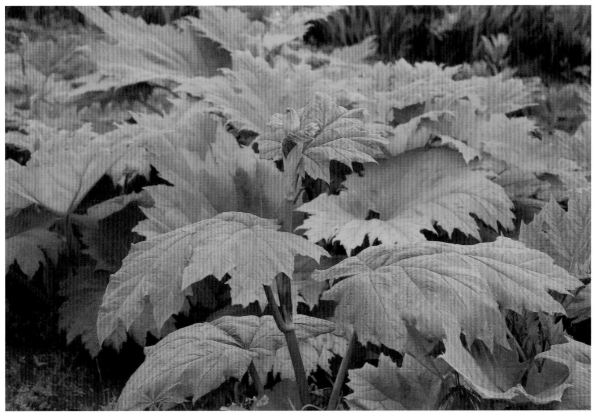

药用大黄

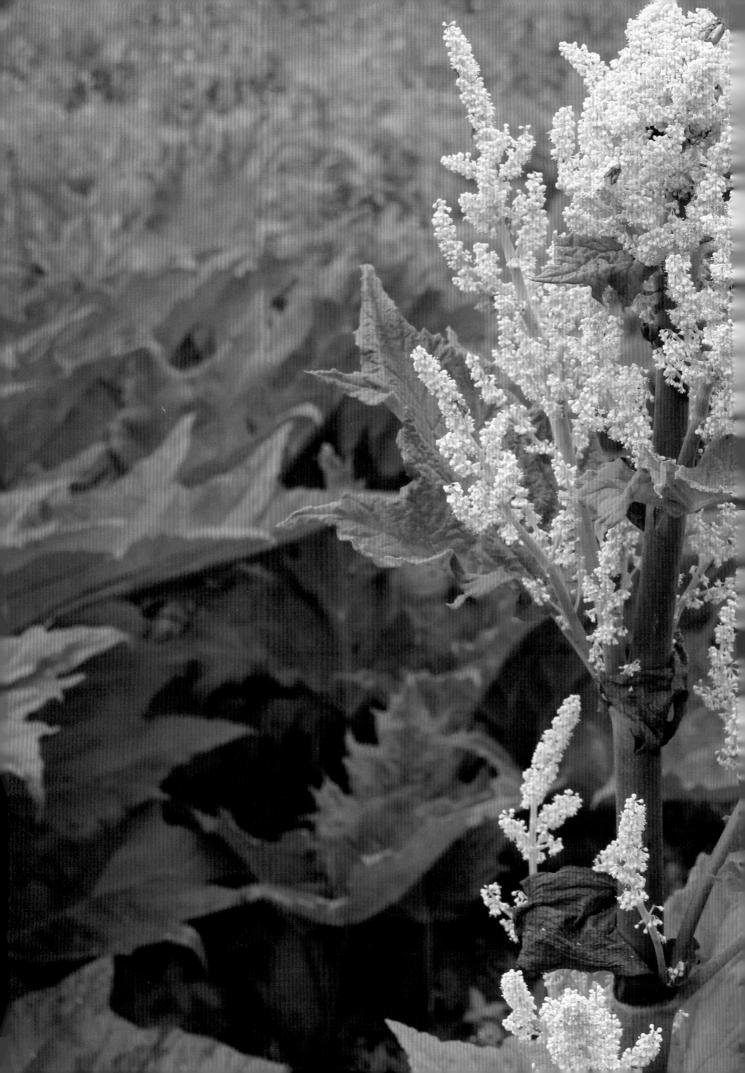

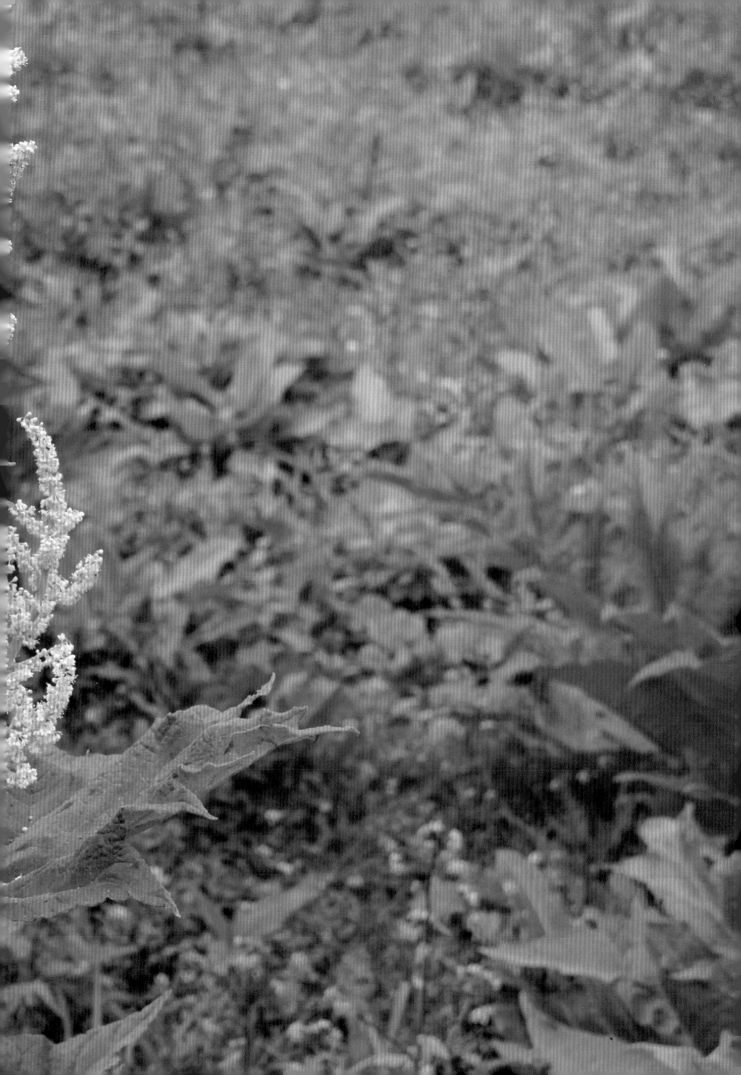

**生境分布** 生长于山地林缘半阴湿的地方。分布于四川、甘肃、青海、西藏等地。

**采收加工** 秋末茎叶枯萎或次春发芽前采挖，除去细根，刮去外皮，切瓣或段，绳穿成串干燥或直接干燥。

**药材鉴别** 本品呈不规则厚片或块状。除净外皮者，表面黄棕色至红棕色，有的可见类白色网状纹理及星点（异型维管束）散在，微显朱砂点，习称"锦纹"。断面淡红棕色或黄棕色，显颗粒性；根茎髓部宽广，有星点环列或散在；根木部发达，具放射状纹理，形成层环明显，无星点。

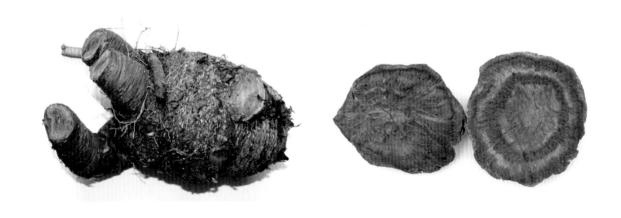

掌叶大黄药材　　　　　　　　　　　　　　　　掌叶大黄药材

**性味归经** 苦，寒。归脾、胃、大肠、肝、心经。

**功效主治** 泻热通便，凉血解毒，逐瘀通经。本品苦寒沉降，性猛善走，素有"将军"之称，可荡涤肠胃积滞，为治疗热结便秘之要药。并能泻血分实热，有清热泻火、凉血解毒及活血祛瘀之效。

**用法用量** 3～12 g，煎服。外用：适量。生用泻下力强，制用泻下和缓。活血宜酒制，止血则应炒炭用。入汤剂应后下或开水泡服。

**精选验方**

1. **食积腹痛** 大黄、砂仁各9 g，莱菔子30 g。水煎服，每日3次。
2. **胆囊炎、胆石症** 大黄、黄连各9 g，枳壳、黄芩、木香各12 g。水煎服，每日3次。

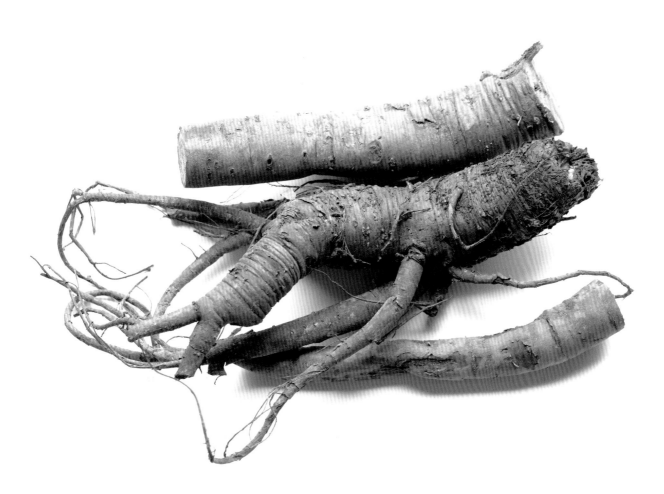

药用大黄药材

**3.急性胰腺炎** 大黄 12 g，柴胡、白芍各 15 g，胡黄连、延胡索、黄芩、木香、芒硝各 9 g。水煎服，每日 3 次。

**4.脾胃湿热、胸闷腹痛、积滞泄泻** 大黄 10 g，枳实、白术、黄芩、泽泻、六曲各 15 g。水煎服。

**5.肺痈、鼻中生疮、肿痛** 川大黄（生用）、黄连（去须）各 0.3 g，麝香（细研）6 g。上药捣细罗为散，研入麝香令均匀，以生油旋调，涂入鼻中。

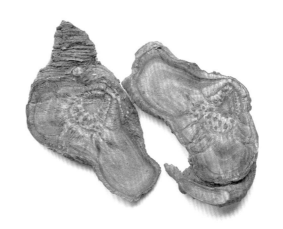

药用大黄饮片

**6.冻疮皮肤破烂、痛不可忍** 川大黄适量。研为末，新汲水调，搽冻破疮上。

**使用禁忌** 本品攻下力量峻猛，易伤正气，非实证者不宜妄用。妇女胎前产后、经期、哺乳期均应慎用或忌用。

大
黄

# 大蓟

## DAJI

**彝 药 名** | 窝布坝溜。

**别　　名** | 刺蓟、山牛蒡、野红花、刷把头、鸟不扑。

**来　　源** | 为菊科植物大蓟 *Cirsium japonicum* Fisch. ex DC. 的地上部分或根。

**识别特征** | 多年生草本植物,块根纺锤状。茎直立,高30～80 cm,茎枝有条棱,被长毛。基生叶有柄,叶片倒披针形或倒卵状椭圆形,长8～20 cm,宽2.5～8 cm,羽状深裂,边缘齿状,齿端具刺;自基部向上的叶渐小;叶面绿色,两面沿脉有疏毛。头状花序,单生;总苞钟状,直径3 cm;总苞片约6层,覆瓦状排列,外层较短,向内渐长,条状披针形,先端渐尖刺且短;全部为管状花,两性花冠紫色或紫红色,长15～2 cm,5裂,裂片较下面膨大部分短;雄蕊5,花药先端有附片,基部有尾。瘦果长椭圆形,稍扁,长约4 mm;冠毛羽状,暗灰色,稍短于花冠。花期5～6月,果期6～8月。

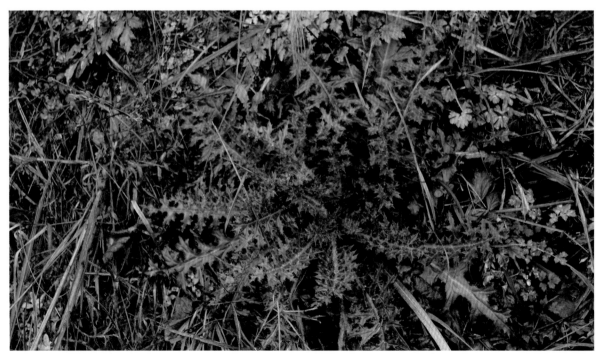

大蓟

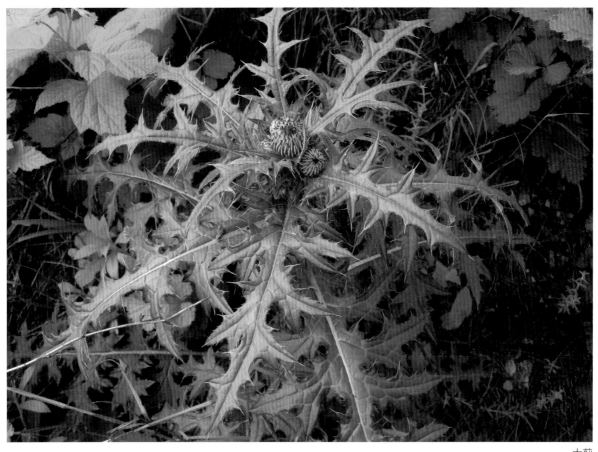

大薊

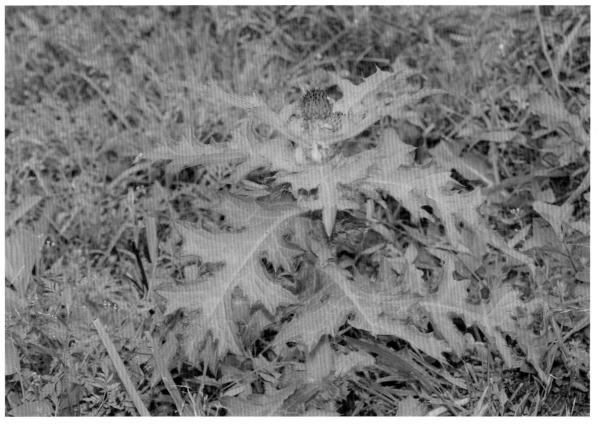

大薊

大薊

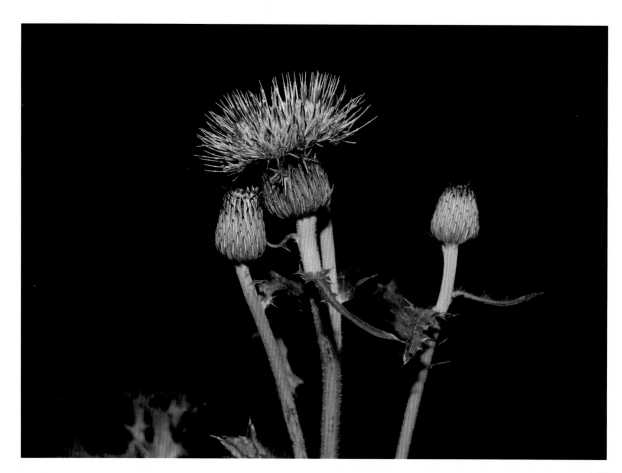

大蓟

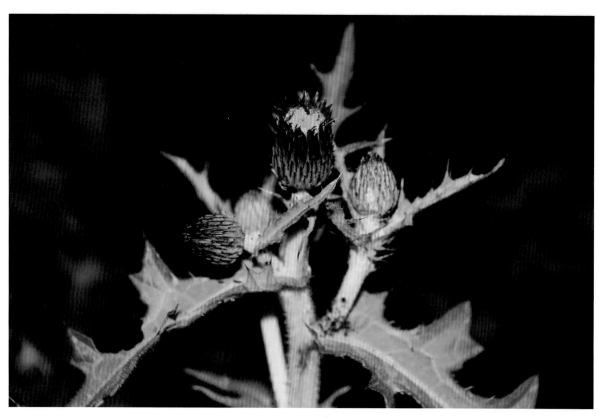

大蓟

**生境分布 |** 生长于山坡、草地、路旁。
分布于河北、陕西、山东、江苏、浙江、江西、
福建、台湾、湖北、湖南、广东、广西、四川、
云南、贵州等地。

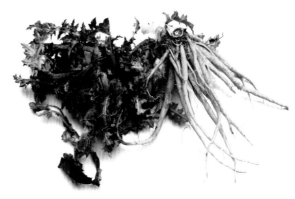

**采收加工 |** 根：秋季采挖，除去泥土、
残茎，洗净，晒干。夏、秋二季开花时割取
地上部分，鲜用或晒干。

大蓟药材

**药材鉴别 |** 大蓟草：茎圆柱形，直径
0.5～1.5 cm，表面绿褐色或棕褐色，有纵棱，被灰白色毛；质松脆，断面黄白色，髓部白色，
常中空。叶皱缩，多破碎，完整叶片展平后呈倒披针形或倒卵状椭圆形，羽状深裂，边缘具不

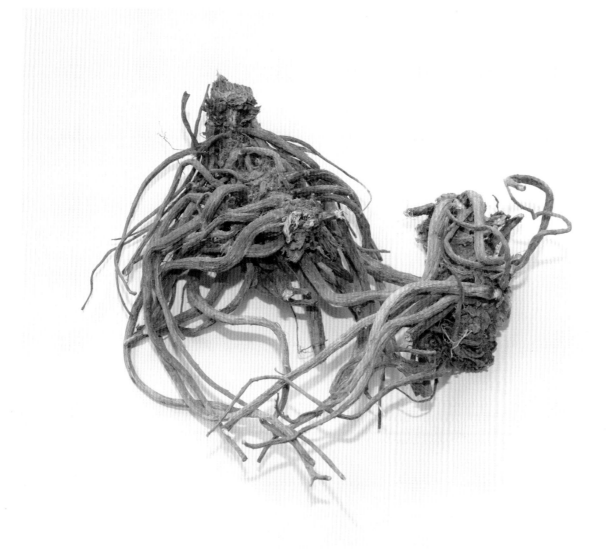

大蓟根药材

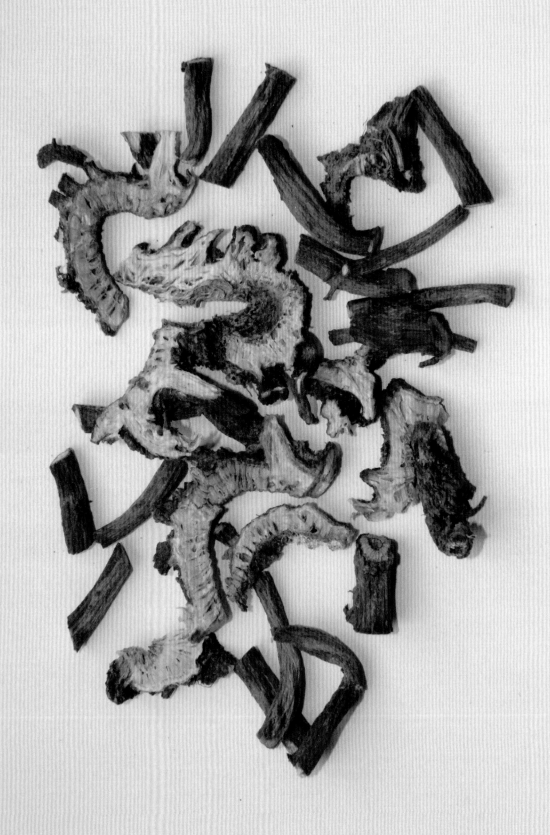

大蓟根饮片

等长的针刺，上表面灰绿色或黄棕色，下表面色较浅，两面有白色毛。头状花序顶生，圆球形或椭圆形，总苞枯黄色，苞片披针形，4～6层，冠毛羽状，黄白色。气微，味淡。以色绿、叶多者为佳。大蓟根：根长纺锤形，常簇生而扭曲，长5～15 cm，直径约1 cm，表面暗褐色，有纵皱纹。质硬而脆，易折断，断面较粗糙，皮部薄，棕褐色，有细小裂隙，木部类白色。气特异，味微苦涩。以条粗、芦头短者为佳。

**性味归经** ｜ 味苦，性冷。归热经。

**功效主治** ｜ 凉血止血，行瘀消肿。主治吐血，咯血，衄血，便血，尿血，妇女崩漏，外伤出血，疮疡肿痛，瘰疬，湿疹，肝炎，肾炎。

**用法用量** ｜ 内服：煎汤，5～10 g；鲜品可用30～60 g。外用：适量，捣烂外敷。用于止血宜炒炭用。

**精选验方** ｜

**1. 病后体弱**　大蓟25 g，天门冬30 g。炖猪脚或炖鸡吃。

**2. 无名肿毒**　大蓟根、牛蒡子各20 g。捣烂炒热敷患处。

**3. 妇人红崩下血，白带不止**　大蓟15 g，土艾叶、白鸡冠花各9 g，木耳6 g，炒黄柏15 g（如白带止，不用黄柏）。引水酒煨服。

**4. 妇女干血痨或肝痨，恶寒发热，头疼，形体消瘦，精神短少**　新鲜大蓟60 g，黄牛肉120 g。共入锅内煮烂，天明吃毕后，复熟睡。忌盐。

**5. 牙痛，口腔糜烂**　大蓟根30 g。频频含漱。

**6. 慢性肾炎**　大蓟根30 g，中华石荠苧12 g，积雪草、兖州卷柏、车前草各15 g，加猪瘦肉适量。水炖，早、晚分服。

**7. 乳腺炎**　鲜大蓟根块适量。去泥洗净，阴干，捣烂取其汁液，加入20%凡士林搅拌，待30分钟后即自然成膏。乳房发炎期用上药膏涂在消毒纱布上贴于患部，4～6小时换药1次；乳房化脓期先行局部切口引流，再敷药膏，4小时换药2次，3日后改6小时换1次。

**8. 肺结核**　干大蓟根100 g。水煎，每日1剂，分2次口服（如每剂加瘦肉30～60 g或猪肺30 g同煎更好），连服3个月为1个疗程。

**9. 高血压**　新鲜大蓟干根适量。加水浸泡约30分钟，煎煮3次，每次煮沸30分钟，滤液合并浓缩成100 ml相当于生药15 g的煎剂，早、晚各服1次，每次10 ml；亦可用新鲜干根或叶制成浸青片。根制片每日3次，每次4片，每片量相当于干根30 g；叶制片每日3次，每次3片，每日量相当于干叶15 g左右。

# 灯心草

## DENGXINCAO

**彝 药 名** | 蒲日。

**别　　名** | 水葱、秧草、灯草、水灯心、野席草、龙须草。

**来　　源** | 为灯心草科植物灯心草 *Juncus effusus* L. 的全草或茎髓。

**识别特征** | 多年生草本植物，高达 1 m。根状茎横走，密生须根。茎簇生，圆筒状，直径 1 ~ 2 cm，内充满乳白色髓。基部具鞘叶状，红褐色或淡红色，叶片退化呈刺芒状。花序假侧生，聚伞状，花多，密集成簇，淡绿色；总苞片似茎的伸延；花被片条形，边缘膜质；雄蕊 3，长为花的 2/3；子房 3 室，柱头 3 枚，蒴果长圆状，先端钝或微凹，长与花被等长或稍长，内有 3 个完整的隔膜。种子多数，卵状长圆形，褐色，长约 0.4 mm。花期 6 ~ 7 月，果期 7 ~ 10 月。

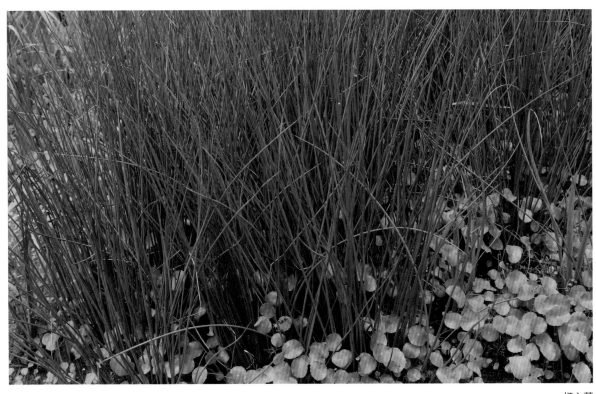

灯心草

**生境分布** 生长于水旁、田边等潮湿处。全国各地均有分布。

**采收加工** 全草：秋收采割，晒干。茎髓：秋收采割下茎秆，顺茎划开皮部，剥出髓心，捆把晒干。

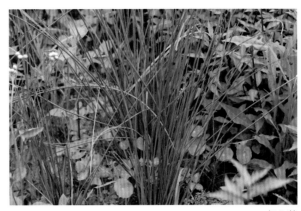
灯心草

**药材鉴别** 本品呈细圆柱形，长达90 cm，直径 1 ~ 3 mm，表面白色或淡黄白色。置放大镜下观察，有隆起的细纵纹及海绵样的细小孔隙。质轻，柔软，有弹性，易拉断，断面不平坦，白色。气味不显著。以条长、粗壮、色白、有弹性者为好。

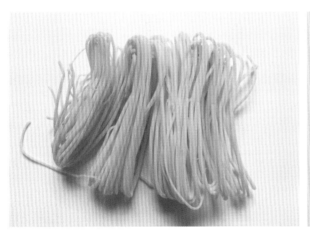
灯心草药材

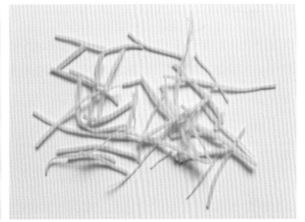
灯心草饮片

**性味归经** 味淡、涩，性冷。归热经。

**功效主治** 利水通淋，清心降火。主治淋病，水肿，小便不利，湿热黄疸，心烦不寐，小儿夜啼，喉痹，口疮，创伤，高热不退。

**用法用量** 内服：煎汤，1 ~ 3 g，鲜品 15 ~ 30 g；或入丸、散。治心烦不眠，朱砂拌用。外用：适量，煅存性研末撒；或用鲜品捣烂敷，扎把外搽。

**精选验方**

1. **寒风经** 灯心草、车前草、蓝靛各适量。水煎服。
2. **小便不利** 灯心草、蒲公英各适量。水煎服。

**使用禁忌** 下焦虚寒、小便失禁者禁服。

# 地胆草

## DIDANCAO

**彝 药 名** | 芽桑西双哈。

**别　　名** | 牙刁玉。

**来　　源** | 为菊科植物地胆草 *Elaphantopus scaber* L. 的全草。

**识别特征** | 多年生直立草本，高 20 ～ 60 cm。有时全株被白色紧贴的粗毛。茎二歧分枝，枝少而硬，粗糙。单叶大部基生，匙形或长圆状倒披针形，长 3 ～ 18 cm，宽 1 ～ 4 cm，基部渐狭，先端钝或短尖，边缘略具钝锯齿；茎生叶少数而小，叶柄长 5 ～ 15 mm，基部扩大抱茎，或近无柄。头状花序多数，在茎或枝端束生成闭球状的复头状花序，通常有 3 片叶状苞，苞叶卵形或长圆状卵形，长 1 ～ 1.5 cm；总苞长 8 ～ 10 mm；花托无毛；小花 4 朵，全为管状，两性，淡紫色，长 7 ～ 9 mm，先端 4 裂；雄蕊 4 ～ 5，略伸出管外；子房下位，1 室。瘦果有棱，顶端具长硬刺毛 4 ～ 6。花期 7 ～ 8 月，果期 9 ～ 11 月。

**生境分布** | 生长于海拔 700 ～ 1400 m 的山坡草地、路边旷地草丛中。分布于浙江、福建、江西、湖南、台湾、广东、广西、贵州和云南等地。

**采收加工** | 夏末采收，洗净泥沙，切碎晒干备用。

**化学成分** | 全草含表无羁萜醇 (epifriedelinol)，羽扇豆醇 (lupeol)，羽扇豆

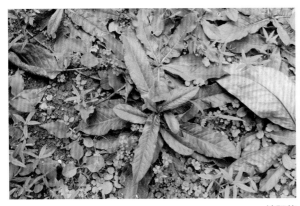

地胆草

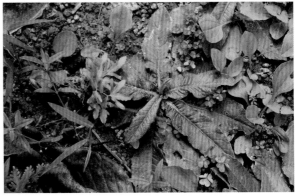

地胆草

醇乙酸酯（lupeol acetate），去氧地胆草内酯（deoxyelephantopin），地胆草内酯（elephantopin），异去氧地胆草内酯（isodeoxyelephantopin），豆甾醇（stigmasterol），豆甾醇-3-β-吡喃葡萄糖苷（stigmasteryl-3-β-glucopyranoside），去酰洋蓟苦素（deacylcynaropicrin），葡萄糖中美菊素（glucozaluzanin）C，还阳参属苷（crepiside）。还含4，5-二咖啡酰奎宁酸（4，5-dicaffeoyl quinic acid），3，5-二咖啡酰奎宁酸（3，5-dicaffeoyl quinic acid），11，13-二氢去氧地胆草内酯（11，13-dihydrodeoxyelephantopin）。

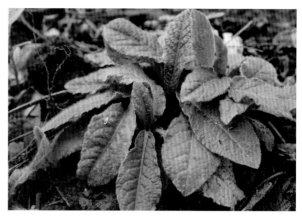

地胆草

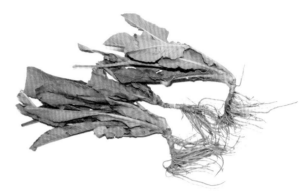

地胆草

### 药理作用

**1. 抗炎作用** 地胆头煎剂 10 g/kg 灌服，对大鼠蛋清性关节炎有抑制作用；乙醇制剂 5 g/kg 灌服，对大鼠甲醛性关节炎也有抑制作用。

**2. 抗肿瘤作用** 地胆草内酯及白花地胆草（Elephantopus tomentosus L.）所含地胆草新内酯（地胆草亭，elephantin）100 mg/kg 对大鼠瓦克肉瘤 256（W256）均有抑制作用。地胆草内酯对小鼠白血病 P388 有显著抑制作用。去氧地胆草内酯 2.5 mg/kg 对 W256 腹水型也有明显抑制作用。

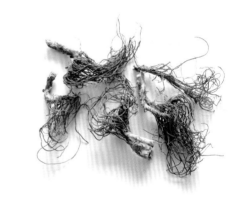

地胆草药材

### 性味归经
味苦，气香，性凉。归水、风塔。

### 功效主治
清火解毒，消肿止痛，止咳化痰。主治风热感冒，头痛，风热感冒，咳嗽，咽喉肿痛，小儿咳嗽。

### 用法用量
内服：煎汤，15 ~ 20 g。

### 精选验方

**1. 风热感冒，头痛** 地胆头根 20 g，煎汤内服。

**2. 风热感冒，咳嗽** 地胆头 20 g，山鸡椒 15 g。水煎服。

**3. 咽喉肿痛** 地胆头 20 g，旋花茄根 30 g，小拔毒散根、四棱豆根各 15 g。煎汤内服。

**4. 小儿咳嗽** 地胆头根 10 g。煎汤，加红糖适量，内服。

地胆草

# 地榆

## DIYU

**彝 药 名** | 日苏契契。

**别　　名** | 苏敦柴、枣儿红、红绣球、楚冲瓦、一枝箭、马猴枣。

**来　　源** | 为蔷薇科植物地榆 *Sanguisorba officinalis* L. 的根。

**识别特征** | 多年生草本植物。根多呈纺锤形，表面棕褐色或紫褐色，有纵皱纹及横裂纹。茎直立，有棱，无毛或基部有稀疏腺毛。羽状复叶，基生叶为羽状复叶，有小叶 4 ~ 6 对；叶柄无毛或有疏腺毛；小叶片有短柄；卵形或长圆形，长 1 ~ 7 cm，宽 0.5 ~ 3 cm，先端圆钝，有小实尖，基部心形或浅心形，边缘有多数粗大、圆钝的锯齿，两面无毛；基生托叶膜质，褐色；茎生叶较少，小叶片长圆形至长圆状披针形，狭长，先端急尖，基部微心形至圆形，茎生叶

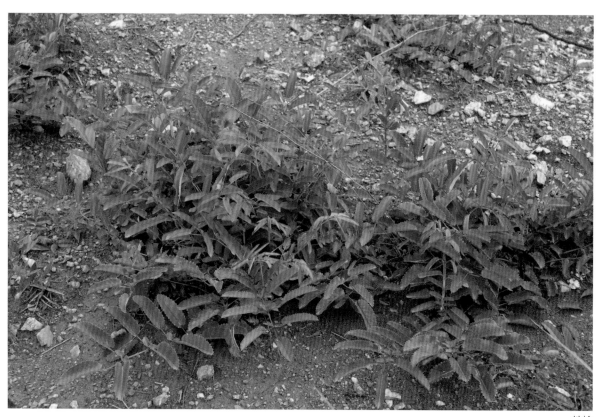

地榆

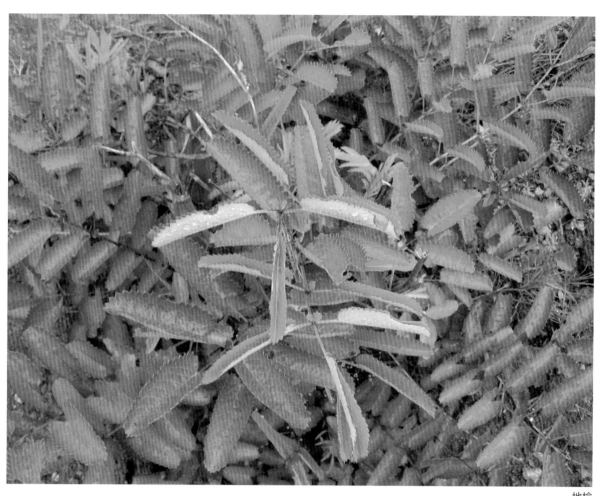

地榆

托叶大，草质，半卵形，外侧边缘有尖锐锯齿。穗状花序椭圆形，圆柱形或卵球形，直立，长 1 ～ 4 cm，直径 0.5 ～ 1 cm，紫色至暗紫色，从花序顶端向下开放；苞片膜质，披针形，先端渐尖至骤尖，比萼片短或近等长，背面及边缘有柔毛；萼片 4，椭圆形至宽卵形，先端常具短尖头，紫红色；雄蕊 4，花丝丝状与萼片近等长，柱头先端盘形。瘦果包藏在宿存萼筒内，倒卵状长圆形或近圆形，外面有 4 棱。花期 7 ～ 10 月，果期 9 ～ 11 月。

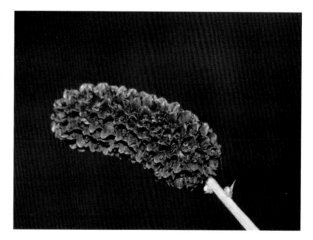

地榆

**生境分布┃** 生长于海拔 30 ～ 3000 m 的草原、草甸、山坡草地、灌木丛中或疏林下。分布于东北、华北、西北、华东、中南及西南各地。

**采收加工┃** 春、秋二季采挖，除去地上茎叶，洗净，晒干。

地
榆

077

**药材鉴别┃** 根圆柱形，略扭曲状弯曲，长 18 ~ 22 cm，直径 0.5 ~ 2 cm。有时可见侧生支根或支根痕。表面棕褐色，具明显纵皱纹。质坚，稍脆，折断面平整，略具粉质。横断面形成层环明显，皮部淡黄色，木部棕黄色或带粉红色，呈放射状排列。气微，味微苦涩。

**性味归经┃** 味酸、苦，性冷。归热经。

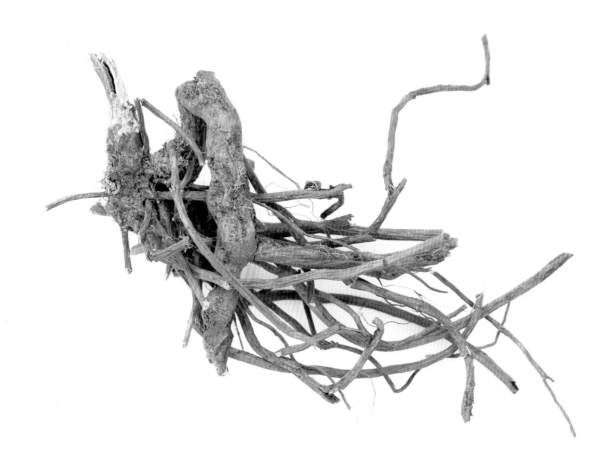

地榆药材

**功效主治┃** 凉血止血，清热解毒，消肿敛疮。主治吐血，咯血，衄血，尿血，便血，痔血，血痢，崩漏，赤白带下，疮痈肿痛，湿疹，阴痒，水火烫伤，蛇虫咬伤。

**用法用量┃** 内服：煎汤，6 ~ 15 g；鲜品 30 ~ 120 g；或入丸、散，亦可绞肉内服。外用：适量，煎水或捣汁外涂；也可研末或捣烂外敷。

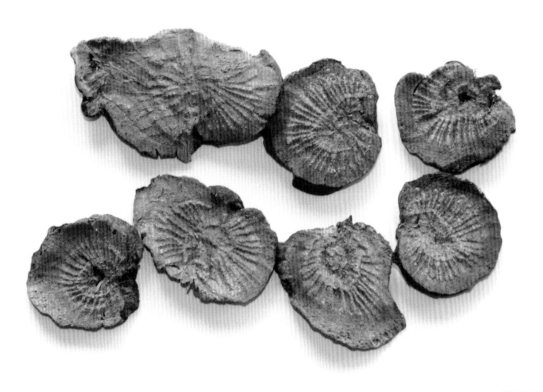

地榆饮片

## 精选验方

**1. 红白痢，噤口痢** 地榆 6 g，乌梅（炒）5 枚，山楂 3 g。水煎服，红痢红糖为引，白痢白糖为引。

**2. 原发性血小板减少性紫癜** 生地榆、太子参各 30 g，或加怀牛膝 30 g。水煎服，连服 2 个月。

**3. 胃溃疡** 地榆炭、煅龙骨、煅牡蛎各 9 g。研末，炒面粉 60 g，煮成糊状，1 次服。

**4. 溃疡烂疮及烫伤、火伤** 地榆根、侧柏叶各 15 g。研末，调蓖麻油外敷患处。

**5. 咳血** 干地榆 3000 g。加水煎煮 2 次过滤，浓缩至 12000 ml，成人每次服 30 ml（相当于生药 7.5 g），每日 4 次，儿童酌减。或用干地榆水煎剂制成浸膏片（每片含地榆 1.5 g），成人每次服 5 片，每日 4 次。

**6. 溃疡病出血** ①地榆 2 g。煎汤，分 2 次服。大量失血者配合输血，少数患者并用抗酸药及止痛剂。②以地榆 75 g。制成煎剂 200 ml，每次服 100 ml，每日 3 次。

**7. 细菌性痢疾** 地榆片（每片含 0.175 g）。每次 6 片，每日 3 次，小儿酌减。

**8. 皮肤病** 地榆适量。用火炙焦黄，研细过筛，以凡士林配成 30% 地榆膏，外敷患部。敷药前依皮损情况分别以油类或 1 ∶ 8000 高锰酸钾液洗或敷。

**9. 各种出血** 地榆适量。制成煮散剂，每次 3 ～ 5 g，每日 1 ～ 2 次，水煎服。

地榆

# 丁香花

## DINGXIANGHUA

**彝 药 名** 开兰甫尔。

**别　　名** 公丁香、丁子香、母丁香。

**来　　源** 为桃金娘科植物丁香 *Eugenia caryophyllata* Thunb. 的干燥花蕾。

**识别特征** 常绿乔木，高达 12 m。单叶对生，革质，卵状长椭圆形至披针形，长 5 ~ 12 cm，宽 2.5 ~ 5 cm，先端尖，全缘，基部狭窄，侧脉平行状，具多数透明小油点。花顶生，复聚伞花序；萼筒先端 4 裂，齿状，肉质。花瓣紫红色，短管状，具 4 裂片，雄蕊多数，成 4 束与萼片互生，花丝丝状；雄蕊 1 枚，子房下位，2 室，具多数胚珠，花柱锥状，细长。浆果椭圆形，长 2.5 cm，红棕色。顶端有宿萼。稍似鼓槌状，长 1 ~ 2 cm，上端蕾近似球形，下端萼部类圆柱形而略扁，向下渐狭。表面呈红棕色或暗棕色，有颗粒状突起，用指甲刻划时有油渗出。萼片 4，三角形，肥厚，外入，花瓣 4，膜质，黄棕色，覆瓦状抱合成球形，花瓣内有多数向内弯曲的雄蕊。质坚而重，入水则萼管垂直下沉。香气浓郁，味辛辣，后有微麻舌感。花期 3 ~ 6 月，果期 6 ~ 9 月。

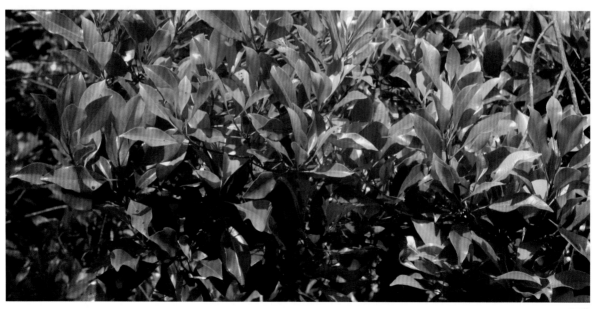

丁香

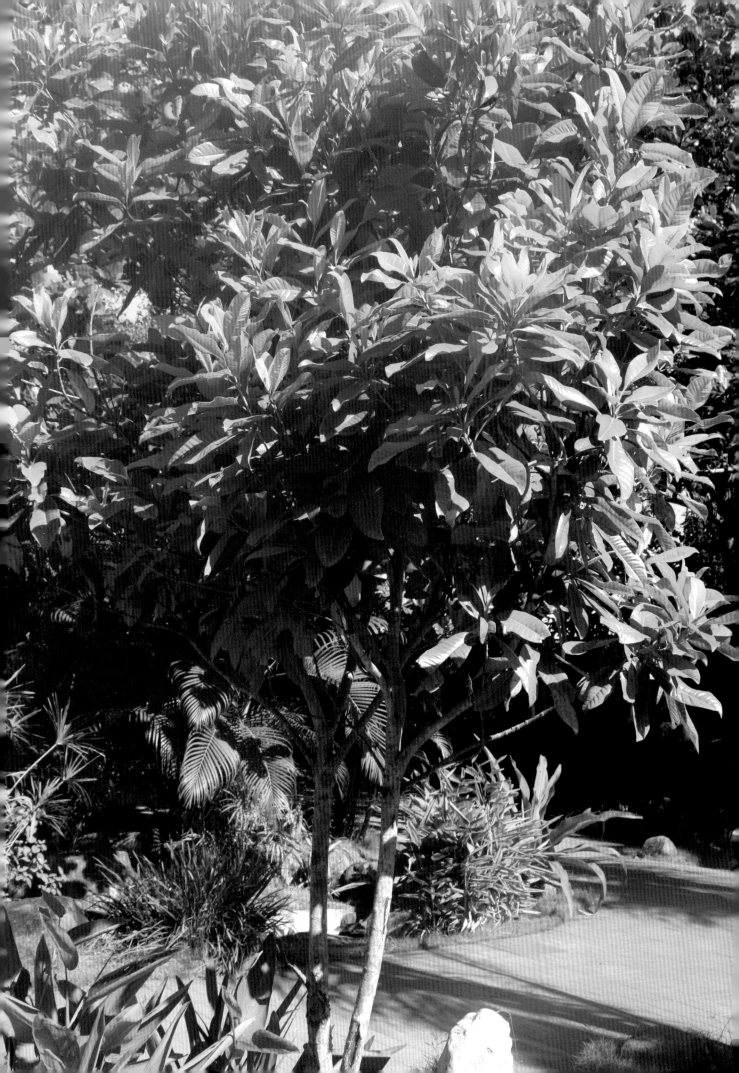

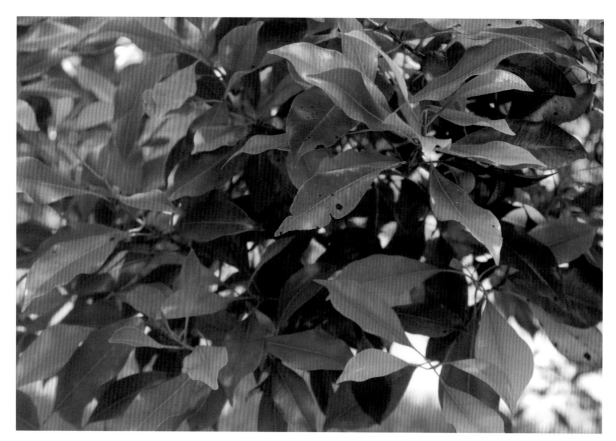

丁香

**生境分布** ｜ 生长于路边、草坪或向阳坡地或与其他花木搭配栽植在林缘。主要分布于坦桑尼亚、马来西亚、印度尼西亚，我国海南省也有栽培。

**采收加工** ｜ 9 月至次年 3 月，花蕾由绿转红时采收，晒干。

**药材鉴别** ｜ 本品略呈研棒状。花冠近圆球形，花瓣棕褐色或褐黄色。萼筒类圆柱状而略扁，有的稍弯曲，向下渐狭，微具棱，红棕色或棕褐色，表面有颗粒状突起，用指甲刻划时有油渗出。质坚实，富油性。

**性味归经** ｜ 辛，温。归脾、胃、肾经。

**功效主治** ｜ 温中降逆，散寒止痛，温肾助阳。本品辛散温通，入脾胃，温中焦降胃气，寒凝散而疼痛止；入肾经，温下焦而助肾阳，故有此效。

**用法用量** ｜ 1.5 ~ 6 g，煎服，或入丸、散。

**药理作用** ｜ 本品内服能促进胃液分泌，增强消化力，减轻恶心呕吐，缓解腹部气胀，为芳香健胃剂。丁香油酚有局部麻醉止痛作用。其水或醇提取液对猪蛔虫有麻醉和杀灭作用。

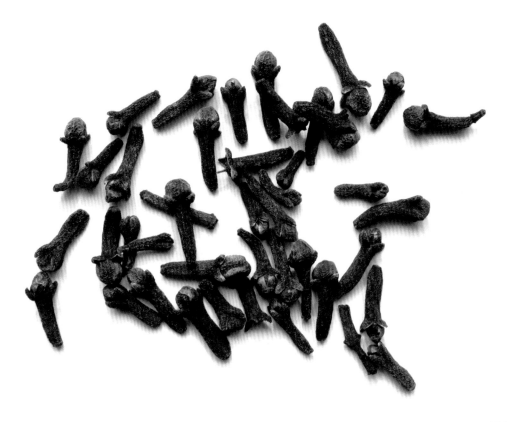

丁香饮片

其煎剂对葡萄球菌、链球菌及白喉、大肠、痢疾、伤寒等杆菌均有抑制作用。丁香油及丁香油酚对致病性真菌有抑制作用。在体外，丁香对流感病毒 PR6 株有抑制作用。

## 精选验方 |

**1. 慢性胃炎呕吐**　丁香、柿蒂各 3 g，党参 12 g，生姜 6 g。水煎服。

**2. 头痛**　公丁香 3 粒，细辛 0.9 g，瓜蒂 7 个，赤小豆 7 粒，冰片 0.2 g，麝香 0.1 g。共为细末，取黄豆大药末放入患侧鼻腔。

**3. 牙痛**　丁香、厚朴各 4 g，薄荷 2 g。用开水浸泡 15 min，滤去药渣后含漱。

**4. 幼儿腹泻**　丁香 30 g，荜茇 10 g，胡椒、肉桂、吴茱萸各 5 g，车前子（炒）20 g。诸药共研极细末，用时取药末 100 ~ 300 mg，置入脐窝内，脐突者以食指轻按使之陷下后再放药，并以胶布固定，1 ~ 2 日换药 1 次，患脐炎或皮肤过敏者忌用。

**5. 足癣**　丁香 15 g，苦参、大黄、明矾、地肤子各 30 g，黄柏、地榆各 20 g。煎水外洗，每日 1 剂，每剂煎 2 次，每剂可洗 5 ~ 6 次，每次洗 15 min。

**6. 口腔溃疡**　丁香 9 ~ 15 g。打碎，放入杯或小瓶中，用冷开水浸过药面，约经 4 小时后，便成棕色药液，用此药液涂于口腔溃疡表面，每日 6 ~ 8 次。

## 使用禁忌 | 畏郁金。

丁香花

# 冬葵

## DONGKUI

**彝 药 名**｜阿依。

**别　　名**｜尼嘎、葵子、尼朵、葵菜子、冬葵果、温保曲东、哈卜玛斋布。

**来　　源**｜为锦葵科一年生草本植物冬葵 *Malva verticillata* L. 的干燥成熟种子。

**识别特征**｜一年生草本，高 30 ～ 90 cm。茎直立，被疏毛或几乎无毛。叶互生；掌状 5 ～ 7 浅裂，圆肾形或近圆形，基部心形，边缘具钝锯齿，掌状 5 ～ 7 脉，有长柄。花小，丛生于叶腋，淡红色，小苞片 3，广线形；萼 5 裂，裂片广三角形；花冠 5 瓣，倒卵形，先端凹入；雄蕊多数，花丝合生；子房 10 ～ 12 室，每室有一个胚珠。果实扁圆形，由 10 ～ 12 心皮组成，果熟时各心皮彼此分离，且与中轴脱离，心皮无毛，淡棕色。花期 6 ～ 9 月。

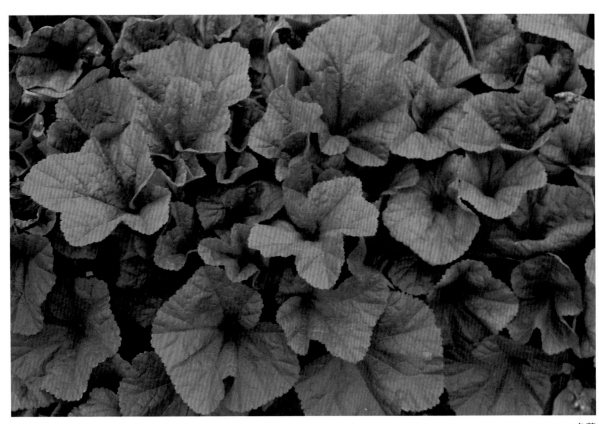

冬葵

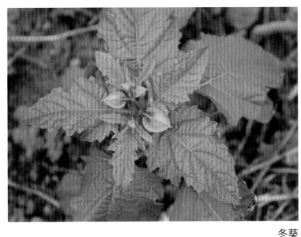
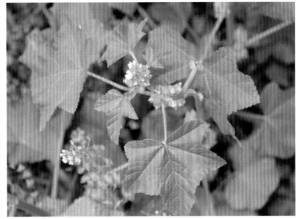

冬葵　　　　　　　　　　　　　　　　　　　　冬葵

**生境分布** | 生长于平原、山野等处，多为栽培。全国各地均有产。

**采收加工** | 夏、秋二季种子成熟时采收。除去杂质，阴干。

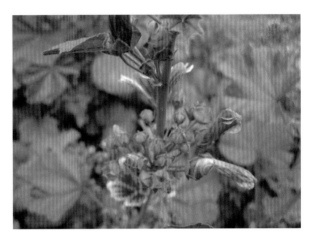

冬葵子

**药材鉴别** | 本品呈肾形。中央凹陷，两端凸起。表面灰褐色。质坚。破开外壳，内有黄白色种仁，富有油性。气微，味涩。

**性味归经** | 甘，寒。归大肠、小肠、膀胱经。

**功效主治** | 利水通淋，下乳润肠。本品甘寒滑利，能通利膀胱、润滑肠道、疏通乳络，故有利水通淋、下乳润肠之功。

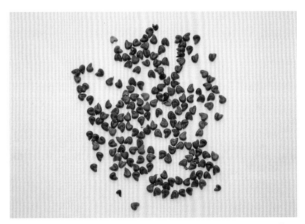

冬葵子

**用法用量** | 10～15 g，煎服。

**精选验方** |

**1. 泌尿系结石**　冬葵子、当归、王不留行、陈皮、石韦、滑石各 15 g。水煎服。

**2. 乳腺炎、乳少（乳腺炎初期、乳汁稀少或排乳困难、乳房肿痛）**　冬葵子 30 g。水、酒各半煎服；或以本品配砂仁各等量。研为细末，热酒冲服。

**3. 便秘**　冬葵子 15 g，薏苡仁 100 g。冬葵子洗净切碎，煮沸 10～15 min 后，再放入薏苡仁共煮，熬成粥，空腹服用。

**4. 尿路感染、小便不利**　冬葵子、泽泻各 15 g，茯苓皮 25 g，车前子 20 g。水煎服。

**使用禁忌** | 脾虚肠滑者忌用。孕妇慎用。

冬葵

# 飞扬草

## FEIYANGCAO

**彝 药 名** | 芽南默。

**别　　名** | 飞扬、大飞羊、节节花、白乳草。

**来　　源** | 为大戟科植物飞扬草 *Euphorbia hirta* L. 的全草。

**识别特征** | 一年生草本。全株被硬毛，有白色乳汁，茎基部多分枝，枝常呈红色或淡紫色，长 15 ～ 40 cm。单叶对生，披针状长圆形或卵状披针形，长 1 ～ 4 cm，边缘有锯齿或近全缘，先端锐尖，基部圆钝略偏斜，中央常有 1 紫色斑，两面被柔毛，下面沿脉毛较密。杯状花序多数密集成簇生的头状花序，无花被，总苞宽钟形，外面密被短柔毛，顶端 4 裂，具腺体，腺体呈漏斗状，有短柄及花瓣状附属物，雄花多数生长于一总苞内，每一花由单一的雄蕊组成，雌花单生长于总苞的中央，具长的子房柄伸出总苞之外，子房 3 室，蒴果卵状三棱形，被短柔毛。种子卵状四棱形。花期 4 ～ 5 月，果期 6 ～ 8 月。

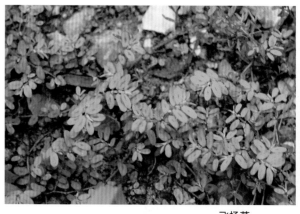

飞扬草

**生境分布** | 生长于海拔 900 ～ 2100 m 的荒地、路边、园林、山坡、山谷。分布于福建、江西、台湾、广东、广西和云南等地。

**采收加工** | 夏、秋二季采收全草，晒干备用或鲜用。

**药材鉴别** | 本品长 15 ～ 20 cm，地上部分被粗毛。根细长而弯曲，表面土黄色。老茎近圆柱形，嫩茎稍扁或具棱，直径 1 ～ 3 mm，表面土黄色至浅棕红色或褐色；质脆易折断，断面中空。叶对生，皱缩，展平后呈披针状长圆形或卵状披针形，或破碎不完整。

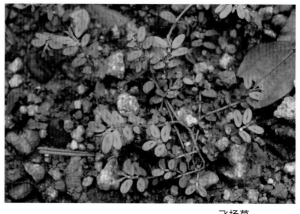

飞扬草

完整叶长 1 ～ 4 cm，宽 0.7 ～ 1.6 cm，灰绿色至褐绿色，先端急尖，基部偏斜，边缘有细锯齿，有 3 条较明显的叶脉。杯状聚伞花序密集呈头状，腋生。蒴果卵状三棱形，无臭，味淡微涩。

## 化学成分

全草含无羁萜（friedelin），β-香树脂醇（β-amyrin），三十一烷（hentriacontane）β-谷甾醇（β-sitosterol），蒲公英赛醇（taraxerol），蒲公英赛酮（taraxenone），菠菜甾醇（spinasterol），豆甾醇（stigmasterol），蒲桃醇（jambulol），槲皮素（quercetin）。叶含没食子酸（gallic acid），槲皮苷（quercitrin），杨梅苷（myricitrin），3，4 二-O 没食子酰奎宁酸（3，4-di-）（gal-loylquinic acid），2，4，6- 三 -O- 没食子酰 -β- 葡菊糖（2，4，6-tri-O-galloyl-D-glucose）及（1，2，3，4，6 五 -O- 没食子酰 -β-I) - 葡萄糖（1，2，3，4，6-penta-O-galloyl-β-D-glucose）。

## 药理作用

**1. 镇痛作用** 小鼠腹腔注射飞扬草水浸膏可减少扭体反应次数，升高小鼠热板法痛阈，预先注射纳洛酮可降低其镇痛作用。

**2. 解热作用** 大鼠腹腔注射飞扬草水浸膏，对酵母引起的发热有显著降低作用。

**3. 抗炎作用** 大鼠腹腔注射飞扬草提取物可明显减轻角叉菜胶引起的炎症。但对类风湿关节炎无效。

**4. 止泻作用** 煎剂对蓖麻油、花生四烯酸和前列腺素 E2 等引起的泄泻模型有止泻作用，但对硫酸镁引起的泄泻无效，对蓖麻油引起的小肠运动加速有延缓作用。槲皮苷 50 mg/kg 对蓖麻油和前列腺索 E2 引起的小鼠腹泻有止泻作用，槲皮苷的止泻机制是由于其苷元槲皮素从肠中释出所致。

**5. 抗阿米巴作用** 飞扬草鲜草沸水提取物对阿米巴原虫有细胞毒作用。

## 性味归经

味酸、微辣，性凉。归水、风塔。

## 功效主治

清火解毒，杀虫止痒。主治荨麻疹，癣，皮肤红疹瘙痒。

## 用法用量

外用：适量。煎水熏洗，或鲜品绞汁涂擦。

飞扬草饮片

## 精选验方

**荨麻疹, 癣, 皮肤红疹瘙痒** 飞扬草 10 g，滇南木姜子 12 g，艾纳香 30 g。水煎，加盐少许外洗。或鲜飞扬草适量，捣烂，取汁擦。

# 枸杞

## GOUQI

**彝 药 名** | 锐叉谋。

**别　　名** | 地骨皮、枸杞叶、地仙苗、甜菜、枸杞尖、天精草、枸杞苗。

**来　　源** | 为茄科植物枸杞 *Lycium chinense* Mill. 的根皮、叶。

**识别特征** | 灌木，高1m以上。枝细长，柔弱，常弯曲下垂，有棘刺。叶互生或簇生于短枝上，卵形、菱形或卵状披针形，长1.5～5cm，宽5～17mm，全缘；叶柄长3～10mm。花常1～4朵簇生于叶腋；花梗细；花萼钟状，长3～4mm，3～5裂；花冠漏斗状，筒部稍宽但短于檐部裂片，长9～12mm，淡紫色，裂片有缘毛；雄蕊5，花丝基部密生茸毛。浆果卵状或长椭圆状卵形，红色。种子肾形，黄色。花期5～10月，果期6～11月。

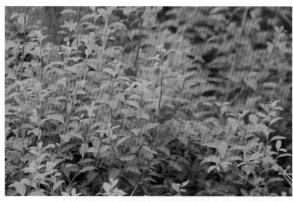
枸杞

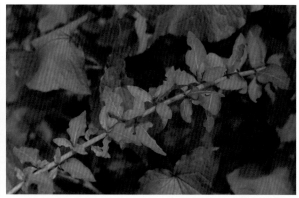
枸杞

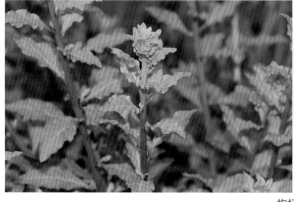
枸杞

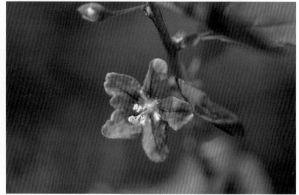
枸杞

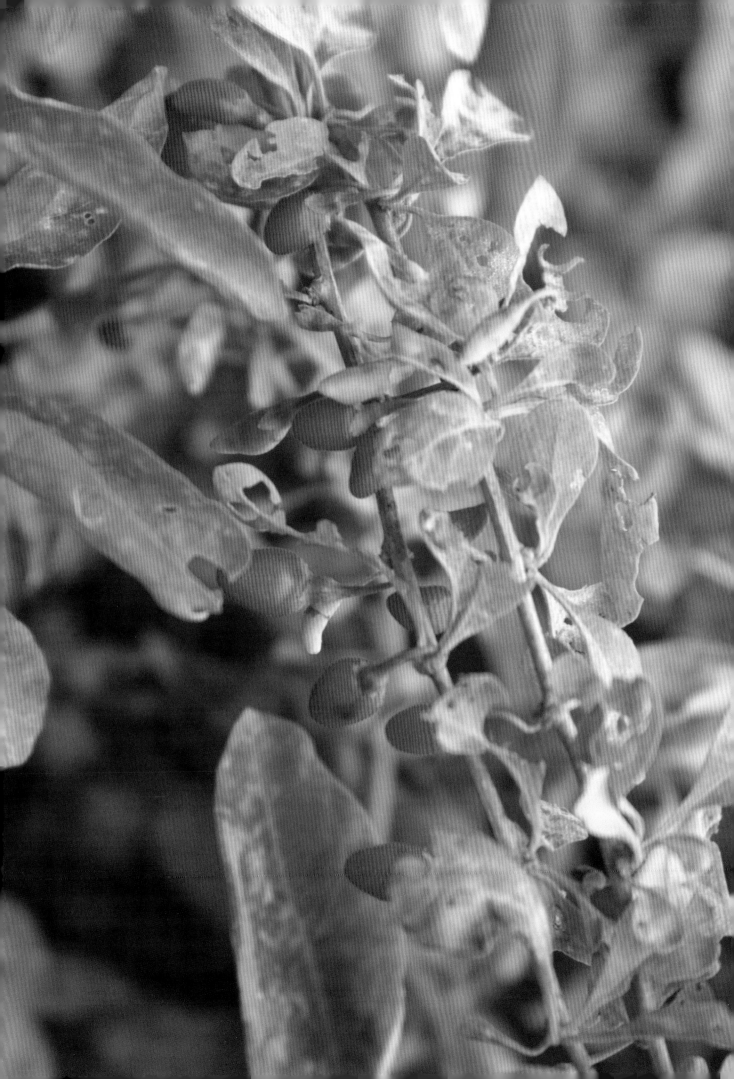

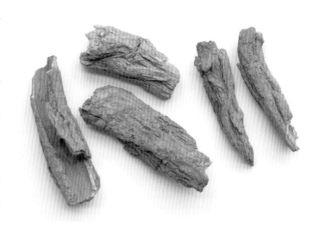

枸杞

**生境分布** 生长于山坡荒地、路旁及村寨旁。全国大部分地区有分布。

**采收加工** 果实于 6～11 月成熟时分批采收，晾干。根于早春、晚秋采挖，晒干。叶于春季至初夏时采摘，多鲜用。

**药材鉴别** ①果实：浆果长卵形或椭圆形，略扁，长 10～18 mm，直径 4～6.5 mm。表面鲜红色或暗红色，具不规则的皱纹，略带光泽。顶端有小凸起状花柱痕，基部有

地骨皮药材

白色果梗痕。质柔软滋润。横切面类圆形，由横隔分成二室，中轴胎座着生种子 20～50 粒，种子扁肾形，长 1.2～2 mm，宽 0.4～0.7 mm，黄色，有微细凹点，凹侧有明显的种脐。气无，味甜、微酸。②根皮：呈管状或槽状，有时为双管状或不规则卷片，长 3～10 cm，宽 0.5～2 cm，厚 1～4 mm。外表面灰棕色至黄棕色，粗糙，栓皮疏松，有不规则的纵裂纹，易呈片状剥落。内表面黄白色或灰黄色，较平坦，有细纵纹，有时可见棕色斑点。体轻，质脆，易折断，断面平坦或呈颗粒状，外层栓皮黄棕色，内层类白色。气微香，味微甜而后稍苦。

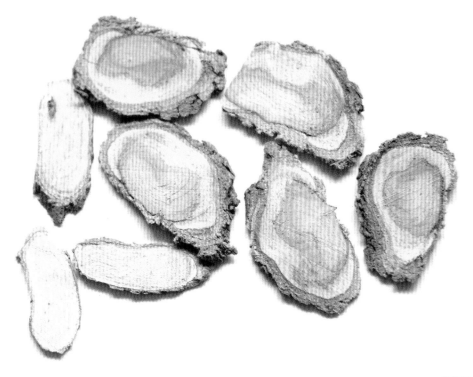

地骨皮饮片

**性味归经** 味苦、淡，性微冷。归热经。

**功效主治** 清虚热，凉血。主治阴虚发热，盗汗，心烦，口渴，肺热咳喘，咯血，吐血，衄血，消渴。

**用法用量** 果实内服：煎汤，15 ～ 30 g（鲜品加倍）。根皮内服：煎汤，9 ～ 15 g；或入丸、散。

**精选验方**

**1. 虚热咳嗽** 枸杞根皮 10 g。水煎服。

**2. 跌打气血不通** 枸杞嫩茎尖 15 g。煎鸡蛋吃。

**3. 肾虚久咳** 枸杞根皮、土茯苓、板蓝根、大火草根各 3 g，茴茴蒜根 1 g。蒸鸡吃，每日 3 次。

**4. 偏头痛** 枸杞根皮 10 g。煨水服，每日 2 次。

**5. 骨折** 枸杞叶、野蔷薇叶各适量。捣茸敷患处。

**6. 无名肿毒** 枸杞叶、红子叶、金樱子叶各等量。嚼烂或捣茸敷患处。

**7. 牙痛、火眼** 枸杞嫩叶 20 g。煨水服。

**使用禁忌** 脾胃虚寒者慎服。

枸杞

# 骨碎补

## GUSUIBU

**彝药名** 勃钦。

**别　　名** 查日森、勃哲热拉勒。

**来　　源** 为槲蕨科植物槲蕨 *Drynaria fortunei* （Kunze）J.Smith 的根茎。

**识别特征** 附生草本植物，植株高达 25～40 cm，根状茎横生，粗状肉质，密被钻状披针形鳞片，有绿毛。叶二型；槲叶状的营养叶灰棕色，卵形，无柄，干膜质，长 5～7 cm，宽约 3.5 cm，基部心形，背面有疏短毛，边缘有粗浅裂；孢子叶高大，纸质，绿色，无毛，长椭圆形，宽 14～18 cm，向基部变狭而成波状，下延成有翅膀的短柄，中部以上深羽裂；裂片 7～13 对，略斜上，长 7～10 cm，宽 2～3 cm，短尖头，边缘有不明显的疏钝齿；网状脉，两面均明显。孢子囊群圆形，着生于内藏小脉的交叉点上，沿中脉两侧排成 2～3 行，每个长方形的叶脉网眼中着生 1 枚，无囊群盖。

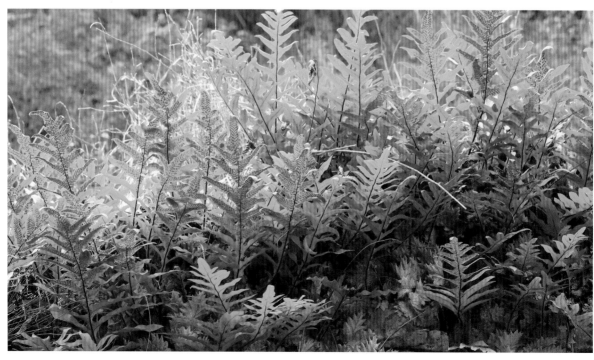

槲蕨

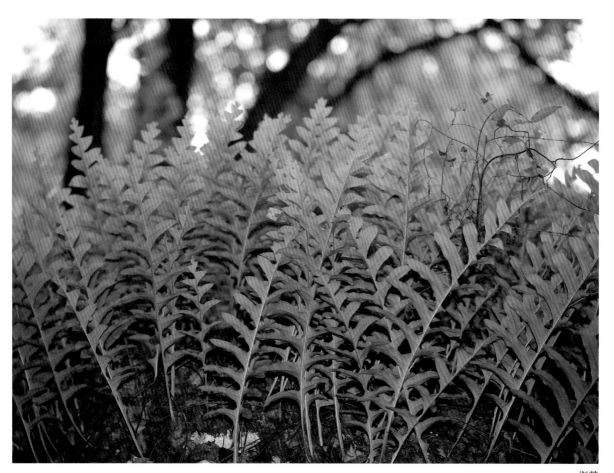

槲蕨

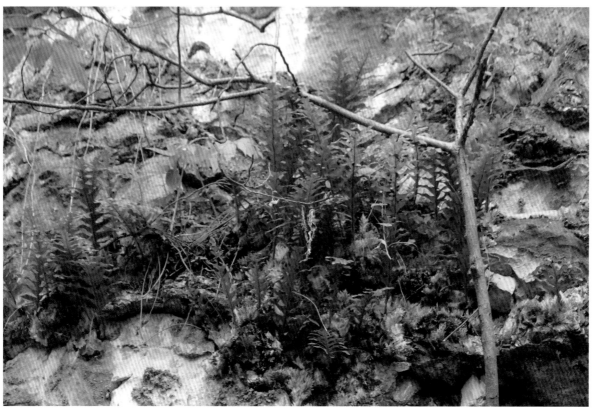

槲蕨

**生境分布** ｜ 生长于海拔 200 ～ 1800 m 的林中岩石或树干上。分布于西南及浙江、江西、福建、湖北、湖南、广东、广西、贵州等地。

**采收加工** ｜ 全年均可采挖，除去泥沙，干燥，或燎去毛状鳞片。

**药材鉴别** ｜ 根茎为不规则背腹扁平的条状、块状或片状，多弯曲，两侧常有缢缩和分枝，长 3 ～ 20 cm，宽 0.7 ～ 1.5 cm。表面密被棕色或红棕色细小鳞片，紧贴者呈膜质盾状；直伸者披针形，先端尖，边缘流苏状（睫毛），并于叶柄基部和根茎嫩端较密集。鳞片脱落处显棕色，可见细小纵向纹理和沟脊。上面有叶柄痕，下面有纵脊纹及细根痕。质坚硬，断面红棕色，有白色分体中柱，排成长扁圆形。气香，味微甜、涩。以条粗大、棕色者为佳。

**性味归经** ｜ 味苦、甜，性冷。归热经。

**功效主治** ｜ 强筋骨，活血止痛。主治腰痛，五劳七伤，伤风感冒，足膝萎弱，耳鸣耳聋，牙痛，久泻，遗尿，跌仆骨折及斑秃。

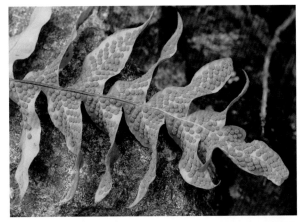

槲蕨

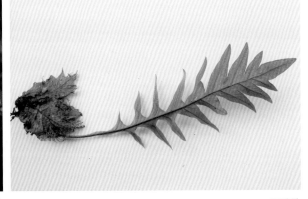

骨碎补

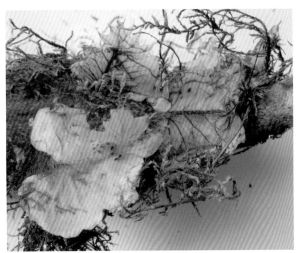

骨碎补药材

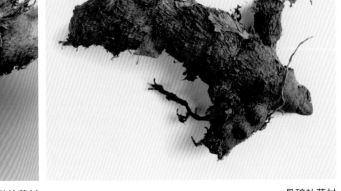

骨碎补药材

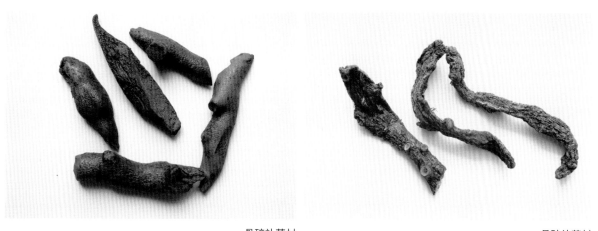

骨碎补药材　　　　　　　　　　　　　　　骨碎补药材

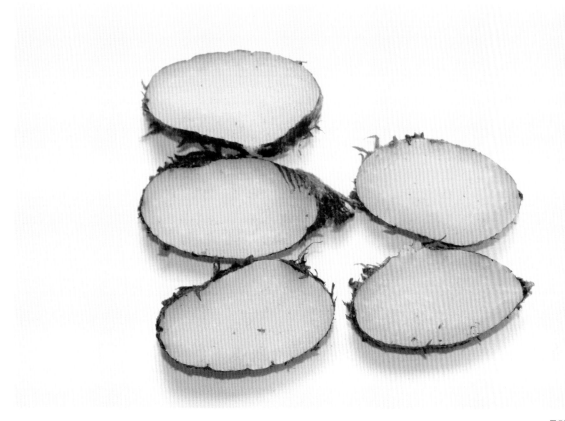

骨碎补饮片

**用法用量** ｜ 内服：煎汤，10 ～ 20 g；或入丸、散。外用：适量，捣烂敷或晒干研末敷；也可浸酒搽。

**精选验方** ｜

**1. 强筋健骨**　骨碎补 15 g，续断、淫羊藿各 10 g，熟地黄 8 g。煎水服。

**2. 伤风感冒**　骨碎补 30 g，马兰 5 g。煎水服。

**3. 风湿骨痛**　骨碎补 15 g，附子、木瓜各 9 g，虎骨（在火上用菜油烤焦）3 g。泡酒 500 ml，每日 2 次，每次服 15 ～ 20 ml。

**4. 腰痛**　骨碎补 30 g。炖肉吃，每日 2 次。

# 瓜蒌

## GUALOU

**彝 药 名** | 真花休。

**别　　名** | 地楼、泽巨、栝楼、野苦瓜、山金匏、大圆瓜。

**来　　源** | 为葫芦科植物栝楼 *Trichosanthes kirilowii* Maxim. 的根、果壳。

**识别特征** | 攀缘草本，长可达 10 m。块根粗大，肥厚，茎多分枝，具纵棱及槽，卷须 2 ~ 3 枝。叶互生，叶柄长；叶片纸质，卵状心形，3 ~ 7 浅裂至中裂，裂片棱状倒卵形，先端钝，急尖，边缘常再浅裂。雌雄异株；雄花总状花序或单生；小苞片倒卵形；花萼筒筒状；花冠白色，裂片倒卵形，先端具丝状流苏，被长柔毛，花药靠合，长 6 mm，径 4 mm，花丝分离，粗壮；雌花单生，子房椭圆形，柱头 3。果椭圆形或圆形，长 7 ~ 10.5 cm，成熟时黄褐色或橙黄色。种子卵状椭圆形，扁平，淡黄褐色，近边缘处具棱线。花期 5 ~ 8 月，果期 8 ~ 10 月。

**生境分布** | 生长于草地和村旁田边，广为栽培。分布于华北、中南、华东及辽宁、陕西、甘肃、四川、贵州、云南等地。

**采收加工** | 霜降至冬至果实成熟、果皮挂有白粉时采收，连果柄摘下果实，悬挂于通风干燥处晾干。

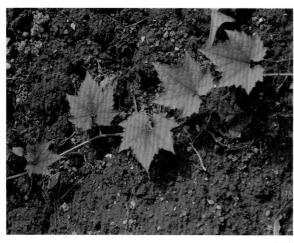

栝楼

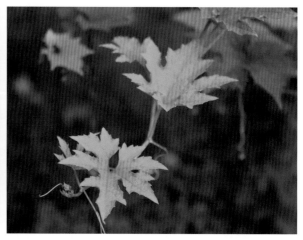

栝楼

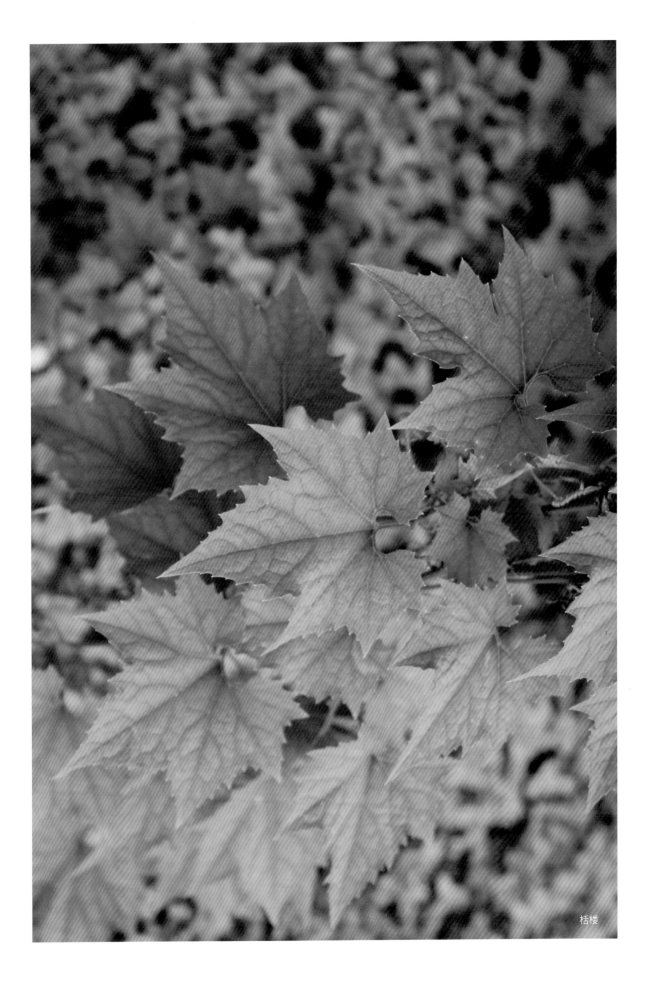

栝楼

瓜蒌

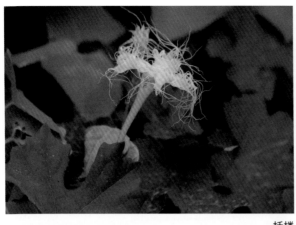

栝楼

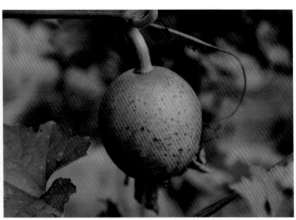

栝楼

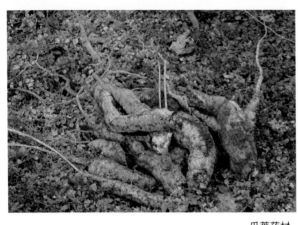

瓜蒌药材

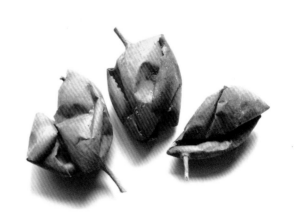

瓜蒌

**药材鉴别**│ 果实类球形或宽椭圆形，长7～10 cm，直径6～8 cm。表面橙红色或橙黄色，皱缩或光滑，顶端有圆形的花柱残基，基部尖，具残存果梗。质脆，易剖开，内表面黄白色，有红黄色丝络，果瓤橙黄色，黏稠，与多数种子粘连成团。具焦糖气，味微酸甜。以个整齐、皮厚柔韧、皱缩、色杏黄或红黄、糖性足、不破者为佳。

**性味归经**│ 味甜、苦，性冷。归热经。

**功效主治**│ 清热化痰，宽胸散结，润燥滑肠。主治肺热咳嗽，胸痹，便秘，痈肿疮毒。

**用法用量**│ 内服：煎汤，9～20 g；或入丸、散。外用：适量，捣敷。

**精选验方**│

**1. 烦渴**　栝楼根、葛根、白茅根各10 g。水煎服。

**2. 咳嗽**　栝楼壳10 g，枇杷叶25 g。水煎服。

**3. 胸痛咳嗽**　栝楼壳、桑叶、柳叶白前、百部、桔梗各10 g。水煎服。

**4. 冠心病**　栝楼制成片剂（每片相当于生药2.6 g）。每次口服4片，每日3次。

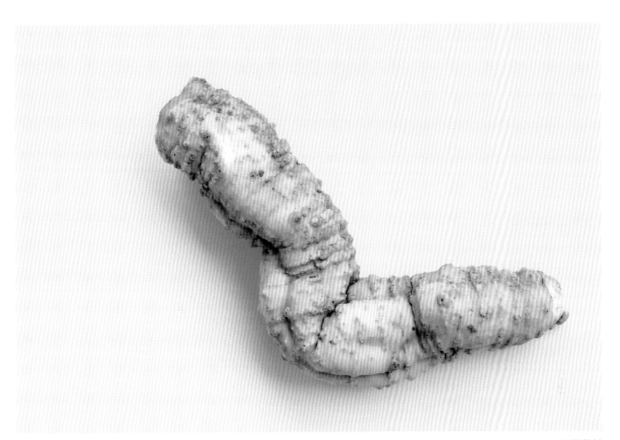

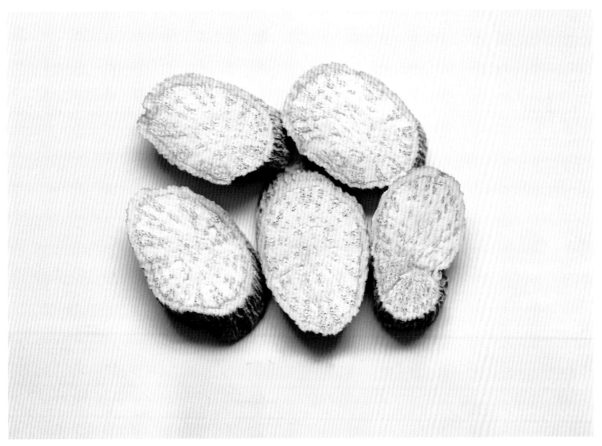

瓜蒌饮片

瓜
蒌

# 鬼针草

## GUIZHENCAO

**彝 药 名** | 祖杰。

**别　　名** | 牙研拱、毛鬼针草、细毛鬼针草。

**来　　源** | 为菊科植物三叶鬼针草 *Bidens pilosa* L. 的全草。

**识别特征** | 一年生草本，高 30 ～ 100 cm，茎直立，呈四棱形，疏生柔毛或无毛。叶对生，一回羽状复叶，长约 15 cm，下部的叶有时为单叶；小叶 3 枚，有时 5 枚，具柄，卵形或椭圆状卵形，长 2.5 ～ 7 cm，有锯齿或分裂。头状花序，具长柄，开花时径约 8 mm，花柄长 1 ～ 6 cm；总苞绿色，基部被细柔毛，苞片 7 ～ 8 枚；花托外层托片狭长圆形，内层托叶狭披针形；花杂性，舌状花白色或黄色，4 ～ 7 枚，舌片长 5 ～ 8 mm，成不规则的 3 ～ 5 裂；管状花两性，黄褐色，长约 4.5 mm，5 裂；雄蕊 5；雌蕊 1，柱头 2 裂。瘦果线形，略扁，黑色，具 4 棱，稍有硬毛，长 7 ～ 12 mm，顶部具有倒毛的硬刺 3 ～ 4 条，长 1.5 ～ 2.5 mm。花、果期 7 ～ 10 月。

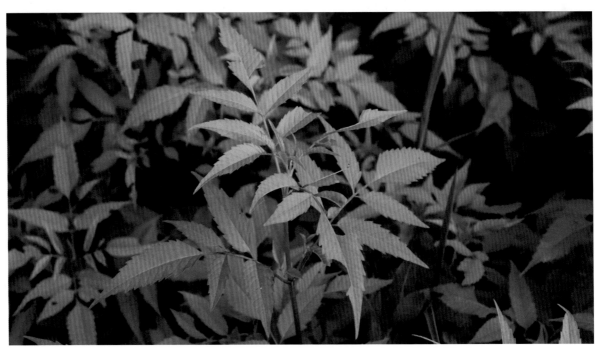

鬼针草

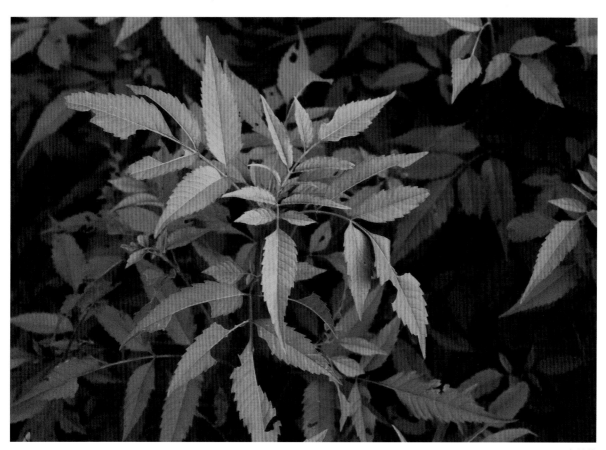

鬼针草

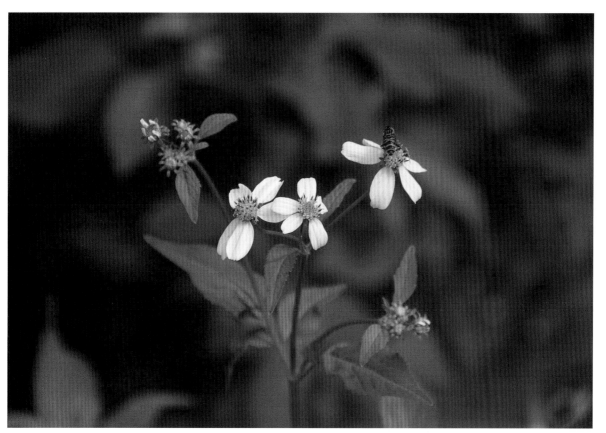

鬼针草

101

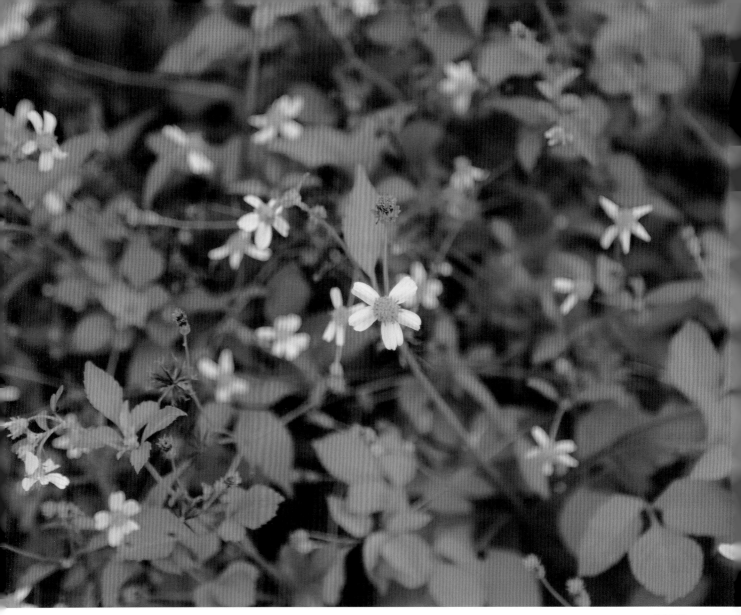

鬼针草

**生境分布** | 生长于旷野、路边。分布于陕西、江苏、安徽、浙江、福建、台湾、广东、海南、广西、四川、贵州和云南等地。

**采收加工** | 夏、秋二季采收，晒干备用，鲜品随用随采。

**药材鉴别** | 全草长30～50 cm，茎粗3～8 mm，棱柱状，浅棕褐色，有棱线。叶纸质而薄，一回羽状复叶，干枯，易脱落，有叶柄。花序干枯，瘦果易脱落而残存圆形的花托。气微，味淡。

**化学成分** | 地上部分含苯基庚三炔（phenylheptatriyne），亚油酸（linoleic acid），亚麻酸（linolenic acid），无羁萜（friedelin），无羁萜-3β-醇（friedelin-3β-ol）。叶含奥卡宁-4'-O-β-D（6"-反-对-香豆酰基）-葡萄糖苷〔okanin-4'-O-β-D-（6"-trans-ρ-coumaroyl）glucoside〕，奥卡宁-4'-O-β-D-（2"，4"，6"-三乙酰基）-葡萄糖苷〔okanin-4'-O-β-D-（2"，4"，6"-triacetyl）glucoside〕，奥卡宁-3'-O-β-D-葡萄糖

苷（okanin-3'-O-β-D-glucoside），奥卡宁 -4'-O-β-D（4"-乙酰基 -6"-反 - 对 - 香豆酰基）- 葡萄糖苷，奥卡宁 -4'-O-β-D-（2"，4"二乙酰基 -6"-反 - 对 - 香豆酰基）- 葡萄糖苷，奥卡宁 -4'-O-β-D（3"，4"- 二乙酰基 -6"-反 - 对 - 香豆酰基）- 葡萄糖苷，奥卡宁 -4- 甲醚 -3-O-β-D- 葡萄糖苷（okanin-4-methyl ether-3-O-β-D-glucoside）；（z）- 6，7，3'，4'- 四羟基橙酮〔（z)-6，7，3'，4'-tetrahydroxyaurone〕及其 6-O-β-D- 吡喃葡萄糖苷和 7-O-β-D- 吡喃葡萄糖苷，槲皮素 -3-O-β-D- 吡喃葡萄糖苷（quercetin-3-O-β-D-glucopyranoside）等，3-O- 咖啡酰基 -2-C- 甲基赤酮酸 -1，4- 内酯（3-O-caffeoyl-2-C-methyl-D-erythrone-1，4-lactone），2-O- 咖啡酰基 -2-C- 甲基 -D 赤酮酸（2-O-caffeoyl-2-C-methyl-D-erythronic acid）等，β - 香树脂醇（β-amyrin），马栗树皮素（esculetin），羽扇豆醇（lupeol）及多炔化合物。又含挥发油，其中主要成分有：柠檬烯（limonene），龙脑（bornenol），β - 丁香烯（β-caryophyllene），大牻牛儿烯（germacrene），T- 木罗醇（T-murol），α - 荜澄茄醇（α-cadinol）等。花含奥卡宁 -3'- 葡萄糖苷和 4'- 葡萄糖苷等。

## 药理作用 |

**1. 抗微生物与抗寄生虫作用**　本品中的苯基庚三炔有明显的广谱抗微生物活性，对细菌、酵母菌、真菌均有效，可抑制枯草芽胞杆菌、粪链球菌、大肠杆菌、石膏状孢子菌等微生物。有报道说小于 400 nm 波长的光照是抗微生物活性所必需的。鬼针草地上干品的石油醚、甲醇 / 水提取物以及提取出的亚麻酸、亚油酸也有抗微生物活性。苯基庚三炔对一些复殖吸虫尾蚴易感，有生物变性作用，可使血吸虫、棘口吸虫尾蚴在 1 ～ 15 min 内出现不可逆性的麻痹。

**2. 毒性**　鬼针草能显著促进甲基 -N- 戊基亚硝基胺（MNAN）诱导的大鼠食管癌发生，随时间增加，癌变发生率显著增加。但若未以 MNAN 诱导，则鬼针草不表现出诱发肿瘤作用。

小鼠皮下注射、腹腔注射苯基庚三炔的 LD50 为 4245 mg/kg 和 525 mg/kg。

## 性味归经 |
味苦，性寒。归水、土塔。

## 功效主治 |
清火解毒，收敛止泻，拔刺。主治荨麻疹，腹痛腹泻，恶心呕吐，异物刺入肌肤。

## 用法用量 |
内服：煎汤，15 ～ 20 g。外用：适量，捣敷。

## 精选验方 |

**1. 荨麻疹**　鬼针草根 20 g。水煎服。

**2. 腹痛腹泻，恶心呕吐**　鬼针草 20 g。水煎服。

**3. 异物刺入肌肤**　鲜鬼针草叶适量。加红糖外敷患处，可拔刺。

# 海金沙

## HAIJINSHA

**彝 药 名** | 阿拉坦。

**别　　名** | 金沙藤、左转藤、竹园荽、斯日吉哲玛。

**来　　源** | 本品为海金沙科多年生攀缘蕨类植物海金沙 *Lygodium japonicum* (Thunb.) Sw. 的干燥成熟孢子。

**识别特征** | 多年生攀缘草本。根茎细长，横走，黑褐色或栗褐色，密生有节的毛。茎无限生长；海金沙叶多数生于短枝两侧，短枝长 3 ～ 8 mm，顶端有被毛茸的休眠小芽。叶 2 型，纸质，营养叶尖三角形，2 回羽状，小羽片宽 3 ～ 8 mm，边缘有浅钝齿；孢子叶卵状三角形，羽片边缘有流苏状孢子囊穗。孢子囊梨形，环带位于小头。孢子期 5 ～ 11 月。

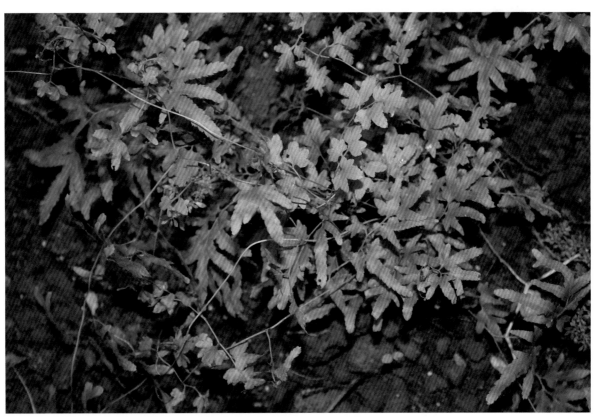

海金沙

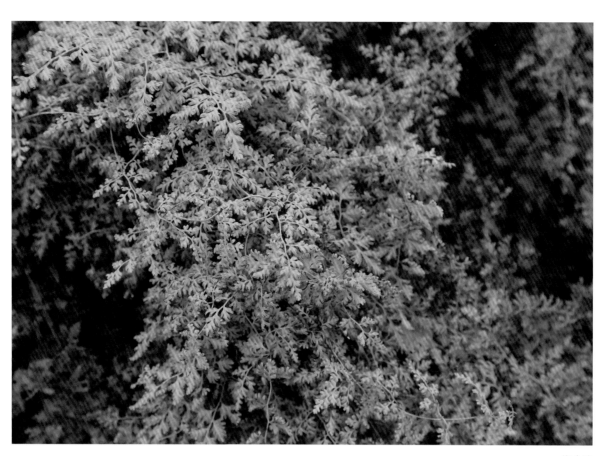

海金沙

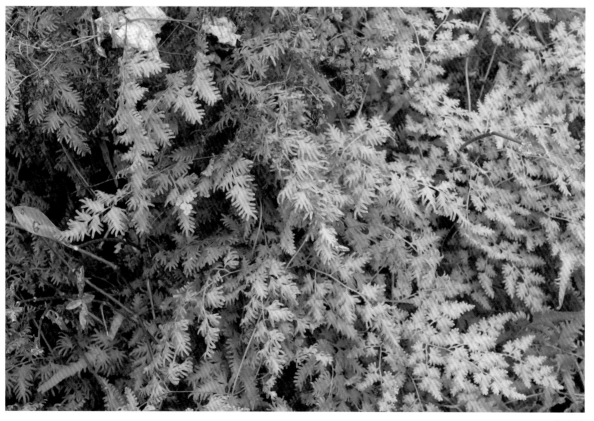

海金沙

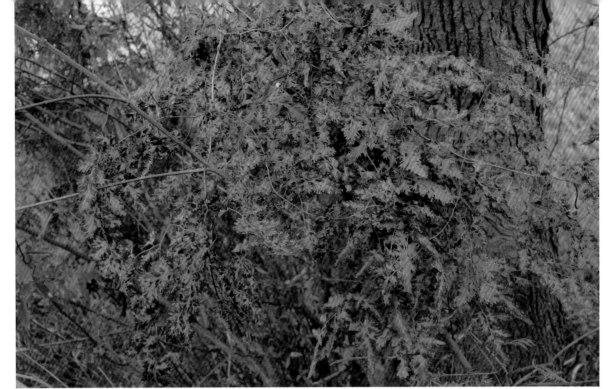

海金沙

**生境分布**｜ 生长于阴湿山坡灌木丛中或路边林缘。分布于广东、浙江等地。

**采收加工**｜ 立秋前后孢子成熟时采收，过早过迟均易脱落。选晴天清晨露水未干时，割下茎叶，放在衬有纸或布的筐内，于避风处晒干。然后用手搓揉、抖动，使叶背之孢子脱落，再用细筛筛去茎叶即可。

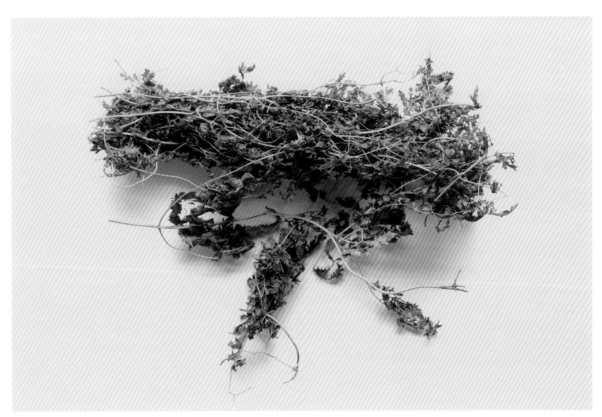

海金沙药材

海金沙饮片

**药材鉴别** | 本品呈浅棕黄色或棕黄色粉末状。体轻，用手捻之有光滑感，置手中容易从指缝滑落。气微，味淡。

**性味归经** | 甘，寒。归膀胱、小肠经。

**功效主治** | 利水通淋。

**用法用量** | 6 ~ 12 g，煎服；宜布包。

**精选验方** |

**1. 胆石症** 海金沙、金钱草各 30 g，柴胡、枳实、法半夏、陈皮各 10 g，鸡内金、郁金、姜黄、莪术各 15 g。水煎服，晨起空腹服 300 ml，午饭后服 300 ml。

**2. 沙石淋** 海金沙 10 g，琥珀 40 g，芒硝 100 g，硼砂 20 g。共研细末，每次服 5 ~ 10 g，每日 3 次。

**3. 肾盂肾炎** 海金沙、穿心莲各 15 g，车前草、马兰根、蒲公英、金钱草、萹蓄各 6 g，生甘草 3 g。水煎服。

**4. 泌尿系感染** 海金沙、车前草、金银花各 15 g，广金钱草 24 g。水煎服，每日 1 剂。

**5. 麻疹并发肺炎** 海金沙、大青木叶、地锦草（或金银花）、野菊花各 15 g。水煎服，每日 1 剂。

**6. 尿路结石** 海金沙、天胡荽、石韦、半边莲各 50 g。水煎服。

**使用禁忌** | 气阴两虚、内无湿热者及孕妇慎用。

海金沙

# 旱莲草

## HANLIANCAO

**彝 药 名** 夜低赊。

**别　　名** 鳢肠、墨斗草。

**来　　源** 为菊科植物鳢肠 *Eclipta prostrata* （L.）L. 的全草。

**识别特征** 一年生草本植物，高 10 ~ 60 cm，全株被白色粗毛，折断后流出的汁液数分钟后即呈蓝黑色。茎直立后基部倾伏，着地生根，绿色后红褐色。叶对生，叶片线状椭圆形至披针形，长 3 ~ 10 cm，宽 0.5 ~ 2.5 cm，全缘或稍有细齿，两面均被白色粗毛。头状花序腋生或顶生，总苞钟状，总苞片 5 ~ 6 片，花托扁平，托上着生少数舌状花及多数管状花；瘦果黄黑色，无冠毛。花期 7 ~ 9 月，果期 9 ~ 10 月。

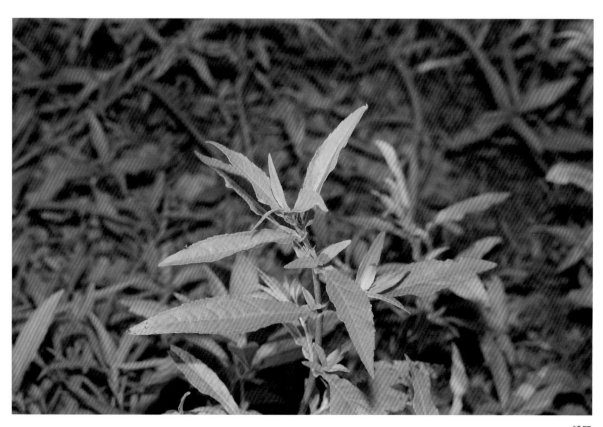

鳢肠

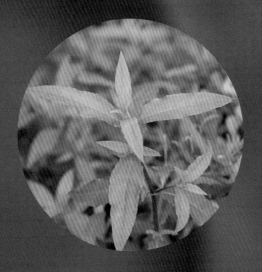
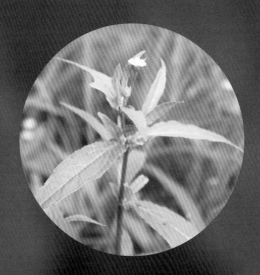

鳢肠　　　　　　　　　　鳢肠

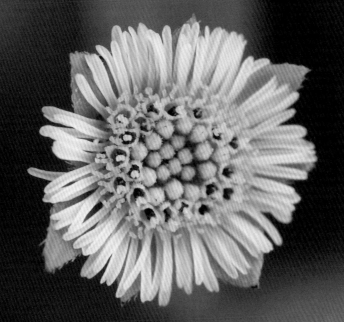

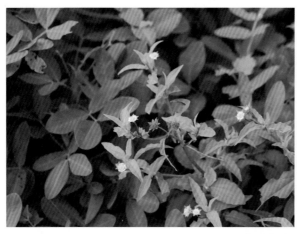 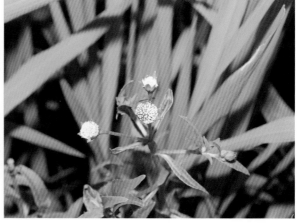

墨旱莲（鳢肠）　　　　　　　　　　　　　墨旱莲（鳢肠）

**生境分布｜** 生长于路边、湿地、沟边或田间。全国各地均有分布。

**采收加工｜** 夏、秋两季割取全草，洗净泥土，去杂质，晒干或阴干。鲜用可随时取用。

**药材鉴别｜** 带根或不带根全草，全体被白色粗毛。根须状，长 5 ～ 10 cm。茎圆柱形，多分枝，直径 2 ～ 7 mm，表面灰绿色或稍带紫色，有纵棱，质脆，易折断，断面黄白色，中央为白色疏松的髓部，有时中空。叶对生，多蜷缩或破碎，墨绿色，完整叶片展平后呈披针形，长 3 ～ 10 cm，宽 0.5 ～ 2.5 cm，全缘或稍有细齿，近无柄。头状花序单生于枝端，直径 6 ～ 11 mm，总花梗细长，总苞片 5 ～ 6 片，黄绿色或棕褐色，花冠多脱落。瘦果扁椭圆形，棕色，表面有小瘤状突起。气微香，味淡、微咸涩。以色墨绿、叶多者为佳。

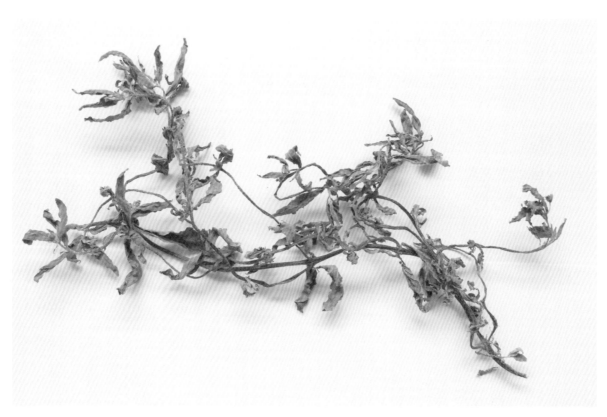

旱莲草药材

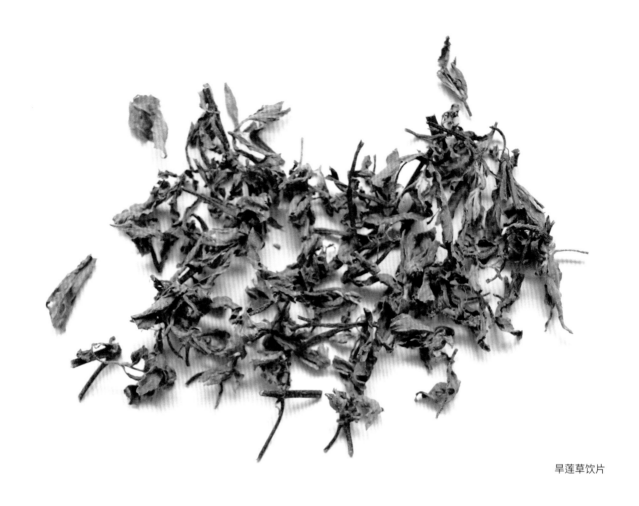

**性味归经**｜ 味酸，性冷。归热经。

**功效主治**｜ 补益肝肾，凉血止血。主治肝肾不足，头晕目眩，须发早白，吐血，咯血，衄血，便血，血痢，崩漏，外伤出血。

**用法用量**｜ 内服：煎汤，9～30 g；或熬膏；或捣汁；或入丸、散。外用：适量，捣烂外敷；或捣茸塞鼻；或研末敷。

**精选验方**｜

1.**刀伤出血** 旱莲草适量。研末外敷。

2.**稻田性皮炎** 旱莲草 1 把。搓手足患处，搓至皮肤发黑，干后即下田。

3.**刀伤出血** 鲜旱莲草适量。捣烂敷伤处；干者研末，撒伤处。

4.**肿毒** 旱莲草、苦瓜各适量。同捣烂，敷患处。

5.**妇女阴道痒** 旱莲草 120 g。水煎服；或另加钩藤根少许，并煎汁，再加白矾少许外洗。

6.**胃出血** 旱莲草 15 g，万年乔 9 g。水煎服。

7.**冠心病、心绞痛** 旱莲草浸膏口服。每日 2 次，每次 15 g（含生药 30 g），1 个月为 1 个疗程。

**使用禁忌**｜ 脾、肾虚寒者慎用。

# 旱芹

## HANQIN

**彝 药 名** | 开热非谢。

**别　　名** | 香芹、胡芹、药芹。

**来　　源** | 为伞形科植物旱芹 *Apium graveolens* L. 的全株。

**识别特征** | 一年或二年生草本，有强烈香气。茎圆柱形，高 0.7 ～ 1 m，上部分枝，有纵棱及节。根出叶丛生，单数羽状复叶，倒卵形至矩圆形，具柄，柄长 36 ～ 45 cm，小叶 2 ～ 3 对，基部小叶柄最长，愈向上愈短，小叶长、宽均约 5 cm，3 裂，裂片三角状圆形或五角状圆形，尖端有时再 3 裂，边缘有粗齿；茎生叶为全裂的 3 小叶。复伞形花序侧生或顶生；无总苞及小总苞；伞辐 7 ～ 16；花梗 20 余，花小，两性，萼齿不明显；花瓣 5，白色，广卵形，先端内曲；雄蕊 5，花药小，卵形；雌蕊 1，子房下位，2 室，花柱 2，浅裂。双悬果近圆形至椭圆形，分果椭圆形，长约 1.2 mm，具有 5 条明显的肋线，肋槽内含有 1 个油槽，二分果联合面近于平坦，也有 2 个油槽，分果有种子 1 粒。花期 4 月，果期 6 月。

**生境分布** | 全国各地均有栽培，主产于河南、山东、河北等地。

**采收加工** | 秋末采收，窖贮或阴干，切碎用。

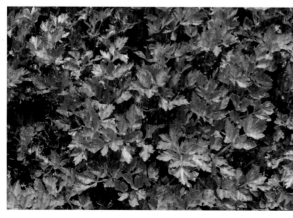

旱芹

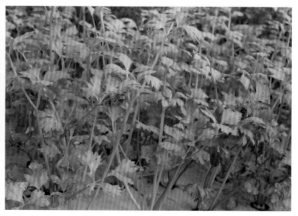

旱芹

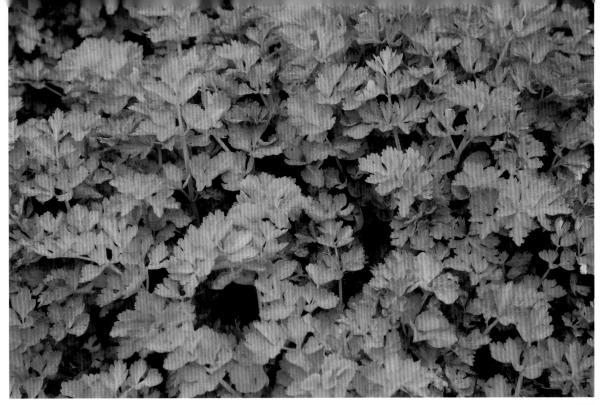

旱芹

性味归经 | 甘、微苦，凉。归肝、胃经。

功效主治 | 清热平肝，利湿。主治高血压等。

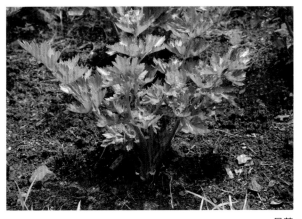

旱芹

药理作用 | 挥发油能促进食欲，还有降压、镇静、抗惊厥及利尿作用。

用法用量 | 内服：煎服，10～15 g，鲜品50～100 g，或捣汁，入丸剂。外用：适量。

精选验方 |

**1. 高血压** 鲜芹菜250 g。洗净，以沸开水烫约2 min，切细捣绞汁，每次服1小杯，每日2次。

**2. 妇女月经不调、崩中带下，或小便出血** 鲜芹菜30 g，茜草6 g，六月雪12 g。水煎服。

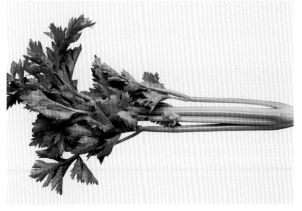

旱芹

**3. 妊娠合并高血压综合征** 芹菜、向日葵叶各30 g，夏枯草15 g。水煎取汁，代茶饮。

使用禁忌 | 脾胃虚弱、大便溏薄者不宜多食。

旱芹

# 胡椒

## HUJIAO

**彝 药 名**┃ 则罗。

**别　　名**┃ 玛日杂、黑胡椒、那勒宪、白胡椒、朱门日布。

**来　　源**┃ 为胡椒科植物胡椒 *Piper nigrum* L. 的干燥近成熟果实或成熟果实。

**识别特征**┃ 常绿藤本。茎长达 5 m 多，多节，节处略膨大，幼枝略带肉质。叶互生，叶柄长 1.5 ~ 3 cm，上面有浅槽；叶革质，阔卵形或卵状长椭圆形，长 8 ~ 16 cm，宽 4 ~ 7 cm，先端尖，基部近圆形，全缘，上面深绿色，下面苍绿色，基出脉 5 ~ 7 条，在下面隆起。花单性，雌雄异株，成为杂性，成穗状花序，侧生茎节上；总花梗与叶柄等长，花穗长约 10 cm；每花有一盾状或杯状苞片，陷入花轴内，通常具侧生的小苞片；无花被；雄蕊 2，花丝短，花药 2 室；雌蕊子房圆形，1 室，无花柱，柱头 3 ~ 5 枚，有毛。浆果球形，直径 4 ~ 5 mm，稠密排列，果穗圆柱状，幼时绿色，熟时红黄色。种子小。花期 4 ~ 10 月，果期 10 月至次年 4 月。

**生境分布**┃ 生长于荫蔽的树林中。分布于海南、广东、广西、云南等地。

**采收加工**┃ 秋末至次春果实呈暗绿色时采收，晒干，为黑胡椒；果实变红时采收，水浸，擦去果肉，晒干，为白胡椒。

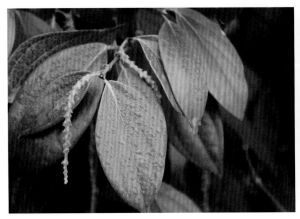

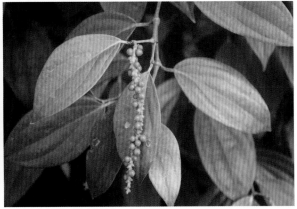

胡椒　　　　　　　　　　　　　　　　　　　　　　　　　　　胡椒

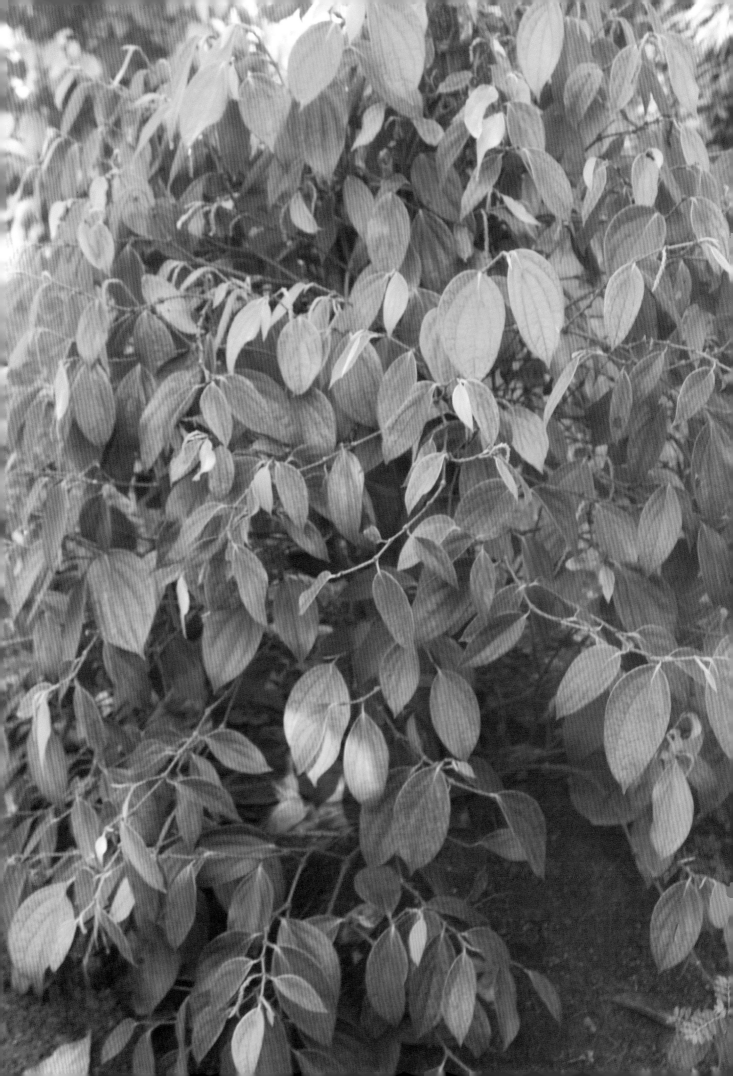

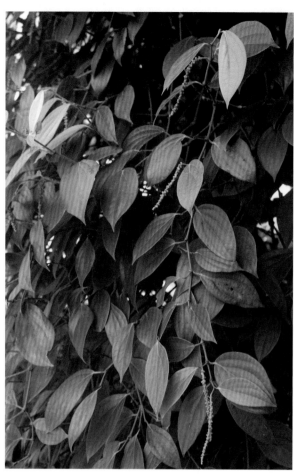

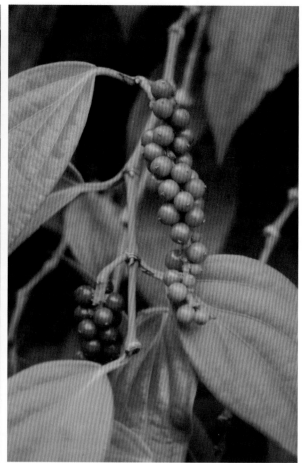

胡椒　　　　　　　　　　　　　　　　　　　　　　　胡椒

**药材鉴别** ｜ 本品呈圆球形。表面灰白色，平滑，一端有一小突起，另一端有一微凹陷的圆脐，表面有浅色脉纹。质硬而脆。破开面微有粉性，黄白色，外皮薄，中间有细小空心。气芳香，味辛辣。

**性味归经** ｜ 辛，热。归胃、大肠经。

**功效主治** ｜ 温中止痛，下气消痰。本品辛热，温中散寒以止痛，中焦无寒则升降有序而气下痰消，故有此功。

**用法用量** ｜ 2 ~ 4 g，煎服；0.5 ~ 1 g，研末服。外用：适量。

**精选验方** ｜

**1. 婴幼儿腹泻** 吴茱萸 6 g，苍术 7 g，白胡椒 2 g，肉桂、枯矾各 3 g。共为细末，分 3 等份，每次取 1 份，以醋适量调匀，置于神厥穴（脐孔），外用麝香止痛膏或胶布固定，每日换药 1 次。

**2. 子宫脱垂** 白胡椒、附片、肉桂、白芍、党参各 20 g。研末加红糖 60 g，和匀分 30 包，

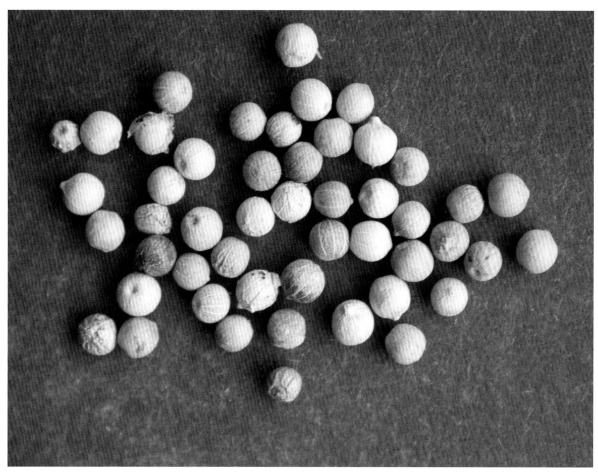

胡椒

每日早、晚各服1包（服药前先饮少量酒），15日为
1个疗程。

**3. 小儿消化不良性腹泻** 白胡椒、葡萄糖粉各1g。
研粉混匀，1岁以下每次服0.3～0.5g；3岁以上每
次服0.5～1.5g，一般不超过2g，每日3次。连服1～3
日为1个疗程。

**4. 慢性气管炎** 将白胡椒放入75％酒精中泡
30 min，取出切成2瓣或4瓣，用于穴位埋藏。

**5. 感冒咳嗽** 胡椒8粒，暖脐膏1张。将胡椒研
碎，放在暖脐膏中央，贴于第2和第3胸椎之间，贴
后局部发痒，为药物反应，不要剥去。

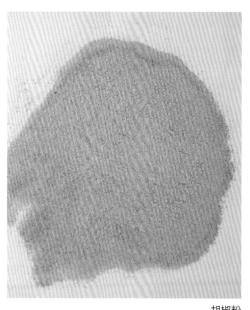

胡椒粉

**使用禁忌|** 胃热或胃阴虚者忌用。

胡
椒

# 胡桃

## HUTAO

**彝 药 名** | 火斯米。

**别　　名** | 措其、核桃仁、新这儿、胡桃肉。

**来　　源** | 为胡桃科植物胡桃 *Juglans regia* L. 的干燥成熟种子。

**识别特征** | 落叶乔木，高 20 ～ 25 m。树皮灰白色，幼时平滑，老时浅纵裂。小枝被短腺毛，具明显的叶脉和皮孔；冬芽被芽鳞；髓部白色，薄片状。奇数羽状复叶，互生。花单性，雌雄同株，与叶同时开放，雄花序腋生，下垂，花小而密集，雄花有苞片 1，长圆形，小苞片 2，长卵形，花被片 1 ～ 4，均被腺毛，雄蕊 6 ～ 30；雌花序穗状，直立，生于幼枝顶端，通常有

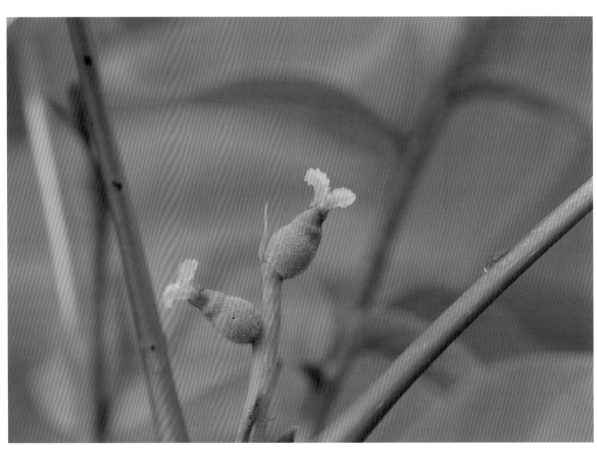

胡桃

雌花1～3朵，总苞片3枚，长卵形，贴生于子房，花后随子房增大；花被4裂，裂片线形，高出总苞片；子房下位，2枚心皮组成，花柱短，柱头2裂，呈羽毛状，鲜红色。果实近球形，核果状，外果皮绿色，由总苞片及花被发育而成，表面有斑点，中果皮肉质，不规则开裂，内果皮骨质，表面凹凸不平，有2条纵棱，先端具短尖头，内果皮壁内具空隙而有皱褶，隔膜较薄，内里无空隙。花期5～6月，果期9～10月。

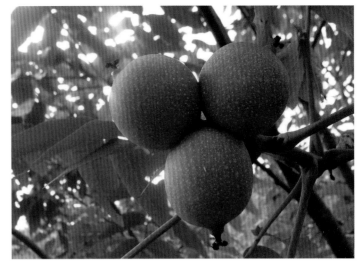

胡桃

**生境分布** | 各地均有栽培。分布于华北、东北、西北地区。

**采收加工** | 9～10月果实成熟时采收。除去果皮，敲破果核（内果皮），取出种子。

**药材鉴别** | 本品为不规则的碎块。淡黄色或棕黄色。质脆，切面类白色，富油性。无臭，味甘。

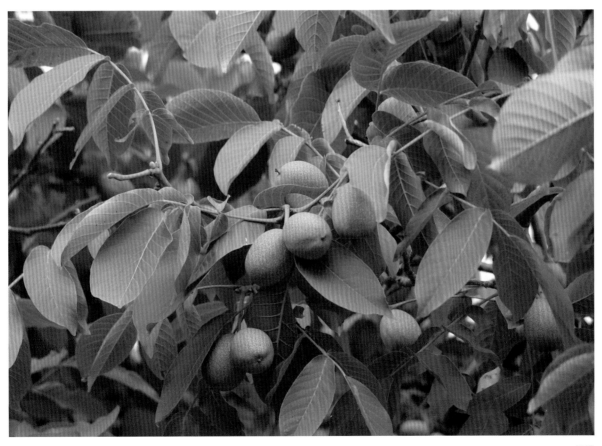

胡桃

胡桃

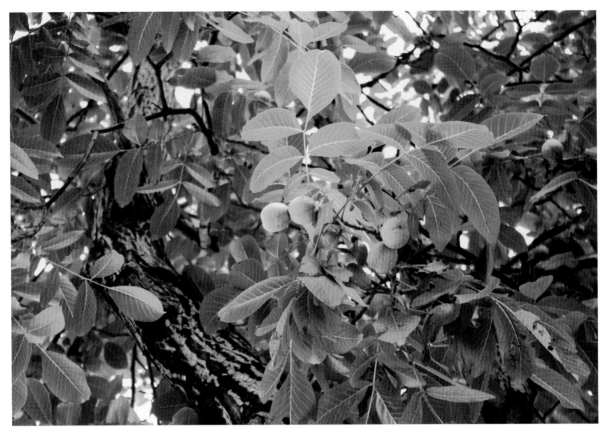

胡桃

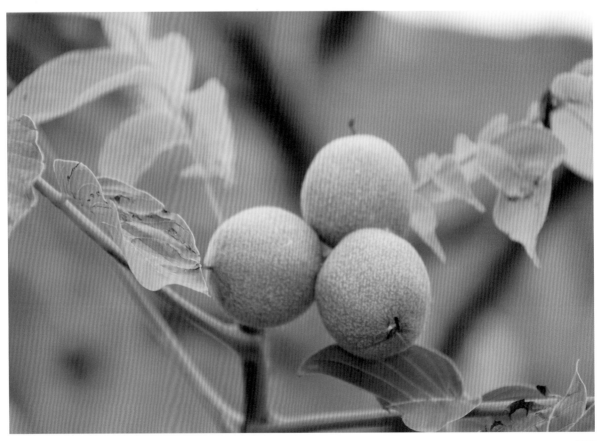

胡桃

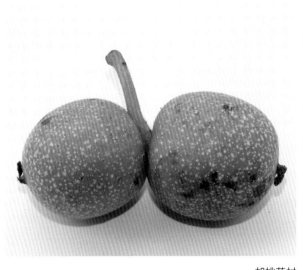

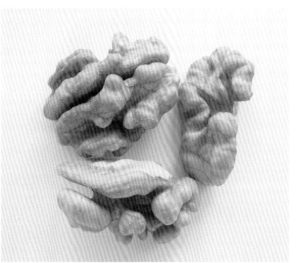

胡桃药材　　　　　　　　　　　　　　　　　　　　　　胡桃饮片

**性味归经** ┃ 甘，温。归肾、肺、大肠经。

**功效主治** ┃ 补肾固精，温肺定喘，润肠通便。主治腰痛脚弱，尿频，遗尿，阳痿，遗精，久咳喘促，肠燥便秘，石淋及疮疡瘰疬。

**用法用量** ┃ 内服：9 ~ 30 g，入汤、丸、散、膏、粥等。

**精选验方** ┃

**1.低血压症**　胡桃仁 20 g，陈皮 15 g，甘草 6 g。水煎取药汁，每日 2 剂，连服 3 日。

**2.肾阳虚型骨质疏松症**　胡桃仁、蜂蜜各 20 g，牛奶 250 ml。胡桃仁洗净，晒干（或烘干）后研成粗末，备用。牛奶倒入砂锅中，用小火煮沸，调入胡桃粉，再煮沸时停火，加入蜂蜜，搅匀即成。早餐时食用。

**3.小儿百日咳恢复期**　胡桃仁 15 g，党参 9 g。加水煎取药汁，每日 1 剂，分 1 ~ 2 次食用。

**4.低血压症**　胡桃仁 20 g，陈皮 15 g，甘草 6 g，水煎取药汁，每日 2 剂，连服 3 日。

**5.化脓性中耳炎**　胡桃仁 3 个，冰片 3 g。将胡桃仁挤压出油，加入冰片，调匀备用。用时洗净耳内外，拭干耳道，将药油滴于耳内。每日 1 或 2 次，5 ~ 10 日可愈。

**6.酒渣鼻**　大枫子、木鳖子、樟脑粉、胡桃仁、蓖麻子、水银各等份。共研成细末，以水银调成糊状，药膏即成，先清洗鼻患处，然后取二子水银膏薄薄涂上一层，晚上用药，第二天早晨洗去，隔日 1 次，连用 2 周为 1 个疗程。

**7.神经衰弱**　胡桃仁 12 g，丹参 15 g，佛手片 6 g，白糖 50 g。胡桃仁捣烂，加白糖混合均匀；将丹参、佛手共煎汤，加入胡桃白糖泥，沸煮 10 min，即成。每日 1 剂，分 2 次服用。

**使用禁忌** ┃ 肺热咳嗽、阴虚有热者忌服。

胡桃

# 虎杖
## HUZHANG

**彝 药 名** | 迭补木节。

**别　　名** | 酸杖、酸汤秆、花斑竹、大叶蛇总管。

**来　　源** | 为蓼科植物虎杖 *Polygonum cuspidatum* Sieb.et Zucc. 的根茎及根。

**识别特征** | 多年生灌木状草本植物，高达 1.3 m。根茎横卧地下，粗大，带木质节明显，外皮棕色，断面黄色。茎直立，丛生，中空，无毛，基部木质化，散生红色或紫红色斑点。叶互生，具短柄，托叶鞘膜质，褐色，早落，叶中宽卵形或卵状椭圆形，长 6 ～ 12 cm，宽 5 ～ 9 cm，先端短骤尖，基部圆形或楔形，全缘，无毛，花单性，雌雄异株，成腋生密集的圆锥花序；花

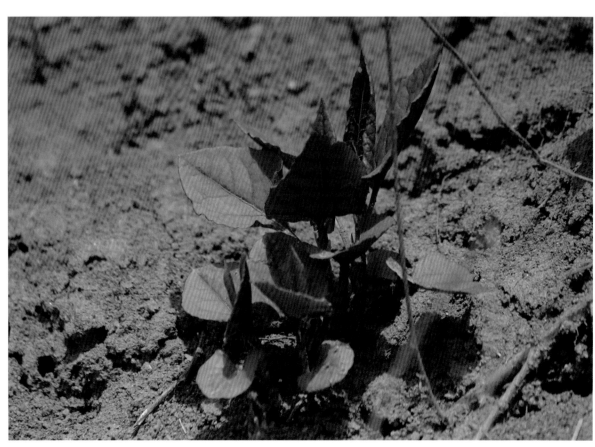

虎杖

梗细长，中部有关节，上部有翅；花被5深裂，白色或淡绿白色，2轮排列，外轮3片在果期增大，背部生翅；雄花的雄蕊8，具退化雌蕊；雌蕊具退化雄蕊，子房上位，花柱3，分离，柱头扩展，呈鸡冠状。瘦果卵形，长34 mm，黑褐色，光亮，包于宿存的翅状花被内，翅倒心状卵形，长6~10 mm，基部圆形，下延至果梗。花期6~8月，果期9~10月。

**生境分布** 生长于湿润而深厚的土壤，常见于山坡山麓及溪谷两岸的灌木丛边、沟边草丛及田野路旁，常成片生长。分布于华东、中南、西南及河北、陕西、甘肃、贵州等地。

**采收加工** 分根繁殖第2年或播种第3年，春、秋二季将根挖出，除去须根，洗净，晒干。鲜根可随采随用。

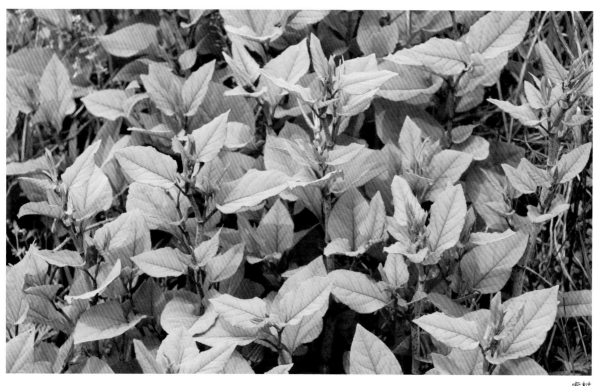

虎杖

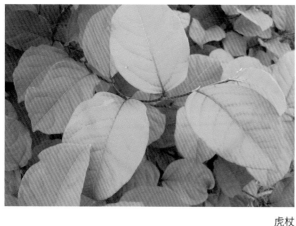

虎杖

虎杖

**药材鉴别｜** 根茎圆柱形，有分枝，长短不一，有时可长达 30 cm，直径 0.5 ～ 2.5 cm，节部略膨大。表面棕褐色至灰棕色，有明显的纵皱纹，须根和点状须根痕，分枝顶端及节上有芽痕及鞘状鳞片。节间 2 ～ 3 cm。质坚硬，不易折断，折断面棕黄色，纤维性，皮部与木部易分离，皮部较薄，木部占大部分，呈放射状，中央有髓或呈空洞状，纵剖面具横隔。气微，味微苦涩。以粗壮、坚实、断面色黄者为佳。

**性味归经｜** 味苦，性微冷。归热经。

**功效主治｜** 活血散瘀，祛风通络，清热利湿，解毒。主治妇女经闭，痛经，产后恶露不下，跌仆损伤，风湿痹痛，湿热黄疸，淋浊带下，疮疡肿毒，毒蛇咬伤，水火烫伤。

**用法用量｜** 内服：煎汤 10 ～ 15 g；或浸酒；或入丸、散。外用：适量，研末调敷；或煎浓汁湿敷；或熬膏涂搽。

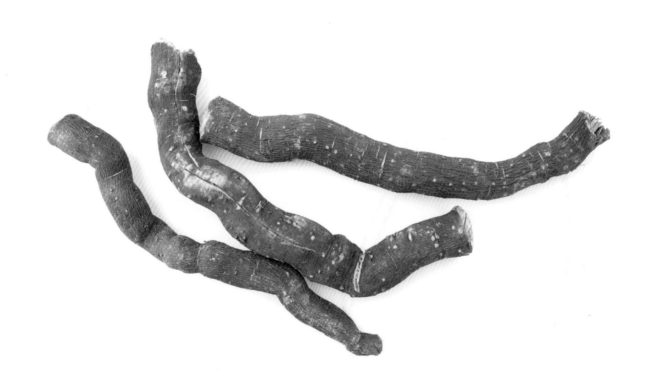

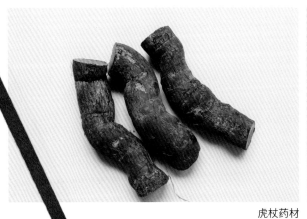

虎杖药材

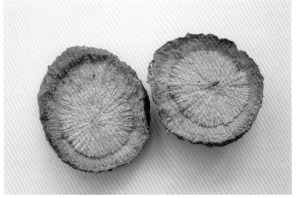

虎杖饮片

## 精选验方

**1. 筋骨疼火，手足麻木，颤摇，痿软** 虎杖根30g，川牛膝、川茄皮、防风、桂皮各15g，木瓜9g，烧酒1500ml。泡服。

**2. 红白痢** 虎杖、红茶花、何首乌各9g，天青地白6g。煎水兑红糖吃。

**3. 慢性肝炎** 虎杖15g，齐头蒿15g。水煎服。

**4. 痈肿疮痛** 虎杖、生大黄各适量。研为细末，调浓茶外敷。

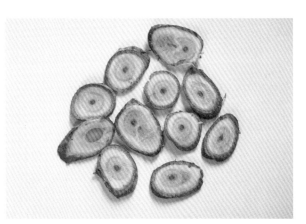

虎杖饮片

**5. 急性黄疸型传染性肝炎** 虎杖90g。加水浓煎至300ml时，每日分3次服，小儿依次减量。或用虎杖30g（或鲜品60g），水煎分3次服；或服虎杖浸青片2.4～3g（每0.2g相当于生药1g），每日3次，平均用药30日。

**6. 慢性活动性肝炎** 虎杖浸膏片，每日3次，每次6片内服；另用生山楂30g代茶饮，维生素类药作辅助治疗，3个月为1个疗程。

**7. 烧伤** 虎杖100g。加水5L煎煮2小时，过滤去渣，浓缩至500ml，加苯甲酸、尼泊金等防腐剂备用。患者局部用0.1%苯丙砜铵溶液洗净后外涂虎杖液，不用敷料，一般不做水疱刺破排液。

**8. 上消化道出血** ①从虎杖中提取大黄素及大黄酚各20mg，乌贼骨粉1g混匀组成复方虎杖止血粉（1包，为1次量），每日3～4次，重症病例每次2包，每日3～4次，直至大便转黄或隐血转阴停服，除呕血者外均不禁食，给予流汁饮食，卧床休息。②虎杖粉内服，每次4g，每日3～4次。

**9. 真菌性阴道炎** 虎杖根100g。加水1500ml，煎取1000ml，过滤，待温，坐浴10～15分钟，每日1次，7日为1个疗程。

虎杖

# 花椒

## HUAJIAO

**彝 药 名** | 则玛。

**别 名** | 杂解、川椒、卡当、蜀椒、波尔察、兴阿杂热。

**来 源** | 为芸香科植物花椒 *Zanthoxylum bungeanum* Maxim. 或青椒 *Zanthoxylum schinifolium* Sieb. et Zucc. 的干燥成熟果皮。

**识别特征** | 灌木或小乔木，高 3 ～ 6 m。茎枝疏生略向上斜的皮刺，基部侧扁；嫩枝被短柔毛。叶互生；单数羽状复叶，长 8 ～ 14 cm，叶轴具狭窄的翼，小叶通常 5 ～ 9 片，对生，几乎无柄，叶片卵形、椭圆形至广卵形，长 2 ～ 5 cm，宽 1.5 ～ 3 cm，先端急尖；通常微凹，基部为不等的楔形，边缘钝锯齿状，齿间具腺点，下面在中脉基部有丛生的长柔毛。伞房状圆锥花序，顶生或顶生于侧枝上，花单性，雌雄异株，花轴被短柔毛；花被片 4 ～ 8，三角状披针形；雄花具雄蕊 5 ～ 7，花药矩圆形，药隔近顶端具腺点，花丝线形，退化心皮 2，先端 2 叉裂；雌花心皮通常 3 ～ 4，子房背脊上部有突出的腺点，花柱略外弯，柱头头状，子房无柄。成熟心皮通常 2 ～ 3。果实红色至紫红色，密生疣状突起的腺点。种子 1 枚，黑色，有光泽。花期 3 ～ 5 月，果期 7 ～ 10 月。

**生境分布** | 生长于温暖湿润、土层深厚肥沃的壤土、沙壤土中。我国大部分地区有分布，但以四川产者为佳。

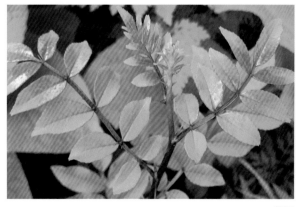

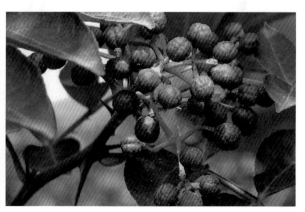

花椒                                                    花椒

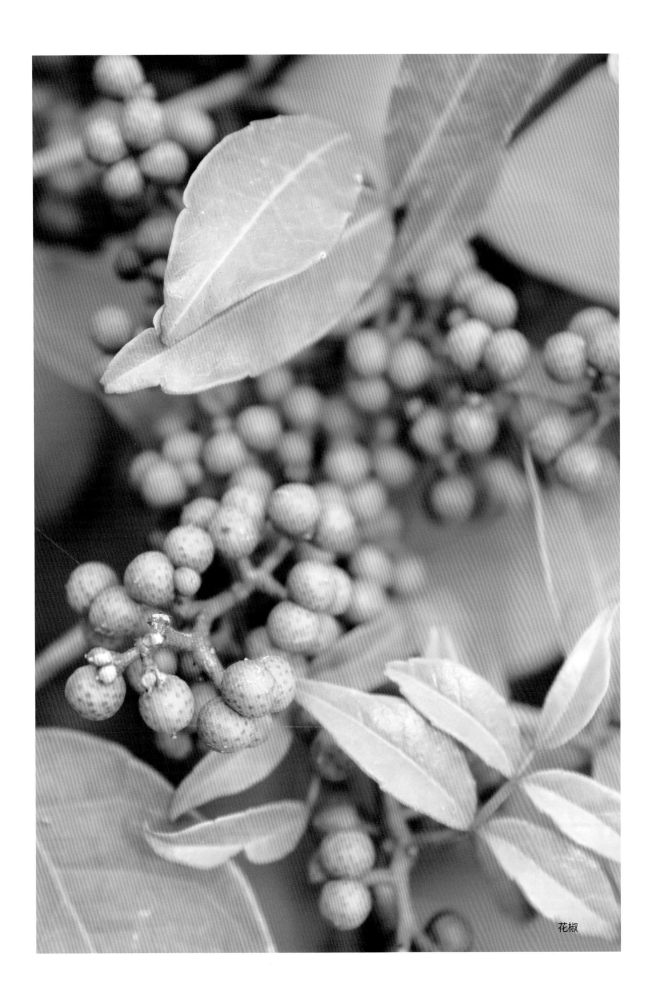

花椒

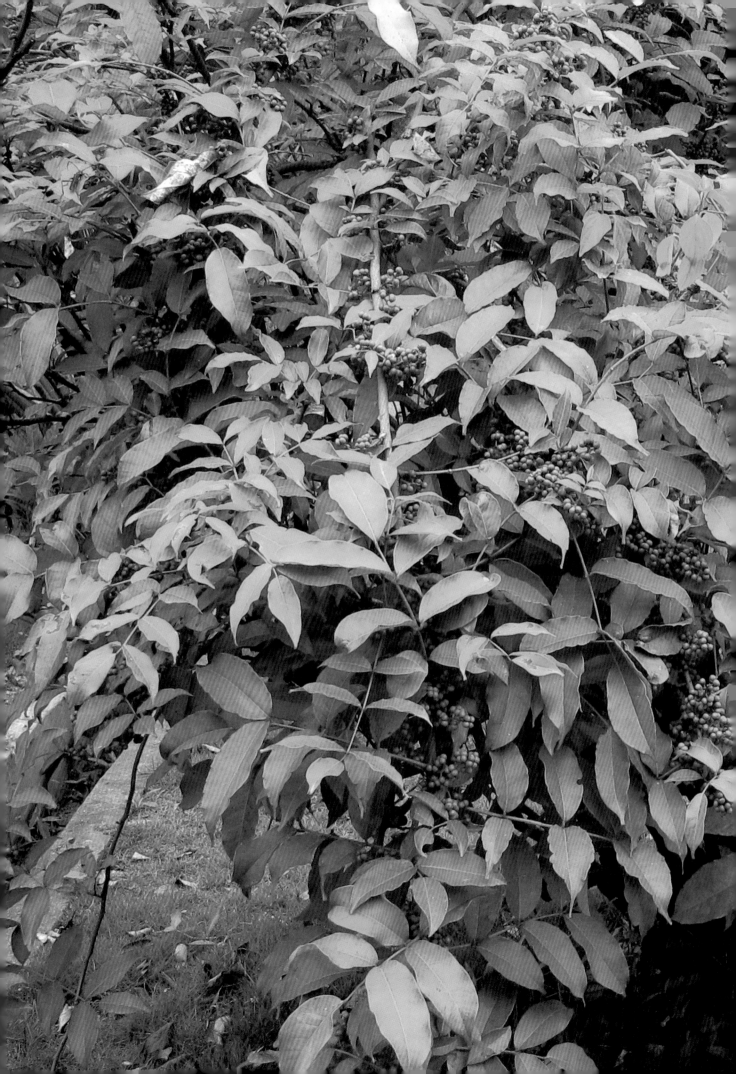

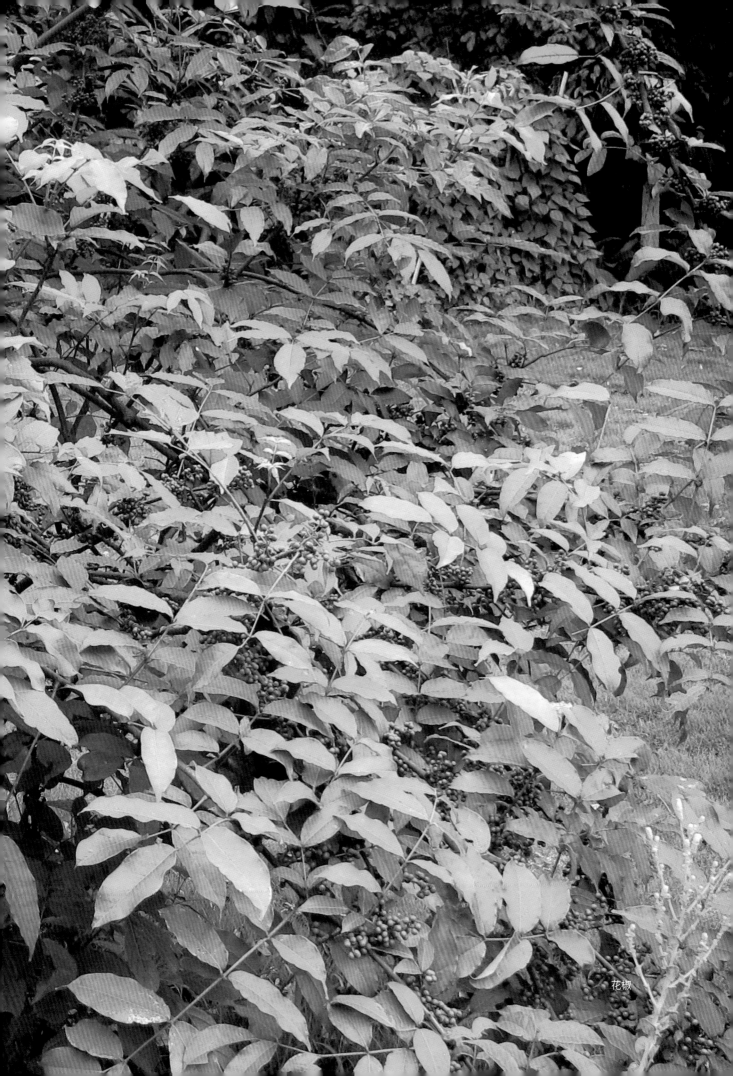

花椒

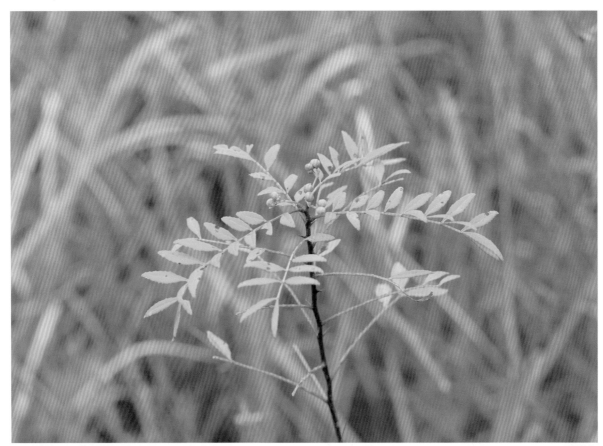

青花椒

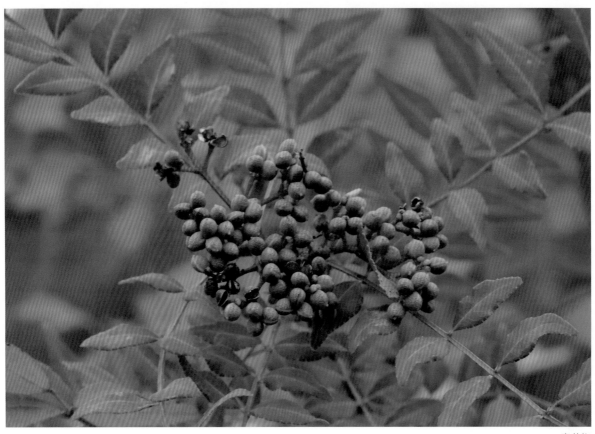

青花椒

**采收加工｜** 秋季采收成熟果实，晒干，除去种子及杂质。

**药材鉴别｜** 本品呈卵圆形或类球形。表面黑色有光泽。种皮质坚硬，剥离后，可见乳白色的胚乳及子叶。气香，味辣。

**性味归经｜** 辛，温。归脾、胃、肾经。

**功效主治｜** 温中止痛，杀虫，止痒。本品辛温燥散，能温中散寒止痛，兼能燥湿杀虫止痒，故有此效。

**用法用量｜** 3～10 g，煎服。外用：适量。

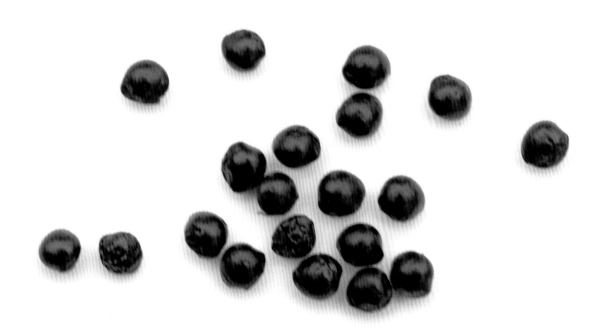

花
椒

青花椒药材

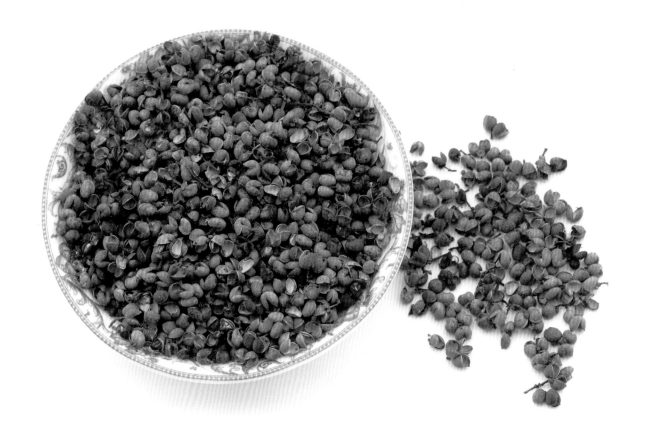

青花椒饮片

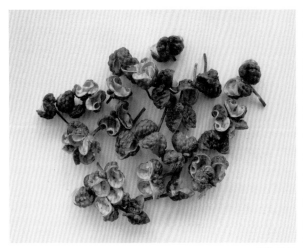

花椒药材

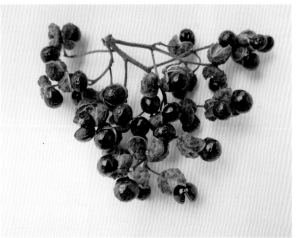

花椒药材

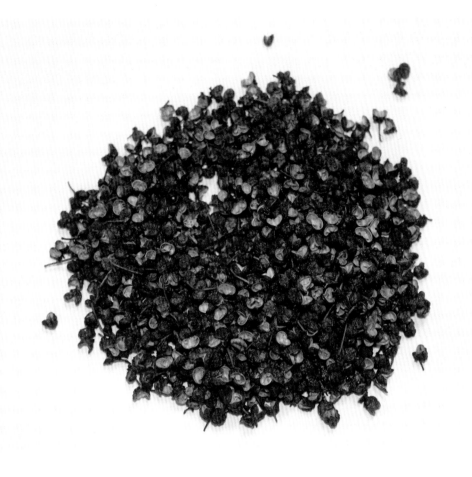

花椒饮片

## 精选验方 |

**1.止痛** 花椒果皮制成50%的注射液。痛时肌肉注射或穴位注射，每次2 ml。

**2.拔牙麻醉** 花椒挥发油（提取挥发油配以苯甲醇及60%乙醇）。涂于患牙四周3 ～ 5 min，待痛感消失，即可行拔牙术。

**3.回乳** 花椒6 ～ 15 g。加水400 ～ 500 ml，浸泡后煎煮浓缩成250 ml，然后加入红糖（白糖效果不佳）30 ～ 60 g，于断奶当日趁热1次服下，每日1次，1 ～ 3次即可回乳。

**4.血吸虫病** 花椒适量。炒研成粉装胶囊，成人每日5 g，分3次服，20 ～ 25日为1个疗程。

**5.蛔虫性肠梗阻** 麻油125 ml加热后，将花椒9 ～ 30 g（去椒目）倒入油锅煎至焦黄色，再将花椒滤去，待麻椒油微温时1次顿服或2 ～ 3小时内服下。

**6.蛲虫病** 花椒30 g。加水1000 ml，煮沸40 ～ 50 min，过滤。取微温滤液25 ～ 30 ml，行保留灌肠，每日1次，连续3 ～ 4次。

**7.皮肤瘙痒** 花椒15 g，艾叶50 g，地肤子、白鲜皮各25 g。水煎熏洗。

**8.胆道蛔虫病** 花椒20粒，食醋10 g，糖少许。煎煮后去花椒，1次服用。

**9.风湿性关节炎** 花椒50 g，辣椒20个。先将花椒煎水，数沸后放入辣椒煮软，取出撕开，贴患处，再用水热敷。

## 使用禁忌 | 阴虚火旺者与孕妇忌用。

花<br/>椒

# 黄精

## HUANGJING

**彝 药 名** | 查干。

**别　　名** | 日阿尼、日阿毛沙格。

**来　　源** | 为百合科植物黄精 *Polygonatum sibiricum* Delar.ex Redoute 的根茎。

**识别特征** | 多年生草本，高 50 ～ 120 cm，全株无毛。根茎黄白色，味稍甜，肥厚而横走，直径达 3 cm，由数个或多个形如鸡头的部分连接而成为大头小尾状，生茎的一端较肥大，且向一侧分叉，茎枯后留下圆形茎痕如鸡眼，节明显，节部生少根。茎单一，稍弯曲，圆柱形。叶通常 5 枚轮生，无柄，叶片条状披针形，长 7 ～ 11 cm，宽 5 ～ 12 mm，先端卷曲，下面有灰粉，主脉平行，中央脉粗壮在下面隆起。5 ～ 6 月开白绿色花，花腋生，下垂，总花梗长 1 ～ 2 cm，其顶端通常 2 分叉，各生花 1 朵，苞片小且比花梗短或几等长。花被筒状，6 裂，雄蕊 6，花丝短，着生花被上部，浆果球形，熟时紫黑色。花期 5 ～ 6 月，果期 6 ～ 7 月。

**生境分布** | 生长于海拔 2300 ～ 4200 m 的田野、山坡、林区、灌丛中及河谷、溪边上。分布于西藏、青海、四川、云南、甘肃等地。

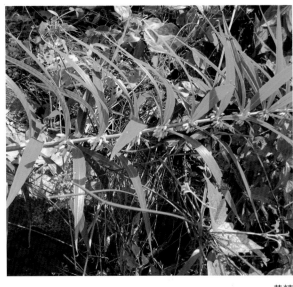

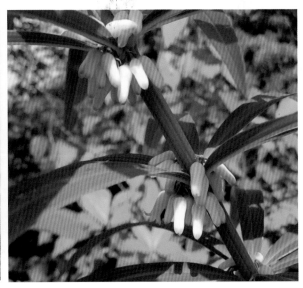

黄精　　　　　　　　　　　　　　　　　　　　　　　黄精

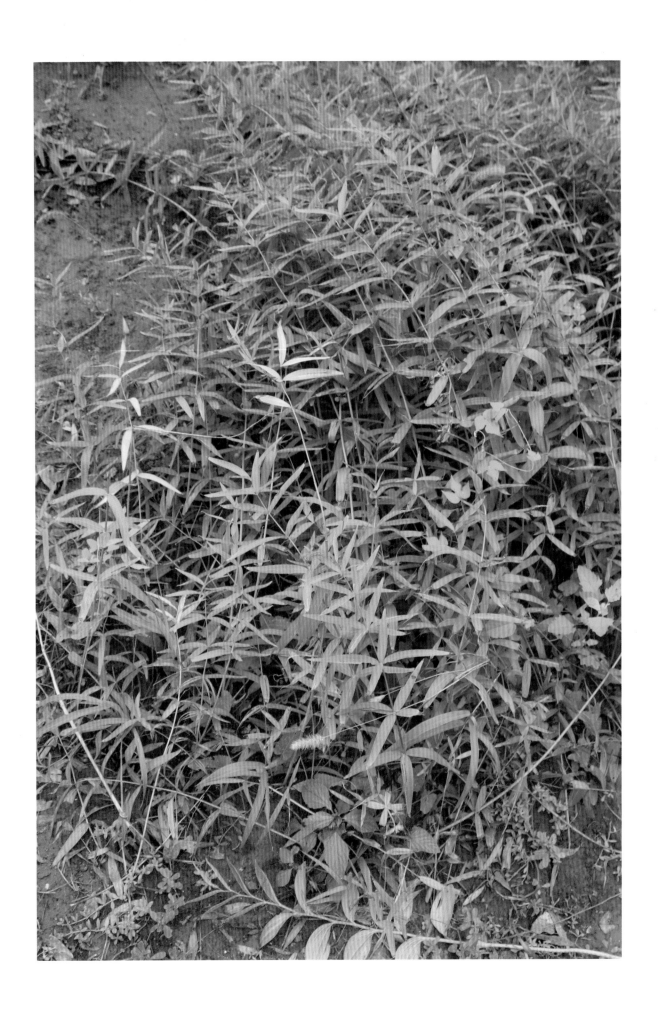

黄
精

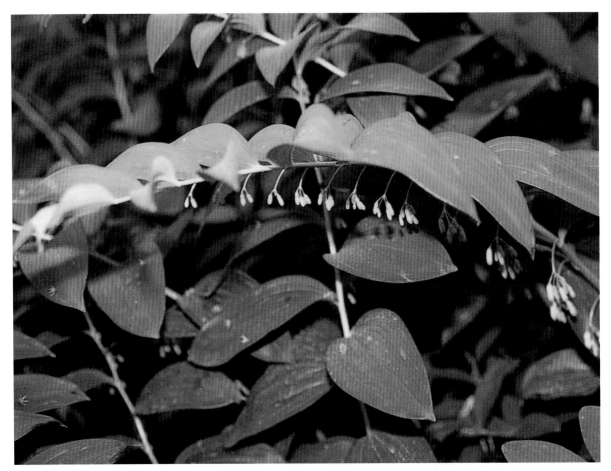

黄精

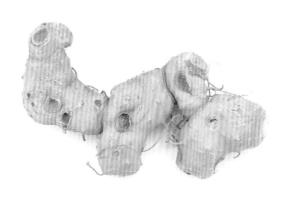

黄精药材

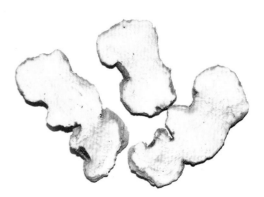

黄精饮片

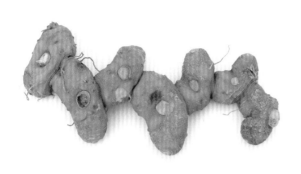
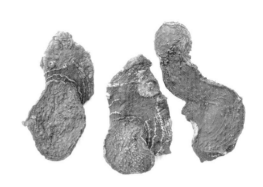

黄精（蒸制）药材　　　　　　　　　　　　　　　　　黄精（蒸制）饮片

**采收加工** | 8～10月挖取根茎，除去地上部分及须根，洗去泥土。切片，晒干。

**药材鉴别** | 根茎呈肥厚肉质的结节块状，结节长可达10 cm以上，宽3～6 cm，厚2～3 cm，常数个块状结节相连。表面灰黄色或黄褐色，粗糙，结节上侧有突出的圆盘状茎痕，直径0.8～1.5 cm。

**性味归经** | 味甘、涩、苦。归脾、肺、肾经。

**功效主治** | 滋补强身，延年益寿，益肾补精，润肺。主治寒热引起的水肿，精髓内亏，衰弱无力，虚劳咳嗽。

**用法用量** | 内服：煎汤，6～9 g；或入丸、散。

**精选验方** |

**1. 下寒**　黄精、紫茉莉、蒺藜（制）各等量。制成煮散剂，每次3～5 g，每日1～2次，水煎服。

**2. 排寒性脓**　黄精、细叶铁线莲、沙棘、寒水石（制）、照山白、天冬、鹿角（制）各等量。制成水丸，每次1.5～3 g，每日1～2次，白糖水送服。

**3. 胃寒，消化不良，浮肿，肾寒腰痛，宫寒带多**　黄精、冬葵果、天门冬、天花粉、蒺藜（制）、红花各30 g，全石榴100 g，苏格木勒50 g，荜茇、玉竹各40 g，肉桂10 g。制成水丸，每次11～13粒，每日1～2次，红糖水送服。

# 黄芩

## HUANGQIN

**彝 药 名** | 浑钦。

**别　　名** | 协日、滇黄芩、土黄芩、巴布斯日布。

**来　　源** | 为唇形科植物滇黄芩 *Scutellaria amoena* C.H.Wright 的根。

**识别特征** | 多年生草本植物。根状茎肥厚，斜行，下部分叉，上部分枝生茎，茎高 20 ～ 35 cm，锐四棱形，略具槽，沿棱角被疏毛，分枝或不分枝，常带紫色。叶对生；叶柄短，长 1 ～ 2 mm；叶片草质，长圆状卵形，常对折，长 1.4 ～ 3.5 cm，宽 7 ～ 14 mm，先端钝，基部圆形或楔形至浅心形，边缘有不明显的圆齿至全缘，上面暗绿色，无毛或被疏柔毛，下面淡绿色，密被下陷的腺点，沿中脉被柔毛。花对生，排列成顶生长 5 ～ 14 cm 的总状花序；苞片叶状，披针状长圆形，长 5 ～ 10 mm；花萼二唇形，常带紫色，背部盾片膜质，果时增大；花冠二唇形，紫色或蓝紫色，长 2.4 ～ 3 cm，外被腺毛，雄蕊 4，花丝扁平；子房无毛，花柱细长，柱头微裂。小坚果卵球形，棕褐色，具瘤。花期 5 ～ 9 月，果期 7 ～ 10 月。

**生境分布** | 生长于海拔 1300 ～ 3000 m 的草地或松林下。分布于贵州、四川、云南等地。

**采收加工** | 栽培 2 ～ 3 年收获，于秋后茎叶枯黄时，选晴天挖取。将根部附着的茎叶去掉，抖落泥土，晒至半干，撞去外皮，晒干或烘干。

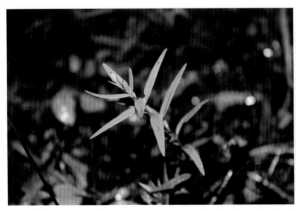

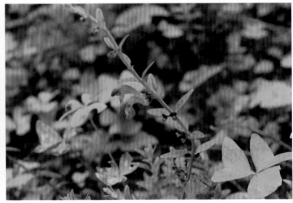

滇黄芩　　　　　　　　　　　　　　　　　　　　　　　　　　滇黄芩

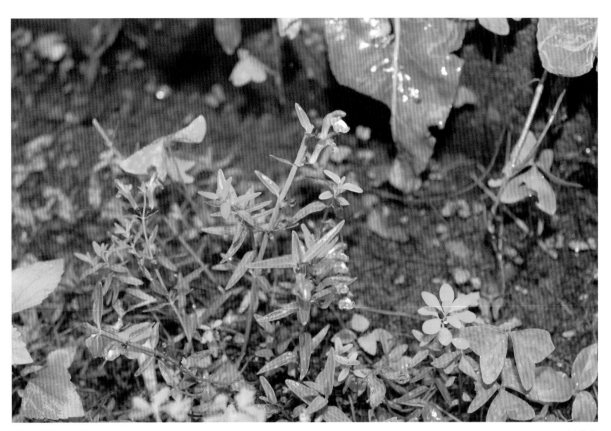

滇黄芩

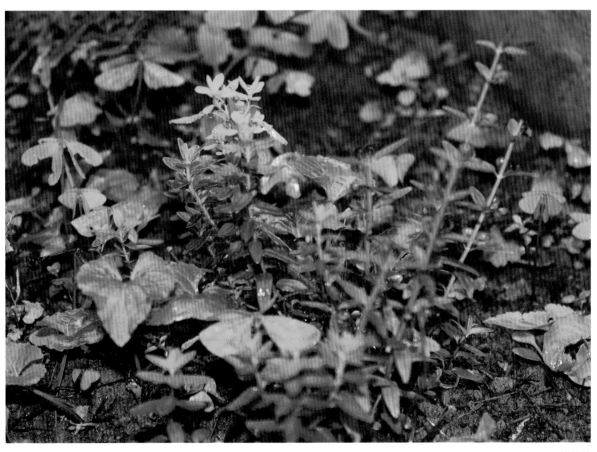

滇黄芩

黄芩

139

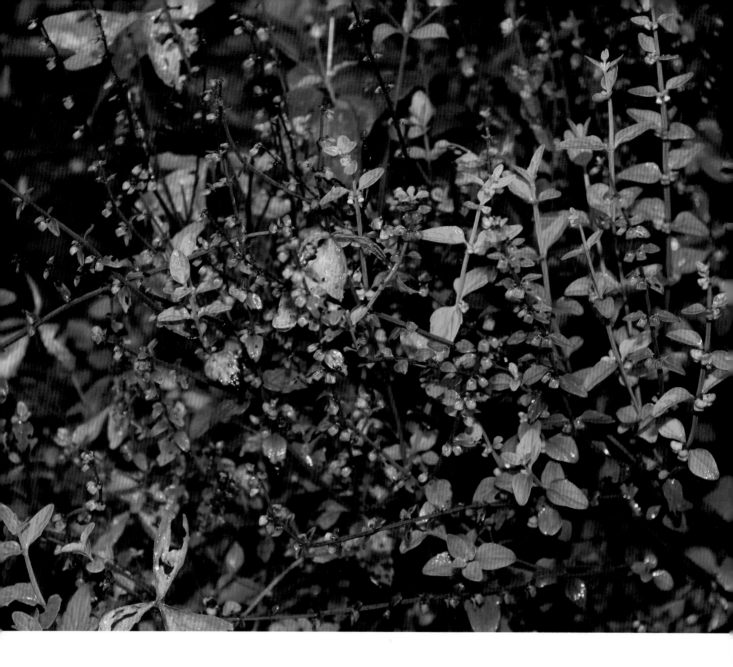

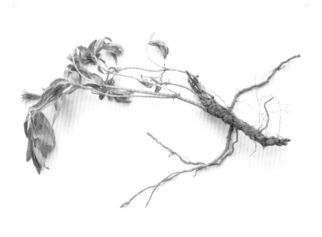

黄芩药材

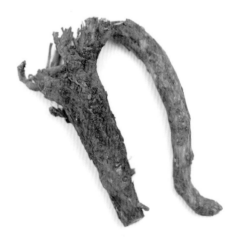

黄芩药材

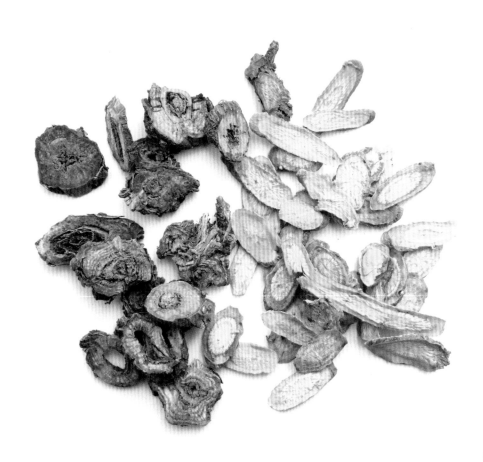

**药材鉴别** 根茎横生或斜生，粗 1 cm 以上。根呈圆锥形的不规则条状，带有分枝，长 5 ~ 20 cm，直径 1 ~ 1.6 cm。表面黄棕色或棕黄色，常有粗糙的栓皮，有皱纹。下端有支根痕，断面纤维状，鲜黄色或微带绿色。

**性味归经** 味苦，性冷。归热经。

**功效主治** 清热泻火，燥湿解毒，止血，安胎。主治肺热咳嗽，热病高热神昏，肝火头痛，目赤肿痛，湿热黄疸，泻痢，热淋，崩漏，胎热不安，痈肿疔疮。

**用法用量** 内服：煎汤，3 ~ 9 g；或入丸、散。外用：适量，煎水洗；或研末调敷。

**精选验方**

**1. 妇人月水过多，将成暴崩** 黄芩（酒炒）、黄柏（炒黑色）、土艾叶（炒）、白芍各 3 g，香附 4.5 g（童便浸）、龟板（酥炙）、臭椿皮各 6 g。水煎服。

**2. 吐血、血痢** 黄芩、鸢头鸡各 15 g。煨水服。

**使用禁忌** 脾胃虚寒，少食便溏者禁服。

# 黄药子

## HUANGYAOZI

**彝 药 名** | 真贵嗟。

**别　　名** | 黄狗子、黄狗头、铁秤砣、毛狗卵、毛大黄、假大薯。

**来　　源** | 为薯蓣科植物黄独 *Dioscorea bulbifera* L. 的块茎。

**识别特征** | 缠绕草质藤本植物。块茎卵圆形至长圆形，近于土面，棕褐色，表面密生多数细长须根。茎圆柱形，左旋，无毛。单叶互生，叶柄较叶片稍短；叶片宽卵状心形或卵状心形，长 5 ～ 26 cm，宽 2 ～ 26 cm，先端尾状渐尖，边缘全缘或微波状，两面无毛；叶腋内有大小不等的紫褐色的球形或卵圆形珠芽（零余子），直径 1 ～ 3 cm，外有圆形斑点。花单性，雌雄异株；雄花序穗状下垂，常数个丛生于叶腋，有时基部花序延长排列成圆锥状；雄花单生密集，基部有卵形苞片 2 枚；花被片披针形，新鲜时紫色；雄蕊 6，着生于花被基部，花丝与花药近等长；雌花序与雄花序相似，常 2 至数个丛生叶腋，长 20 ～ 50 cm，退化雄蕊 6。蒴果反折下垂，三棱状长圆形，长 1.5 ～ 3 cm，宽 0.5 ～ 1.5 cm，两端圆形，成熟时淡黄色，表面密生紫色小斑点。种子深褐色，扁卵形，通常两两着生于每室中轴的顶端，种翅栗褐色，向种子基部延伸呈长圆形。花期 7 ～ 10 月，果期 8 ～ 11 月。

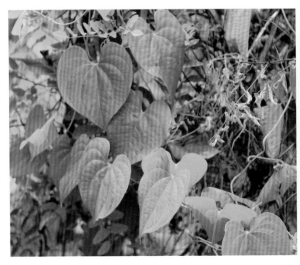

黄独

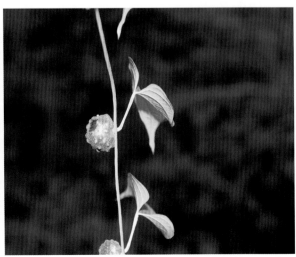

黄独

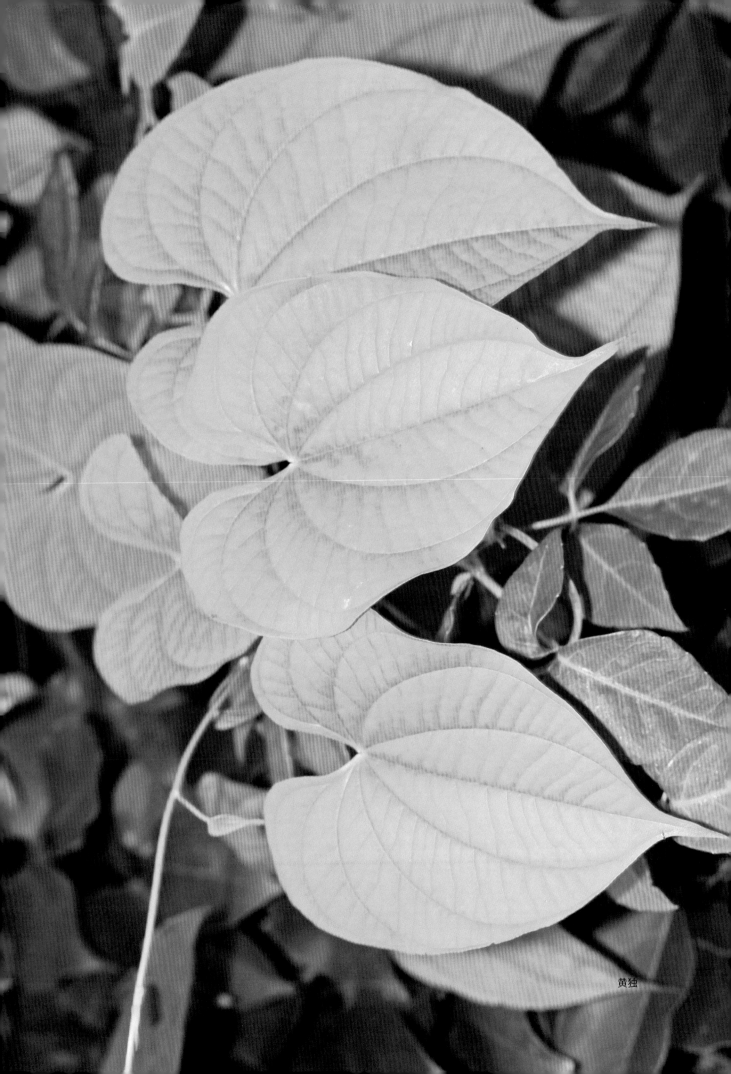

黄独

**生境分布** ｜ 生长于海拔 2000 m 以下的河谷边、山谷阴沟或杂木林缘。分布于华东、中南、西南及陕西、甘肃、台湾等地。

**采收加工** ｜ 黄药子栽种 2～3 年后在冬季采挖，把块茎径粗在 30 cm 以上的加工作药，其余的可继续栽培 1 年。洗去泥土，剪去须根后，横切成厚 1 cm 的片，晒或炕干。

**药材鉴别** ｜ 多为横切厚片，圆形或近圆形，直径 2.5～7 cm，厚 0.5～1.5 cm。表面棕黑色，皱缩，有众多白色、点状突起的须根痕；或有弯曲残留的细根，栓皮易剥落；切面黄白色至黄棕色，平坦或凹凸不平。质坚脆，易折断，断面颗粒状，并散有橙黄色麻点。气微、味苦。以片大、外皮棕黑色、断面黄白色者为佳。

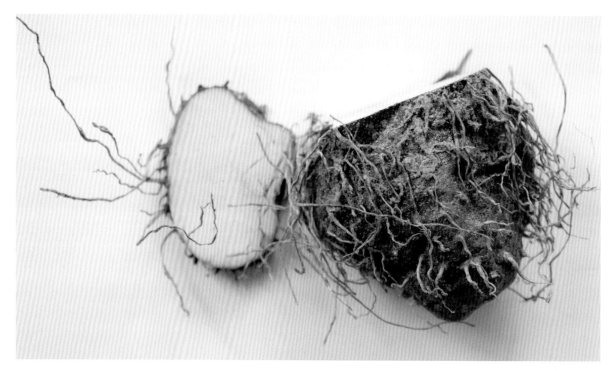

黄药子药材

**性味归经** ｜ 味苦，性冷。归热经。

**功效主治** ｜ 散结消瘿，清热解毒，凉血止血。主治瘿瘤，喉痹，痈肿疮毒，毒蛇咬伤，肿瘤，吐血，咯血，百日咳，肺热咳喘。

**用法用量** ｜ 内服：煎汤，3～9 g，或浸酒。外用，适量，鲜品捣烂外敷或研末调敷；或磨汁涂。

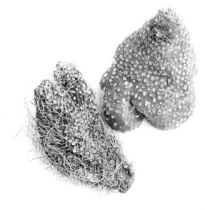

黄药子药材

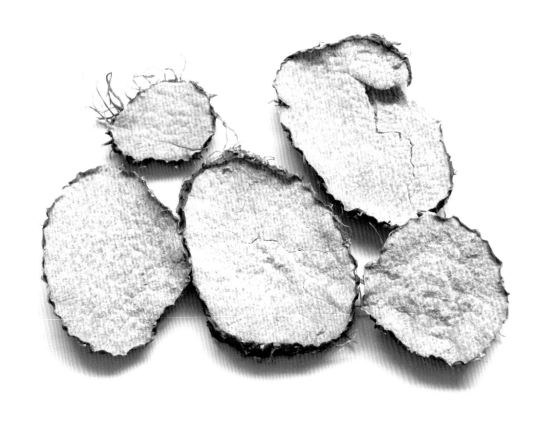

**精选验方** |

**1.毒蛇咬伤** 黄药子9g，天葵根、生南星各3g。捣茸敷伤口。

**2.腹泻** 黄药子适量。研末，每次3g，开水吞服。

**3.妇科疾病** 清热消毒饮（黄药子、黄芩、浙贝母、川芎各10g，金银花、香附、赤芍各15g，半枝莲、败酱草各30g，川连6g，当归、地黄各12g）。每日1剂，每晚灌肠，15日为1个疗程。

**使用禁忌** | 内服剂量不宜过大。

# 藿香

## HUOXIANG

**彝 药 名** | 阿斯图。

**别　　名** | 合香、山茄香。

**来　　源** | 本品为唇形科多年生草本植物藿香 *Agastache rugosa*（Fisch. et Mey.）O. Ktze. 的干燥地上部分。

**识别特征** | 多年生草本，高达 1 m，茎直立，上部多分枝，老枝粗壮，近圆形；幼枝方形，密被灰黄色柔毛。叶对生，圆形至宽卵形，长 2 ~ 10 cm，宽 2.5 ~ 7 cm，先端短尖或钝，基部楔形或心形，边缘有粗钝齿或有时分裂，两面均被毛，脉上尤多；叶柄长 1 ~ 6 cm，有毛。轮伞花序密集成假穗状花序，密被短柔毛；花萼筒状，花冠紫色，前裂片向前伸。小坚果近球形，稍压扁。花期 6 ~ 9 月，果期 9 ~ 11 月。

**生境分布** | 生长于向阳山坡。分布于广东、海南，有广东广藿香及海南广藿香之分。

**采收加工** | 每年可采收 2 次，第一次在 5 ~ 6 月间枝叶茂盛时采收，第二次在 9 ~ 10 月间采收，日晒夜闷，反复至干。

**药材鉴别** | 本品常对折或切断扎成束。茎方柱形，多分枝，四角有棱脊，四面平坦或

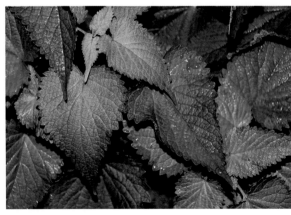

藿香

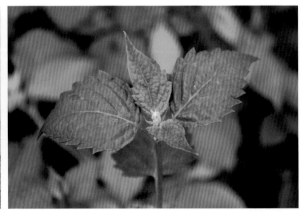

藿香

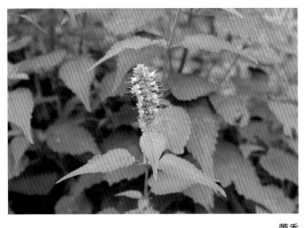

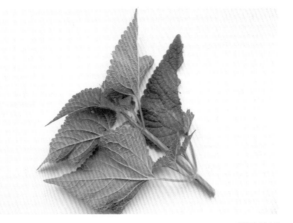

藿香　　　　　　　　　　　　　　　　　　藿香药材

凹入成宽沟状；表面暗绿色，有纵皱纹，稀有毛茸；节明显，常有叶柄脱落的疤痕；老茎坚硬、质脆，易折断，断面白色，髓部中空。叶对生；叶片深绿色，多皱缩或破碎，完整者展平后呈卵形，先端尖或短渐尖，基部圆形或心形，边缘有钝锯齿，上表面深绿色，下表面浅绿色，两面微具茸毛。茎顶端有时有穗状轮伞花序，呈土棕色。气芳香，味淡而微凉。

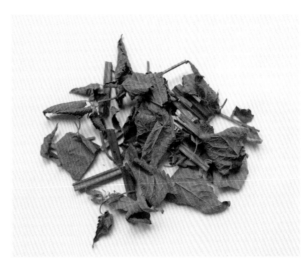

藿香药材

**性味归经** | 辛，微温。归脾、胃、肺经。

**功效主治** | 化湿，解暑，止呕。本品辛散，芳香化湿解暑，温助脾胃之阳以健脾和胃而止呕吐，故有化湿、解暑、止呕之效。

**用法用量** | 5～10 g，煎服。鲜品加倍。

**精选验方** |

**1. 高血压，血热，肺热，感冒** 藿香、土木香、苦参、诃子、川楝子、茜草、枇杷叶各 25 g，珍珠杆 20 g，栀子 25 g，橡子 15 g，紫草、山柰各 2.5 g，紫草茸 10 g。制成煮散剂，每次 3～5 g，每日 1～3 次，煎汤温服。

**2. 伤热，毒热，药物中毒等** 藿香、黑云香、北沙参、香青兰、红花各 15 g，土茯苓 40 g，菝葜、文冠木、冬青叶、绿豆各 25 g，诃子、甘草、拳参各 10 g。制成煮散剂，每次 3～5 g，每日 1～2 次，煎汤温服。

**使用禁忌** | 本品性偏辛散，故暑热之症以及阴虚火旺、舌燥光滑、津液不布者，不宜应用。入煎剂宜后下，不宜久煎。

藿香

# 鸡屎藤

## JISHITENG

彝 药 名┃ 克乞列古。

别　　名┃ 鸡矢藤、牛皮冻、解暑藤、皆治藤、清风藤。

来　　源┃ 为茜草科植物鸡矢藤 *Paederia scandens*（Lour.）Merr. 的全草及根。

识别特征┃ 多年生草质藤本植物。基部木质，秃净或稍被微毛，多分枝。叶对生，有柄；叶片近膜质，卵形、椭圆形、矩圆形至披针形，先端短尖或渐尖。基部浑圆或宽楔形，两面近无毛或下面微被短柔毛；托叶三角形，脱落。聚伞花序呈顶生的带叶的大圆锥花序排列，腋生或顶生，疏散少花，扩展，分枝为蝎尾状的聚伞花序；花白紫色，无柄。浆果球形，直径 5 ~ 7 mm，成熟时光亮，草黄色。花期 7 ~ 8 月，果期 9 ~ 10 月。

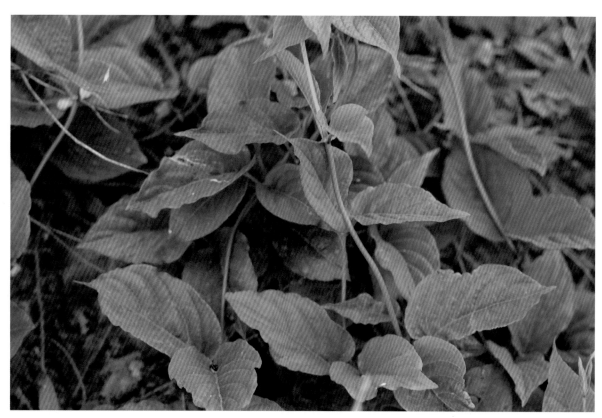

鸡矢藤

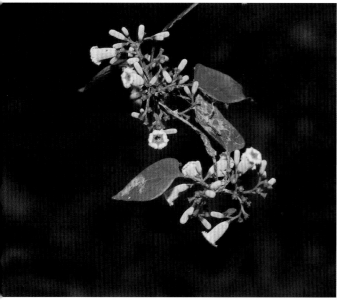

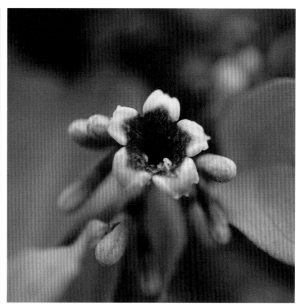

鸡矢藤 　　　　　　　　　　　　　　鸡矢藤

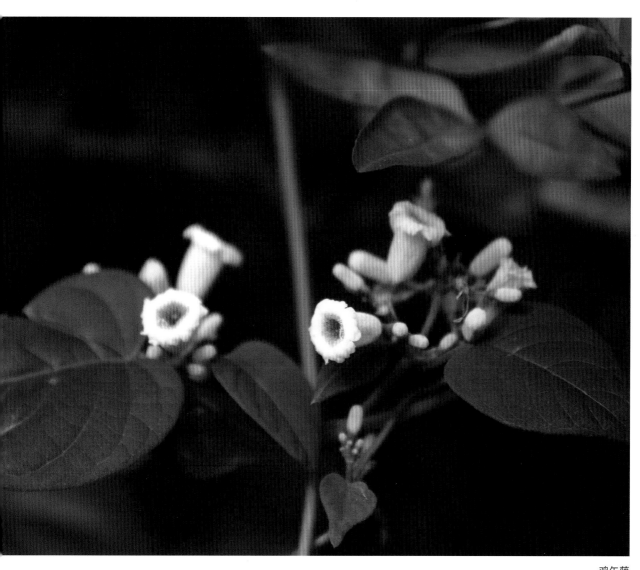

鸡屎藤

鸡矢藤

149

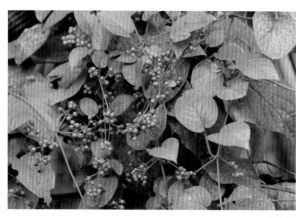
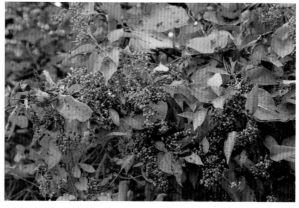

鸡矢藤　　　　　　　　　　　　　　　　　　　　鸡矢藤

**生境分布** 生长于溪边、河边、路边、林旁及灌木林中，常攀缘于其他植物或岩石上。分布于广东、湖北、四川、江西、江苏、浙江、福建、贵州等地。

**采收加工** 除留种外，栽培后 9 ～ 10 月即可割取地上部分，晒干或晾干即可。也可在秋季挖根，洗净，切片，晒干。

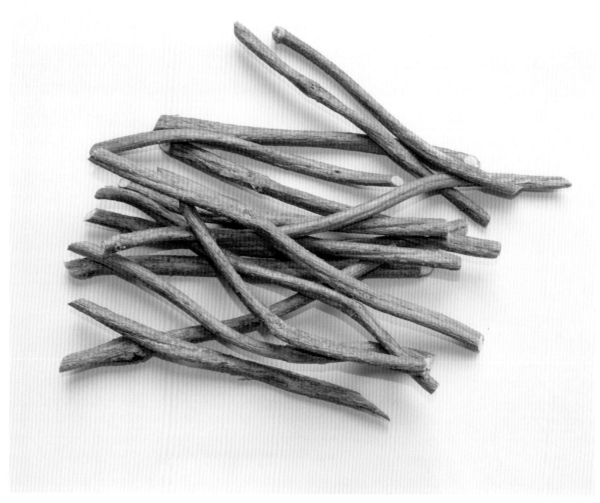

鸡屎藤药材

**药材鉴别** | 茎呈扁圆柱形，稍扭曲，无毛或近无毛，老茎灰棕色，直径 3 ~ 12 mm，栓皮常脱落，有纵皱纹及叶柄断痕，易折断，断面平坦，灰黄色；嫩枝黑褐色，质韧，不易折断，断面纤维性，灰白色或浅绿色。叶对生，多皱缩或破碎，完整者展平后呈宽卵形或披针形，长 5 ~ 15 cm，宽 2 ~ 6 cm，先端尖，基部楔形、圆形或浅心形，全缘，绿褐色，两面无毛或近无毛；叶柄长 1.5 ~ 7 cm，无毛或有毛。聚伞花序顶生或腋生，前者多带叶，后者疏散少花，花序轴及花均被疏柔毛，花淡紫色。气特异，味微苦、涩。以条匀、叶多、气浓者为佳。

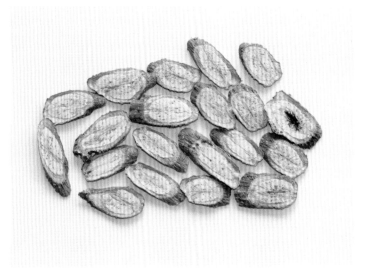

鸡屎藤药材

**性味归经** | 味涩，性微冷。归热经。

**功效主治** | 祛风除湿，消食化积，解毒消肿，活血止痛。主治风湿痹痛，食积腹胀，小儿疳积，腹泻，痢疾，黄疸，烫火伤，湿疹，疮疡肿痛。

**用法用量** | 内服：煎汤，10 ~ 15 g，大剂量时可用 30 ~ 60 g；也可浸酒用。外用：适量，捣烂外敷；或煎水洗。

**精选验方** |

**1. 小儿疳积**　鸡屎藤 10 g。水煎服。

**2. 黄疸**　鸡屎藤根 60 ~ 90 g，黄豆适量。共磨成浆，煮服。

**3. 肝炎**　鸡屎藤、水苏麻、大小血藤、白薇各 9 ~ 15 g。水煎服。

**4. 红白痢疾**　鸡屎藤叶 30 g，红糖 15 g。水煎服。

**5. 胃气痛，消化不良**　鸡屎藤 16 g，穿心莲、茴香子、茨梨根、桔梗各 3 g，山楂仁炭 10 g，生姜 3 片。各药用纱布包好，置于子鸡腹内，蒸熟，服汤肉。

**6. 多年老胃病**　鸡屎藤粉 16 g，隔山消 63 g。取隔山消炖猪肚脐肉（割过卵巢的母猪肉）250 g，用肉汤吞服鸡屎藤粉，分 3 次服完。

**7. 消化不良**　鸡屎藤、蜘蛛香各等份。切细，开水吞服，每次 3 g。

**8. 顽固性消化性溃疡**　鸡屎藤 50 g，当归、延胡索、炙甘草、白芍、佛手片各 10 g，血竭末（研细）2 g。水煎服。

鸡屎藤

# 姜

## JIANG

**彝 药 名** | 齐匹。

**别 名** | 嘎木、淡干姜、白干姜、俗萨下俗。

**来 源** | 为姜科植物姜 *Zingiber officinale* Rosc. 的干燥根茎。

**识别特征** | 本品呈扁平块状，长 3 ～ 6 cm。表皮皱缩，灰黄色或灰棕色。质硬，断面粉性和颗粒性，白色或淡黄色，有黄色油点散在。气香，味辣。去皮干姜表面平坦，淡黄白色。花期 6 ～ 8 月，果期 12 月至翌年 1 月。

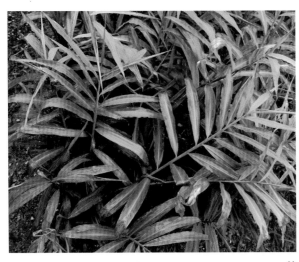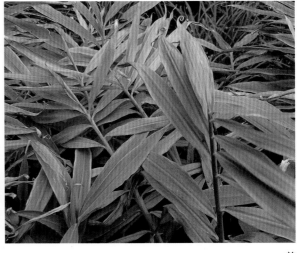

姜　　　　　　　　　　　　　　　　姜

**生境分布** | 生长于阳光充足、排水良好的沙质地。分布于四川、广东、广西、湖北、贵州、福建等地。

**采收加工** | 冬季采挖，除去须根及泥沙，晒干或低温干燥。

**药材鉴别** | 本品为不规则的厚片或段片。表面灰棕色或浅黄棕色，粗糙；切面黄白色或灰白色，内皮层环明显，具筋脉点。质坚脆。香气特异，味辛辣。

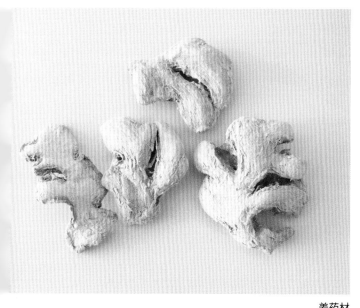
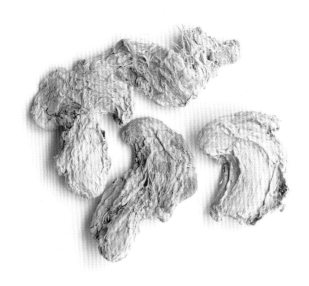

姜药材                                          姜饮片

**性味归经** 辛，热。归脾、胃、心、肺经。

**功效主治** 温中散寒，回阳通脉，温肺化饮。本品辛热燥烈，为温中散寒之主药。

**用法用量** 3 ~ 10 g，煎服。

**精选验方**

**1. 中寒水泻** 干姜（炮）适量。研细末，饮服 10 g。

**2. 崩漏、月经过多** 干姜（炮）10 g，艾叶 15 g，红糖适量。水煎服。

**3. 脾寒疟疾** 干姜、高良姜等量。研细末，每次 6 g，水冲服。

**4. 赤痢** 干姜适量。烧黑存性，候冷为末，每次 3 g，用米汤送饮。

**5. 痛经** 干姜、红糖、大枣各 30 g。将大枣去核洗净，干姜洗净切片，加红糖同煎汤服，每日 2 次，温热服。

**6. 小儿腹泻** 干姜、艾叶、小茴香各 20 g，川椒 15 g。共为细末，然后以鲜姜 30 g 捣烂拌匀，敷于脐部并以热水袋保持温度，昼夜持续，5 日为 1 个疗程。

**7. 妊娠呕吐** 干姜、人参各 50 g，半夏 100 g。研细末，以生姜糊为丸，如梧桐子大，每次 10 丸，每日 3 次。

**8. 胃寒痛** 小茴香、干姜、木香各 15 g，甘草 10 g。水煎服。

**使用禁忌** 阴虚内热、血热妄行者忌用。孕妇慎用。

姜

# 金毛狗脊

## JINMAOGOUJI

**彝 药 名** | 窝有加溜。

**别　　名** | 金毛狗。

**来　　源** | 为蚌壳蕨科植物金毛狗 *Cibotium barometz*（L.）J. Smith 根茎。

**识别特征** | 大型土生蕨类植物，植株树状，植株高 2 ～ 3 m。根茎横卧，粗壮，直径 4 ～ 8 cm，密生金黄色节状长毛，有光泽，形如金毛狗头，顶端有叶丛生。叶柄长 1 ～ 1.2 m，基部粗 2 ～ 3 cm，腹面有浅纵沟，下部棕紫色；叶片革质或厚纸质，除小羽轴两面略有褐色短毛外，余皆无毛，阔卵状三角形，长宽几相等。三回羽状深裂，羽片 10 ～ 15 对，互生，有柄，狭长圆形，长 50 ～ 60 cm，宽 20 ～ 25 cm；二回羽片 18 ～ 24 对，互生，有短柄，线状披针形，长 13 ～ 15 cm，宽 2 ～ 3 cm；末回裂片 23 ～ 25 对，互生，狭长圆形或略呈镰刀形，长 1 ～ 1.8 cm，宽 3 ～ 5 mm，边缘有钝齿，幼时疏生黄色长毛，后渐脱落；叶脉羽状，侧脉分叉。孢子囊群位于裂片下部边缘，生于小脉顶端，囊群盖两瓣，形如蚌壳，长圆形。

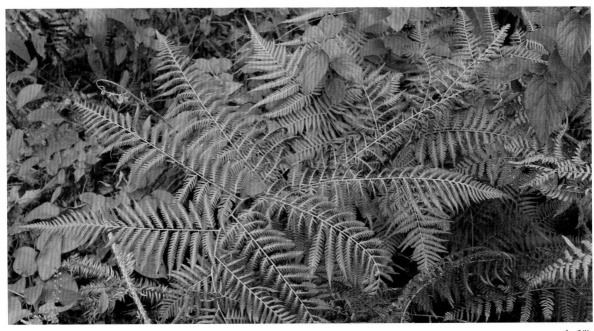

金毛狗

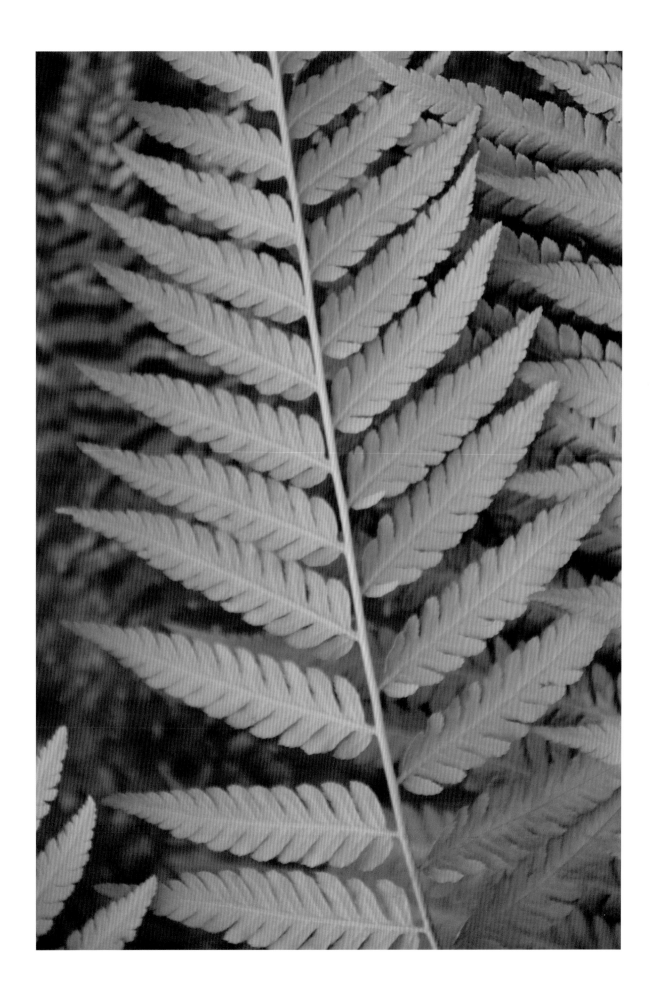

金毛狗脊

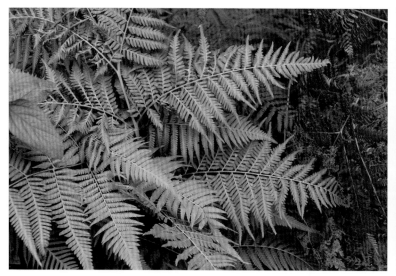

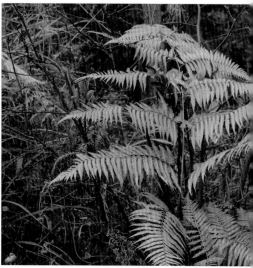

金毛狗　　　　　　　　　　金毛狗

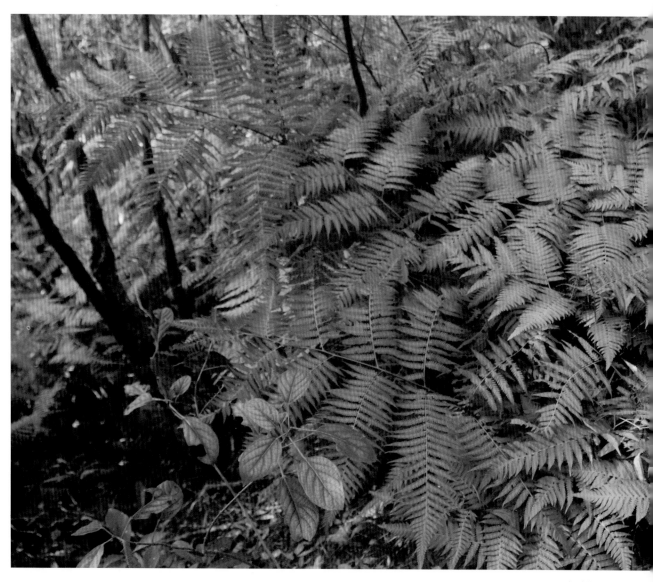

金毛狗

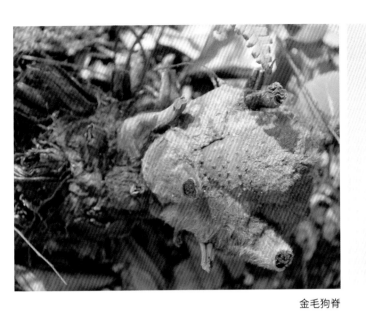

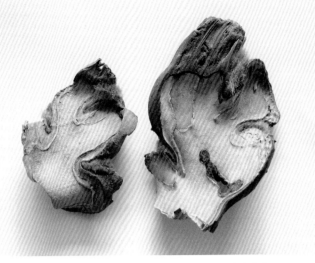

金毛狗脊 　　　　　　　　　　　　　　　　　　　金毛狗脊饮片

**生境分布** ｜ 生长于山脚沟边及林下阴湿处酸性土壤。分布于华南、西南及浙江、江西、福建、台湾、湖南等地。

**药材鉴别** ｜ 根茎呈不规则的长块状，长 10 ～ 30 cm，少数可达 50 cm，直径 2 ～ 10 cm。表面深棕色，密被光亮的金黄色茸毛，上部有数个棕红色叶柄残基，下部丛生多数棕黑色细根。质坚硬，难折断。气无，味微涩。

**性味归经** ｜ 味苦、甜，性冷。归热经。

**功效主治** ｜ 强腰膝，祛风湿，利关节。主治肾虚腰痛脊强，足膝软弱无力，风湿痹痛，小便过多，遗精，妇女白带过多。

**用法用量** ｜ 内服：煎汤，10 ～ 15 g；或浸酒。外用：适量，鲜品捣烂外敷。

**精选验方** ｜

**1. 腰痛** 金毛狗、淫羊藿、岩防风、刺五加各 15 g，徐长卿、杜仲各 20 g，凤仙花 10 g。水煎服或泡酒内服。

**2. 尿频** 金毛狗、刺五加、木瓜、杜仲各 10 g。水煎服。

**3. 老年尿多** 金毛狗脊根茎、蜂糖罐根、大夜关门、小棕根各 15 g。炖猪肉吃。

# 韭菜籽

## JIUCAIZI

**彝 药 名** | 窝莫。

**别　　名** | 韭子、韭菜仁。

**来　　源** | 为百合科植物韭菜 *Allium tuberosum* Rottl.ex Spreng. 的干燥成熟种子。

**识别特征** | 多年生草本，全草有异臭，鳞茎狭圆锥形。叶基生，扁平，狭线形，长 15 ~ 30 cm，宽 1.5 ~ 6 mm。花茎长 30 ~ 50 cm，顶生伞形花序，具 20 ~ 40 朵花；总苞片膜状，宿存；花梗长为花被的 2 ~ 4 倍；花被基部稍合生，裂片 6，白色，长圆状披针形，长 5 ~ 7 mm；雄蕊 6；子房三棱形。蒴果倒卵形，有三棱。种子 6，黑色。花期 7 ~ 8 月，果期 8 ~ 9 月。

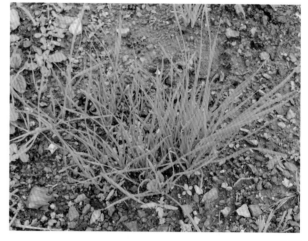

韭菜

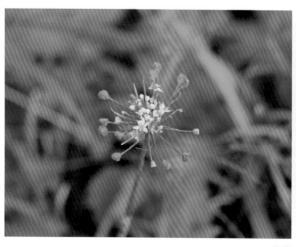

韭菜

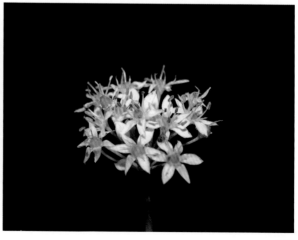

韭菜

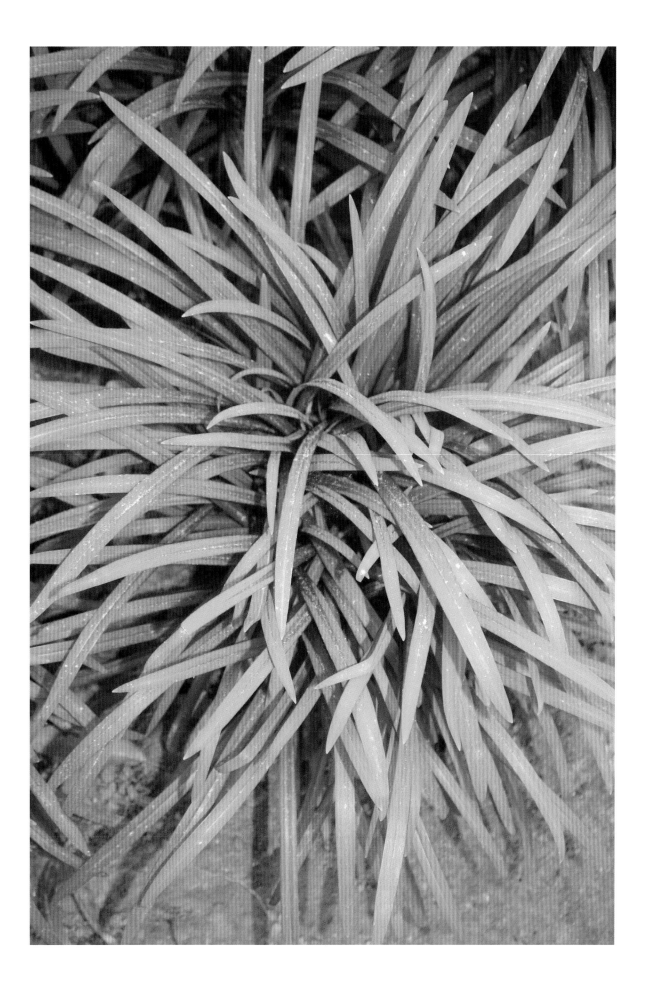

韭菜籽

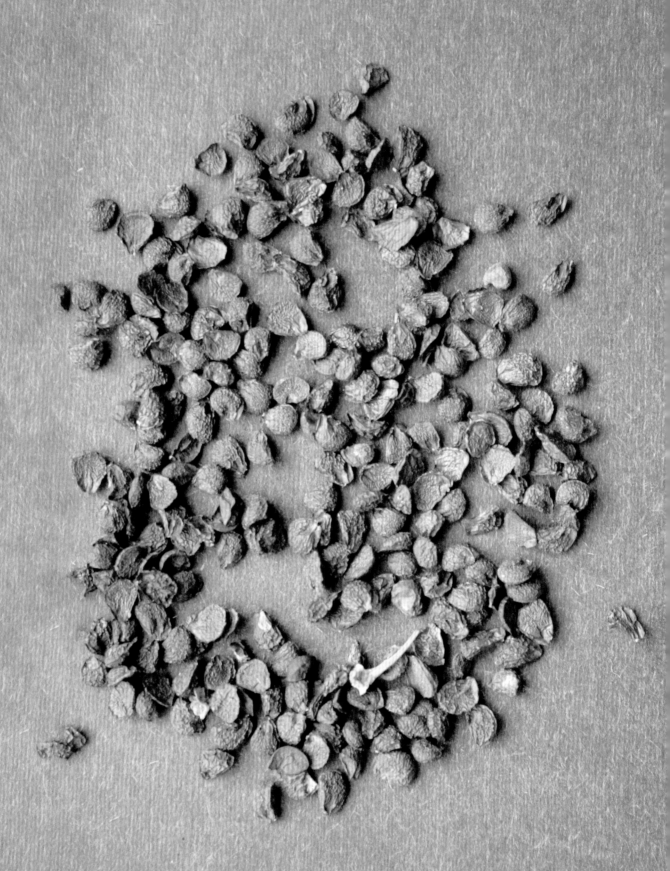

韭菜籽

**生境分布**｜ 生长于田园，全国各地均有栽培。以河北、河南、山西、江苏、山东、安徽、吉林产量最多。

**采收加工**｜ 秋季果实成熟时，收采果序，晒干，搓出种子，除去杂质及果皮。

**药材鉴别**｜ 本品呈半圆形或卵圆形，略扁。表面黑色，一端凸起，粗糙，有细密的皱纹，另一面微凹，皱纹不甚明显。质硬。气特异，味微辛。

**性味归经**｜ 辛、甘，温。归肝、肾经。

**功效主治**｜ 补肝肾，暖腰膝，助阳，固精。主治阳痿，遗精，遗尿小便频数，腰膝酸软，冷痛，白带过多。

**药理作用**｜ 具有增强性功能和强壮作用。

**用法用量**｜ 6～10g，煎服；或入丸、散。

**精选验方**｜

1. **遗精** 韭菜籽25g，牛鞭1根，淫羊藿、菟丝子各15g。水煎服。

2. **重症呃逆** 韭菜籽适量。轧为细面，每日3次，每次3～6g，口服，煎则无效。

3. **阳痿** 韭菜籽60g。水煎服，每日1剂。

4. **中老年人肾阳虚损，阳痿不举，早泄精冷之症** 韭菜籽、巴戟天、胡芦巴、杜仲各10g。水煎服。

5. **遗精** 韭菜籽适量。每日生吞10～20粒，淡盐水送下。

6. **肾虚遗精、小便频数** 韭菜籽15g，粳米50g。先煎韭菜籽，去渣取汁，入米煮粥，空腹食用。

7. **小儿遗尿** 韭菜籽、面粉各适量。韭菜籽研细和面粉制成面饼，蒸熟，每日2次。

8. **腰痛脚弱** 韭菜籽适量。研细粉，每服10g，开水送服。

9. **慢性胃炎及消化性溃疡** 韭菜籽12g，猪肚1个。韭菜籽洗净，纱布袋装好，放入猪肚内，隔水蒸至烂熟，取出药袋，取食猪肚。

9. **男性不育，精子过少** 韭菜籽、车前子、女贞各10g，附子、五味子各9g，枸杞子、覆盆子各12g，菟丝子15g。水煎取药汁，口服，每日1剂。

**使用禁忌**｜ 阴虚火旺者忌服。

韭菜籽

# 桔梗

## JIEGENG

**彝 药 名**｜ 胡尔敦。

**别　　名**｜ 宝日、苏格拉、苦桔梗、白桔梗、玉桔梗、炙桔梗。

**来　　源**｜ 本品为桔梗科植物桔梗 *Platycodon grandiflorum* (Jacq.) A. DC. 的干燥根。

**识别特征**｜ 一年生草本，体内有白色乳汁，全株光滑无毛。根粗大，圆锥形或有分叉，外皮黄褐色。茎直立，有分枝。叶多为互生，少数对生，近无柄，叶片长卵形，边缘有锯齿。花大形，单生于茎顶或数朵成疏生的总状花序；花冠钟形，蓝紫色，蓝白色，白色，粉红色。蒴果卵形，熟时顶端开裂。花期 7 ～ 9 月，果期 8 ～ 10 月。

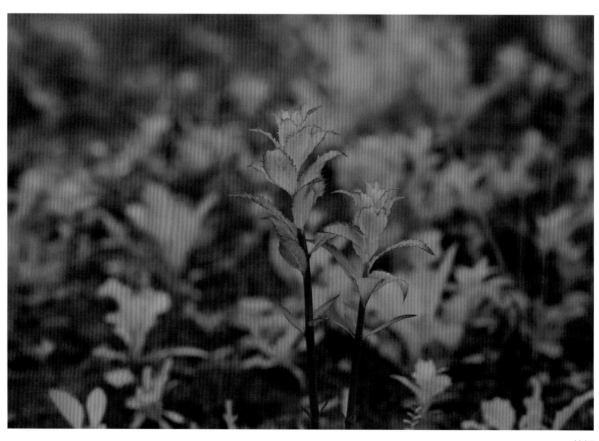

桔梗

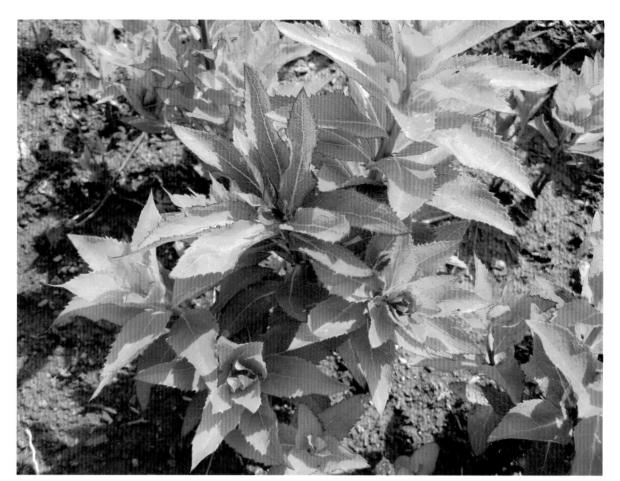

桔梗

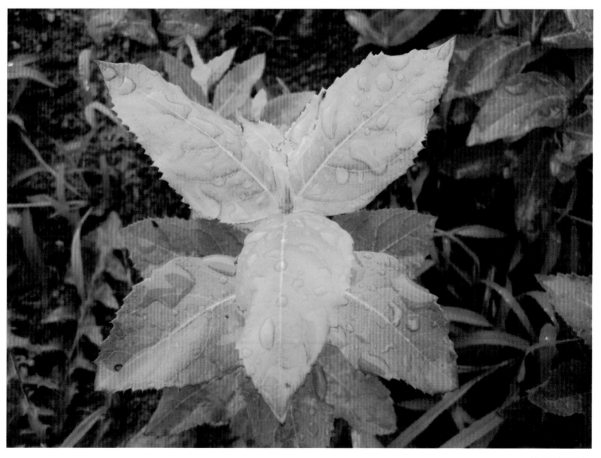

桔梗（野生）

桔
梗

163

中国少数民族中药图鉴

彝族药卷

**生境分布** | 适宜在土层深厚、排水良好、土质疏松而含腐殖质的沙质壤土上栽培。我国大部分地区均产。以华北、东北地区产量较大，华东地区、安徽产品质量较优。

**采收加工** | 春、秋二季采挖，以深秋采者为佳。洗净，除去须根，趁鲜刮去外皮或不去外皮，干燥或切片晒干。

**药材鉴别** | 本品为椭圆形或不规则厚片，外表面白色或淡黄白色，外皮多已除去或偶有残留，未去净外面栓皮的黄棕或灰褐色。切面皮部类白色，较窄，有颗粒性，有一浅棕色环纹，木质部淡黄色，较松软。质硬脆，易折断。气微，味微甜后苦。

**性味归经** | 甘、辛，平。归肺经。

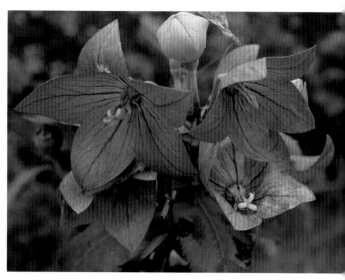

桔梗

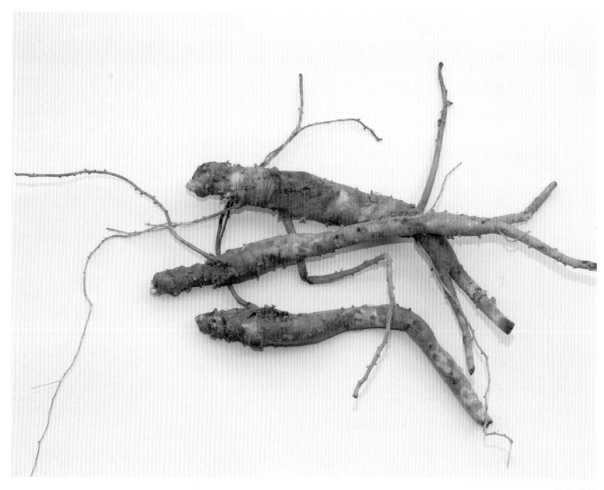

桔梗药材

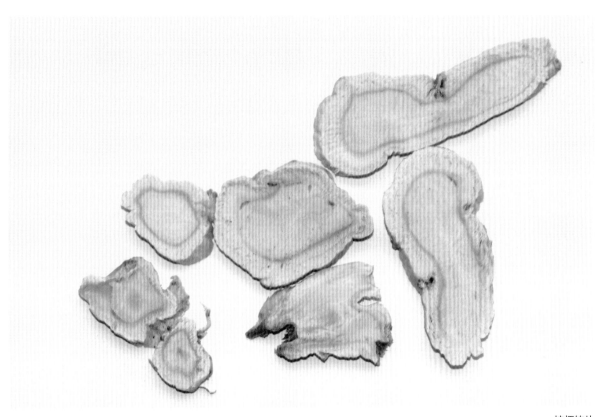

桔梗饮片

**功效主治** 宣肺化痰，利咽，排脓。本品苦泄辛散，气平性浮，善于开提宣散。入肺经，能宣肺导滞而止咳嗽，通肺气而利咽喉，决壅滞而排痈脓，为"诸药舟楫，载药上行之剂"，具有宣肺化痰、利咽、排脓之功。

**用法用量** 3～10 g，煎服。

**精选验方**

**1. 小儿喘息性肺炎** 桔梗、枳壳、半夏、陈皮各 4 g，神曲、茯苓各 5 g，甘草 1.5 g。以上为 3 岁小儿用量，每日 1～2 剂。

**2. 肺痈唾脓痰** 桔梗 15 g，冬瓜仁 12 g，鱼腥草 30 g，甘草 6 g。加水煎汤服。

**3. 咽喉肿痛** 桔梗、生甘草各 6 g，薄荷、牛蒡子各 9 g。水煎服。

**4. 风热咳嗽痰多、咽喉肿痛** 桔梗、甘草各 9 g，桑叶 15 g，菊花 12 g，杏仁 6 g。水煎服。

**5. 热咳痰稠** 桔梗 6 g，桔梗叶、桑叶各 9 g，甘草 3 g。水煎服，每日 1 剂，连服 2～4 日。

**6. 咳痰不爽** 桔梗 30 g，甘草 60 g。加水煎汤，分 2 次温服。

**7. 慢性气管炎** 桔梗 15 g，鲜飞扬草 200 g。水煎 2 次，每次煎沸 2 h，过滤，两次滤液混合浓缩至 60 ml，加白糖适量，每次服 20 ml，每日 3 次，10 日为 1 个疗程，连服 2 个疗程。

**使用禁忌** 本品辛散苦泄，凡阴虚久咳及有咯血倾向者均不宜用。

桔<br>梗

# 决明子

## JUEMINGZI

**彝 药 名** | 塔拉嘎道尔吉。

**别　　名** | 哈斯雅、草决明、敖其尔、生决明。

**来　　源** | 为豆科一年生草本植物决明 *Cassia obtusifolia* L. 的干燥成熟种子。

**识别特征** | 一年生半灌木状草本；高 1～2 m，上部多分枝，全体被短柔毛。双数羽状复叶互生，有小叶 2～4 对，在下面两小叶之间的叶轴上有长形暗红色腺体；小叶片倒卵形或倒卵状短圆形，长 1.5～6.5 cm，宽 1～3 cm，先端圆形，有小突尖，基部楔形，两侧不对称，全缘。幼时两面疏生柔毛。花成对腋生，小花梗长 1～2.3 cm；萼片 5，分离；花瓣 5，黄色，

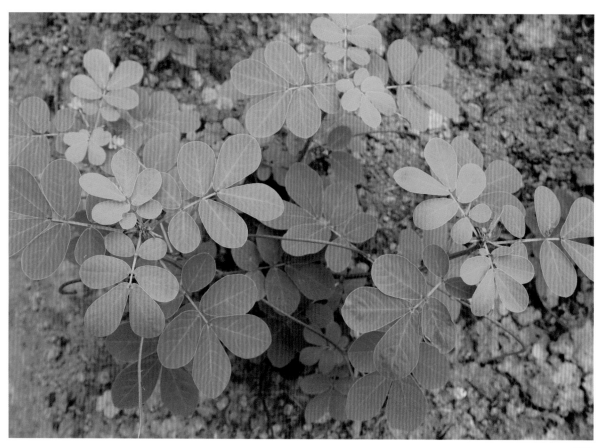

决明

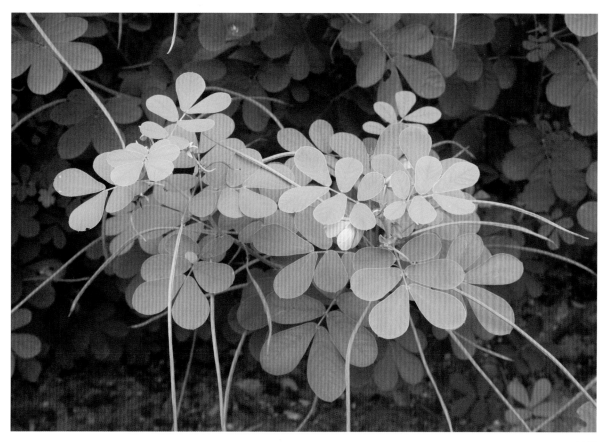

决明

倒卵形，长约 12 mm，具短爪，最上瓣先端有凹，基部渐窄；发育雄蕊 7，3 枚退化。子房细长弯曲，柱头头状。荚果 4 棱柱状，略扁，稍弯曲，长 15 ~ 24 cm，果柄长 2 ~ 4 cm。种子多数，菱状方形，淡褐色或绿棕色，有光泽，两侧面各有一条线形浅色斜凹纹。小决明：与决明形态相似，但植株较小，通常不超过 130 cm。下面两对小叶间各有 1 个腺体；小花梗、果实及果柄均较短；种子较小，两侧各有 1 条宽 1.5 ~ 2 mm 的绿黄棕色带。具臭气。花期 6 ~ 8 月，果期 9 ~ 10 月。

**生境分布** | 生长于村边、路旁和旷野等处。分布于安徽、广西、四川、浙江、广东等地，南北各地均有栽培。

**采收加工** | 秋季果实成熟后，将全株割下或摘下果荚晒干，打出种子，扬净荚壳及杂质，再晒干。

**药材鉴别** | 本品呈棱方形或短圆柱形，两端平行倾斜，形似马蹄，长 3 ~ 7 mm，宽 2 ~ 4 mm。表面绿棕色或暗棕色，平滑有光泽，有突起的棱线和凹纹。种皮薄。质坚硬。气微，味微苦。口嚼稍有豆腥气味。入水中浸泡时，由一处胀裂，手摸有黏性。

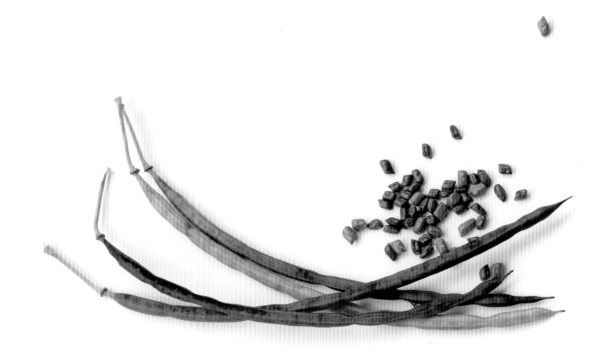

决明子药材

**性味归经** | 甘、苦、咸，微寒。归肝、肾、大肠经。

**功效主治** | 清肝明目，润肠通便。本品苦寒可降泄肝经郁热，清肝明目作用好而为眼科常用药；味甘质润而有润肠通便之功。

**药理作用** | 有降压及轻度泻下作用。其醇提取物对葡萄球菌、白喉杆菌及伤寒、副伤寒、大肠杆菌等均有抑制作用，其1：4水浸剂对皮肤真菌有抗菌作用。

**用法用量** | 10 ~ 15 g，煎服。

**精选验方** |

**1. 急性结膜炎**　决明子、菊花、蝉蜕、青葙子各15 g。水煎服。

**2. 夜盲症**　决明子、枸杞子各9 g，猪肝适量。水煎，食肝服汤。

**3. 雀目**　决明子100 g，地肤子50 g。上药捣细罗为散，每于食后，以清粥饮调。

**4. 习惯性便秘**　决明子、郁李仁各18 g。沸水冲泡代茶。

**5. 外感风寒头痛**　决明子50 g。用火炒后研成细粉，然后用凉开水调和，涂在头部两侧太阳穴处。

**6. 口腔炎**　决明子20 g。煎汤，一直到剩一半的量为止，待冷却后，用来漱口。

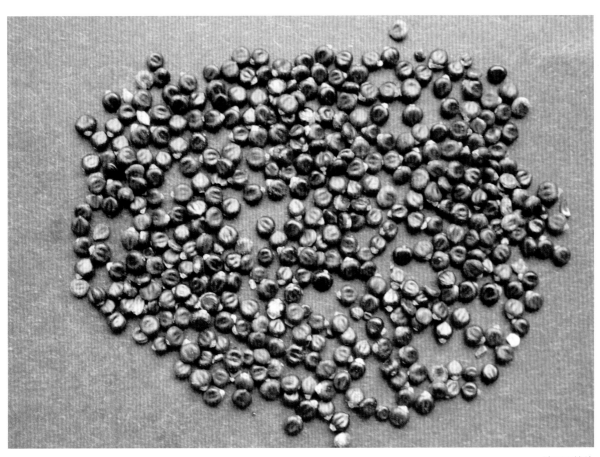

决明子饮片

**7. 妊娠合并高血压综合征**　决明子、夏枯草、白糖各 15 g，菊花 10 g。水煎取汁，加入白糖，煮沸即可，随量饮用。

**8. 肝郁气滞型脂肪肝**　决明子 20 g，陈皮 10 g。切碎，放入砂锅，加水浓煎 2 次，每次 20 min，过滤，合并 2 次滤汁，再用小火煨煮至 300 g 即成，代茶饮，可连续冲泡 3 ～ 5 次，当日饮完。

**9. 热结肠燥型肛裂**　决明子 30 g，黄连 3 g，绿茶 2 g。放入大号杯中，用沸水冲泡，加盖焖 10 min 即成，代茶频饮，可冲泡 3 ～ 5 次，当日饮完。

**10. 肥胖症**　决明子、泽泻各 12 g，番泻叶 1.5 g。水煎取药汁，每日 1 剂，分 2 次服用。

**11. 协日乌素病**　决明子、文冠木、苘麻子、白云香各 50 g。制成散剂，每次 1.5 ～ 3 g，每日 1 ～ 2 次，温开水送服。

**12. 白脉病，脚巴木病**　决明子、白云香、苘麻子各 15 g，肉豆蔻、苦参各 12.5 g，黑冰片 50 g，丁香 10 g。制成散剂，口服，每次 1.5 ～ 3 g，每日 1 ～ 2 次，温开水送服。

**使用禁忌**｜气虚便溏者慎用。

# 苦参

## KUSHEN

**彝 药 名** 道古勒。

**别　　名** 地骨、野槐、好汉枝、山槐子、利德瑞。

**来　　源** 为豆科植物苦参 *Sophora flavescens* Ait. 的根。

**识别特征** 小灌木，高达 3 m。幼枝青色，有疏毛。后变无毛。羽状复叶；小叶 25 ～ 29，披针形，长 2 ～ 3 cm，宽 1 ～ 3 cm，先端渐尖，基部圆形，下面密被平贴柔毛。总状花序顶生；花萼钟形，花冠淡黄色，旗瓣匙形，翼瓣无耳；雄蕊 10，仅基部愈合；雌蕊 1，子房柄被细毛。荚果成熟时不开裂。于种子间微缢缩，呈不明抬串珠状，有种子 1 ～ 5 粒。花期 5 ～ 7 月，果期 7 ～ 9 月。

**生境分布** 生长于山坡、灌丛中。分布于山西、湖北、河南、河北、贵州等地。

**采收加工** 秋季挖根，鲜用或晒干备用。

**药材鉴别** 根长圆柱形，下部常分枝，长 10 ～ 30 cm，直径 1 ～ 2.5 cm。表面棕黄色至灰棕色，具纵皱纹及横生皮孔。栓皮薄，破裂反卷，易剥落，露出黄色内皮。质硬，不易折断，折断面纤维性。切片厚 3 ～ 6 mm，切面黄白色，具放射状纹理。气微，味苦。

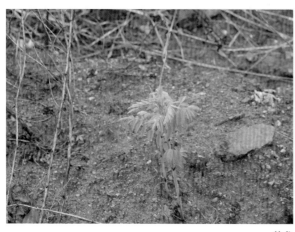
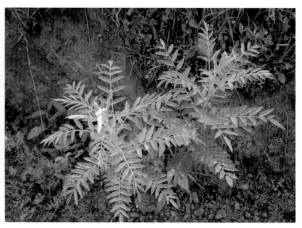

苦参　　　　　　　　　　　　　　　　　　　　　　　　　　　　　苦参

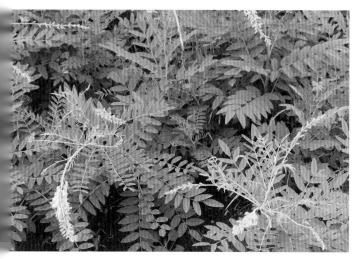

苦参

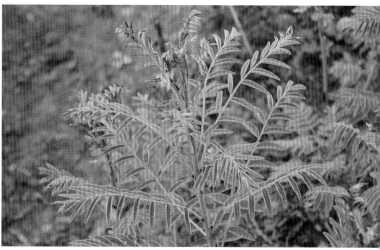

苦参

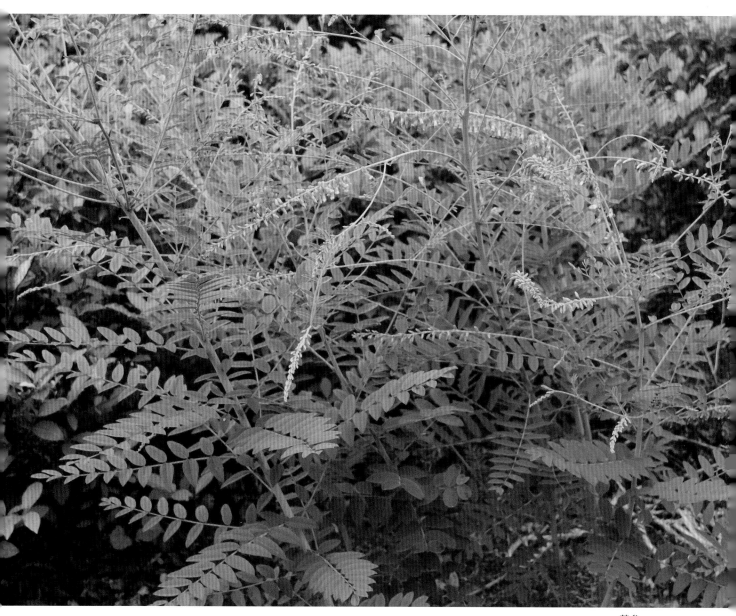

苦参

171

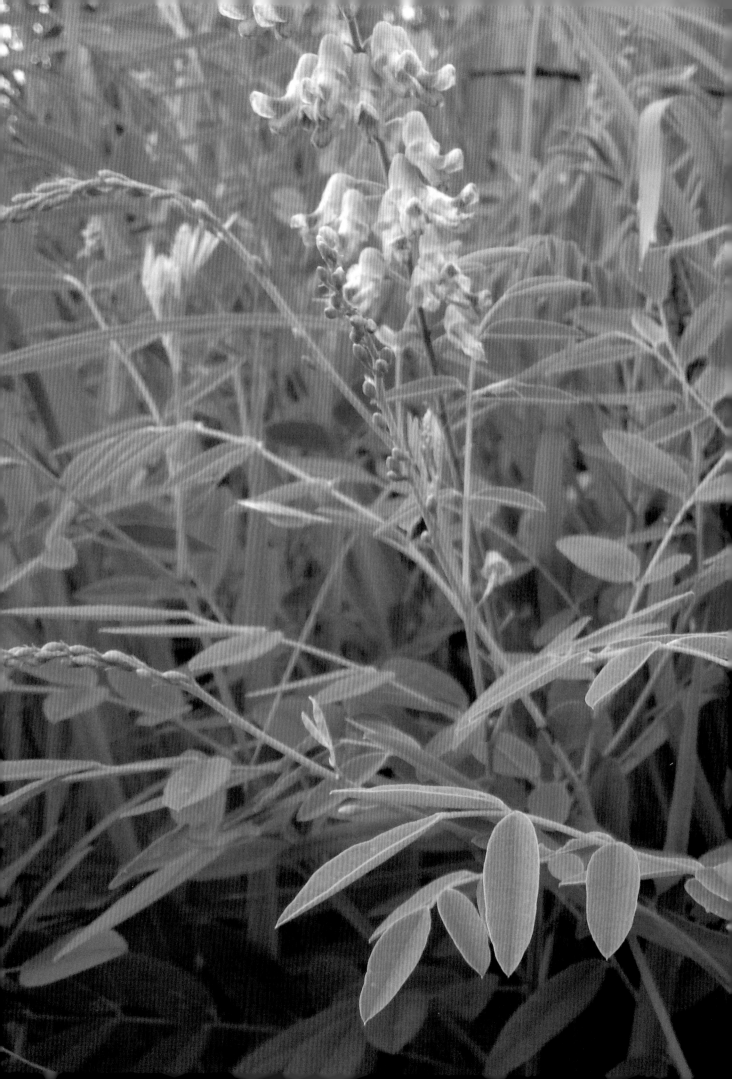

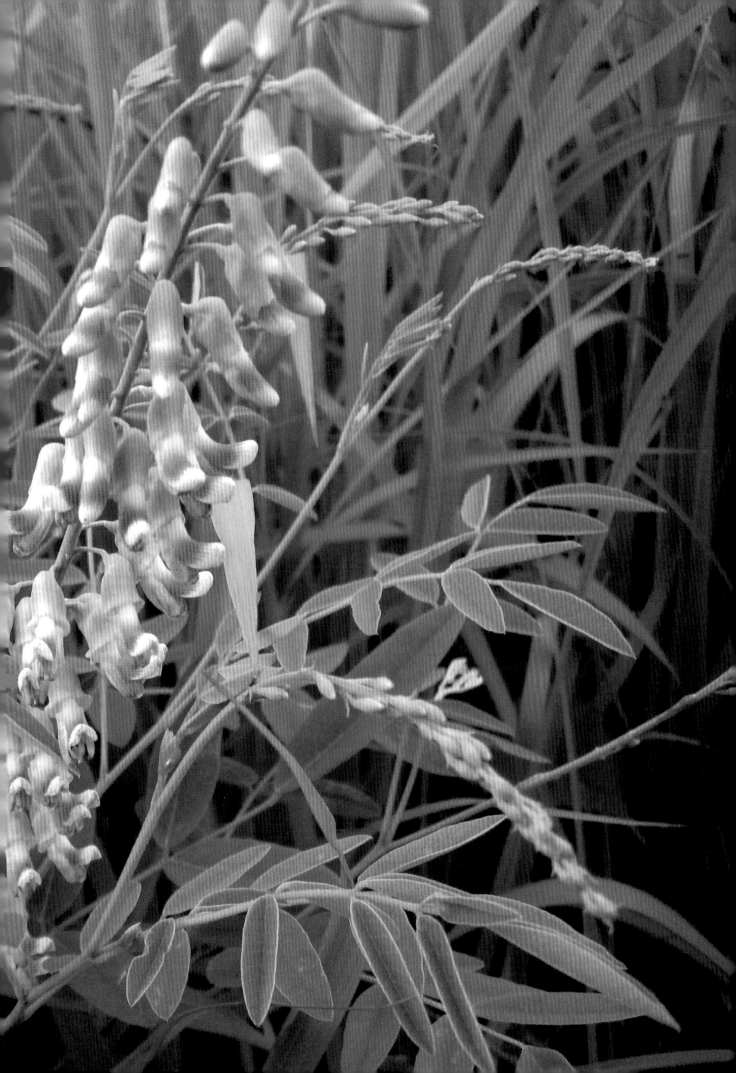

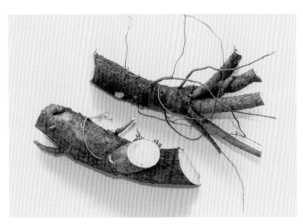

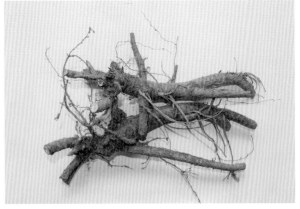

苦参药材 苦参药材

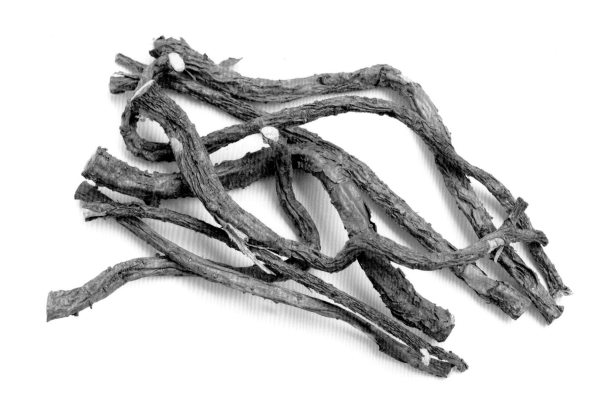

苦参药材

**性味归经** ┃ 味苦，性冷。归热经。

**功效主治** ┃ 清热燥湿，杀虫，利尿。主治热痢，便血，黄疸，赤白带下，阴肿阴痒，湿疹，湿疮，皮肤瘙痒；外治滴虫性阴道炎。

**用法用量** ┃ 内服：煎汤，3～15g；或入丸、散。外用：适量，煎水熏洗；或研末敷，或泡酒搽。

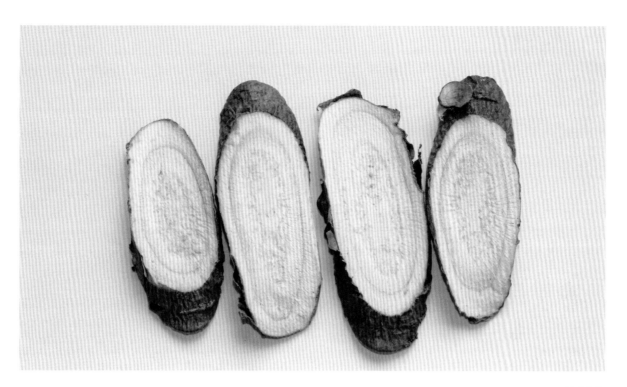

苦参饮片

**精选验方**

**1. 皮肤瘙痒** 苦参根粉末适量。以香油或菜油调搽患处；亦可用适量药材切片煎水洗全身皮肤。

**2. 红痢、赤白带下** 苦参 30 g。水煎服。

**3. 外阴瘙痒、阴道滴虫** 苦参 30 g，蛇床子 15 g，川椒 6 g。水煎洗。

**4. 肠风下血** 苦参 10 g（用酒喷火烤，再喷再烤，直至焦黄）。煨水服。

**5. 肝炎** 苦参、赤小豆各 1 g。研细末，用少许吹鼻孔，每日 1 次。

**6. 驱蛔虫** 苦参、苦楝皮、隔山消、大火草根、川谷根各 2 g。研细末，加红糖制成丸，每次 5 粒，晨服，连服 3 日。

**7. 梅毒、麻风** 苦参、苍耳草、马鞭草各 40 g。泡酒 1500 ml，早、晚各服 10 ml。

**8. 阴痒（阴道滴虫），毒疮** 苦参适量。煨水洗患处。

**9. 风热感冒** 苦参 5 ～ 10 g。研细末，开水吞服。

**10. 未成熟热，流感** 苦参、土木香各 50 g，珍珠杆 25 g，山柰 12.5 g。制成煮散剂，每次 3 ～ 5 g，每日 1 ～ 2 次，水煎服。

**11. 疫热，感冒，麻疹** 苦参、土木香各 50 g，诃子、川棟子、栀子各 45 g，地格达 40 g，胡黄连 25 g。制成煮散剂，每次 3 ～ 5 g，每日 1 ～ 3 次，水煎服。

**12. 陶赖，赫如虎，协日乌素病** 苦参、栀子各 25 g，诃子、川棟子各 15 g，地格达 10 g。制成煮散剂，每次 3 ～ 5 g，每日 1 ～ 3 次，水煎服。

**使用禁忌** 脾胃虚寒者禁服。

苦<br>参

# 辣椒

## LAJIAO

**彝 药 名** | 沙则。

**别　　名** | 哈伦、辣茄、辣虎、班椒、孜达日嘎。

**来　　源** | 为茄科植物辣椒 *Capsicum annuum* L. 的果实。

**识别特征** | 一年生或有限多年生草本植物，高 40 ~ 80 cm。单叶互生，枝顶端节不伸长而呈双生或簇生状；叶片长圆状卵形、卵形或卵状披针形，长 4 ~ 13 cm，宽 1.5 ~ 4 cm，全缘，先端尖，基部渐狭。花单生，俯垂；花萼杯状，不显著 5 齿；花冠白色，裂片卵形；雄蕊 5；雌蕊 1，子房上位，2 室，少数为 3 室，花柱线状。浆果长指状，先端渐尖且常弯曲，未成熟时绿色，成熟后呈红色、橙色或紫红色，味辣。种子多数，扁肾形，淡黄色。花、果期 5 ~ 11 月。

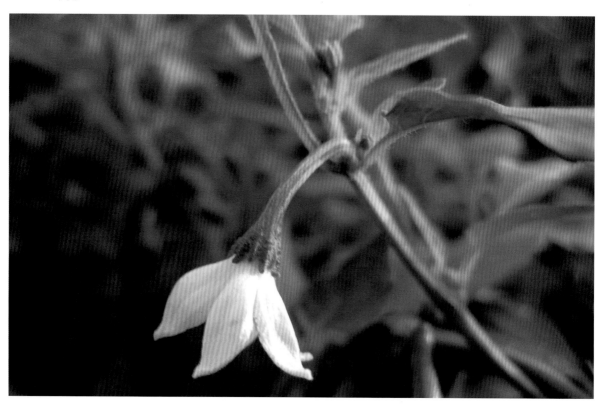

辣椒

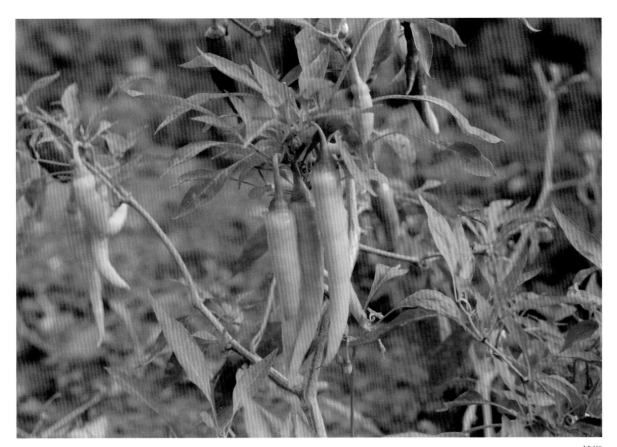

辣椒

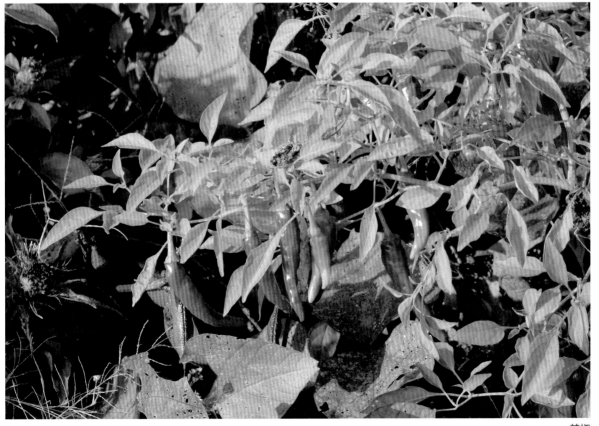

辣椒

辣椒

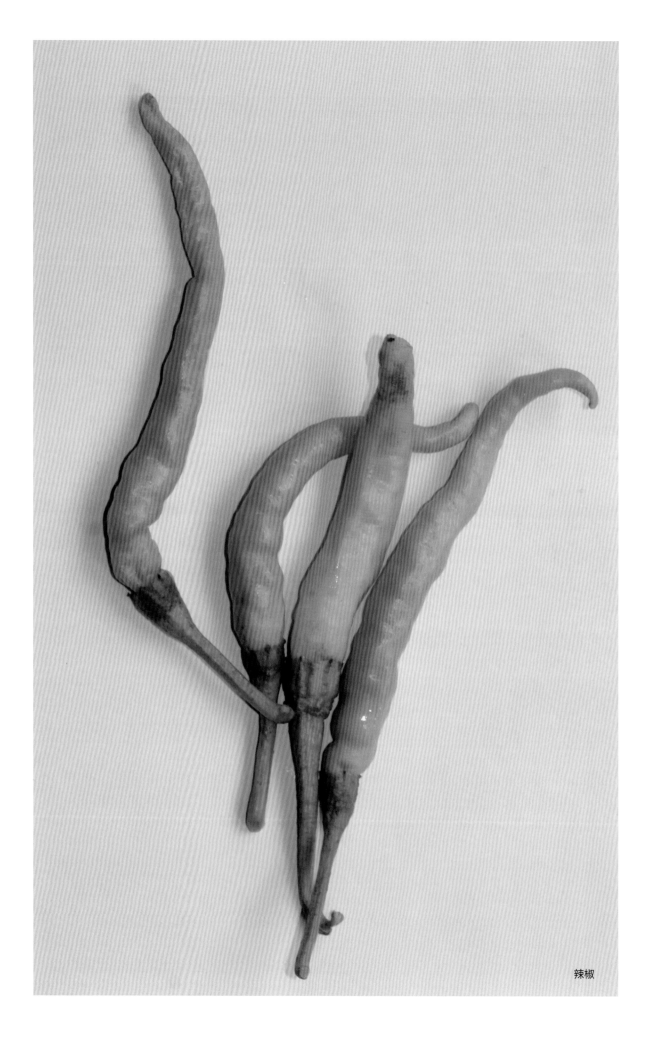

辣椒

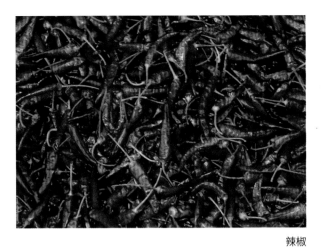
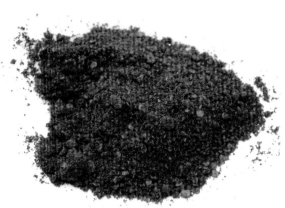

辣椒                                          辣椒

**生境分布** | 我国大部地区均有栽培。

**采收加工** | 青椒一般以果实充分肥大，皮绿色转浓，果皮坚实而有光泽时采收；干椒可待果实成熟时一次采收。可加工成腌辣椒、清酱辣椒、虾油辣椒。干椒可加工成干制品。

**药材鉴别** | 果实形状、大小因品种而异。一般为长圆锥形而稍有弯曲，基部微圆，绿棕色，具 5 裂齿的宿萼及稍粗壮而弯曲或细直的果柄。表面光滑或有沟纹，橙红色、红色或深红色，具光泽，果肉较厚。质较脆，横切面可见中轴胎座，有菲薄的隔膜分为 2 ～ 3 室，内含多数黄白色、扁平圆形或倒卵形种子。干品果皮皱缩，暗红色，果肉干薄。气特异，催嚏性，味辛辣如灼。

**性味归经** | 味辛、辣，性热。归冷经。

**功效主治** | 温中散寒，下气消食。主治胃寒气滞，脘腹胀痛，呕吐，泻痢，风湿痛，冻疮。

**用法用量** | 内服：入丸、散，1 ～ 3 g。外用：适量，煎水熏洗或捣烂外敷。

**精选验方** |

**1. 预防冻疮** 风雪寒冷中行军或长途旅行，可用20%辣椒软膏搽于冻疮好发部位，如耳轮、手背、足跟等处。如冻疮初起尚未溃烂，用辣椒适量煎水温洗；或用辣椒放在麻油中煎成辣油，涂患处。

**2. 风湿性关节炎** 辣椒 20 个，化椒 30 g。先将化椒煎水，数沸后放入辣椒煮软，取出撕开，贴患处，再用水热敷。

**3. 带状疱疹后神经痛** 用 0.025% 辣椒素乳膏。在患部皮肤上涂敷，每日 4 次。

**4. 糖尿病性神经痛** 用 0.025% 辣椒索乳膏。每日 3 次。

**使用禁忌** | 阴虚火旺及诸出血者禁服。

辣椒

# 鹿衔草

## LUXIANCAO

**彝 药 名** ｜ 锐巴麦棍。

**别　　名** ｜ 鹿含草、肺心草、破血丹。

**来　　源** ｜ 为鹿蹄草科植物鹿蹄草 *Pyrola calliantha* H. Andre. 的全草。

**识别特征** ｜ 多年生常绿草本植物。根茎细长而横生，斜升，连同花葶高 15 ～ 30 cm。叶基生、革质，4 ～ 7 片，叶柄长 2 ～ 5.5 cm；叶片椭圆形或卵形，长 3 ～ 5.2 cm，宽 2.2 ～ 3.5 cm，顶端圆钝，边缘近全缘或有疏齿，背面有白霜，有时带紫色。花葶有 1 ～ 2 枚鳞片状苞片；总状花序有花 9 ～ 13 朵，长 13 ～ 16 cm；小苞片长舌形，长 6 ～ 7.5 mm，萼片舌形，长 5 ～ 7.5 mm，边缘近全缘，花冠白色，直径 1.5 ～ 2 cm，花瓣倒卵状椭圆形，长 6 ～ 10 mm；雄蕊 10，花药

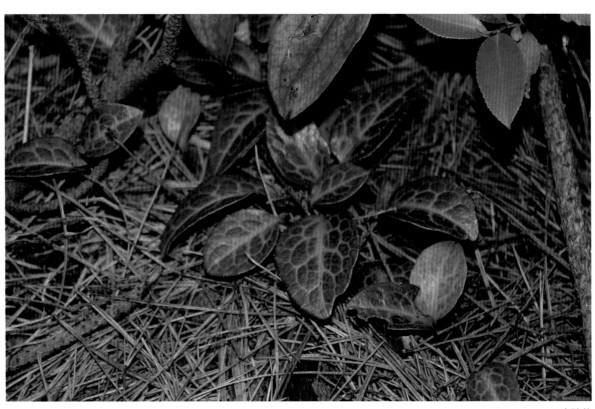

鹿蹄草

长圆柱形，有小角，黄色，花柱淡红色，微伸出花冠。蒴果扁球形，高 5 ～ 5.5 mm，直径 7.5 ～ 9 mm。花期 6 ～ 8 月，果期 8 ～ 9 月。

**生境分布 |** 生长于林下或阴湿处。分布于贵州、湖南、湖北、云南、四川、河北、山西、陕西、甘肃、西藏等地。

**采收加工 |** 栽后 3 ～ 4 年采收，全年可采，一般在 4 月挖取全株。也可在 9 ～ 10 月结合分株进行，挖大留小，每隔 6 ～ 10 cm 留苗 1 株。以后每隔 1 年可采收 1 次。将采收的鹿衔草洗净泥土，晒全叶片较软略抽缩时，堆压发汗，盖麻袋等物，使叶片两面变成紫红色或紫褐色，再晒或炕干即可。

**药材鉴别 |** 根茎细长。茎圆柱形或具纵棱，长 10 ～ 13 cm。叶基生，卵圆形或近圆形，长 2 ～ 8 cm，暗绿色或紫褐色，先端圆或尖，全缘或稀疏小锯齿，边缘略反卷，上表面有时沿脉有白色的斑纹，下表面有时有白粉。总状花序，有花 4 ～ 10 朵，花瓣下垂，萼片 5，舌形或卵状长圆形；花瓣 5，早落，雄蕊 10，花药基部有小角，顶孔开裂；花柱外露，有环状突起的柱头盘。蒴果扁球形，直径 7 ～ 10 mm，5 纵裂，裂瓣边缘有蛛丝状毛。气微，味淡、微苦。以叶片多、紫红色者为佳。

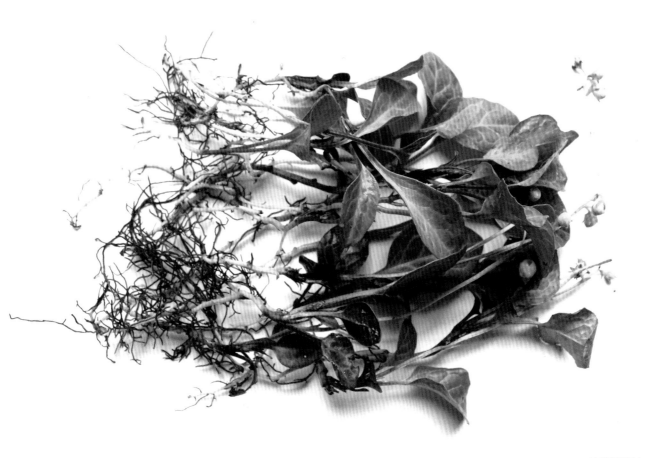

鹿衔草药材

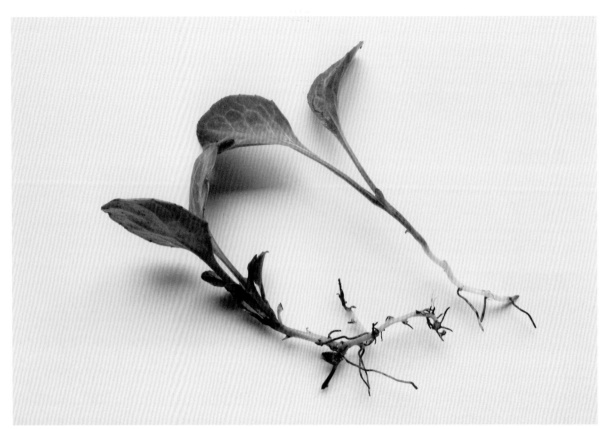

鹿衔草药材

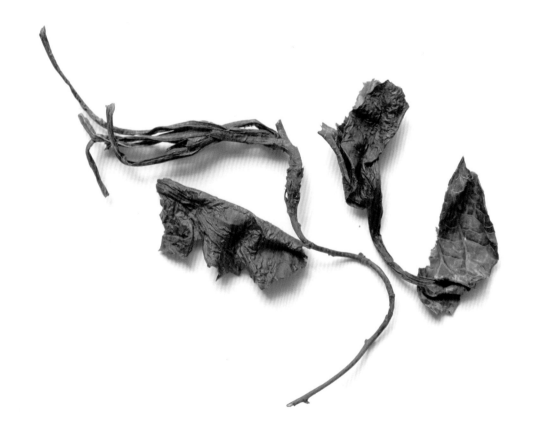

鹿衔草药材

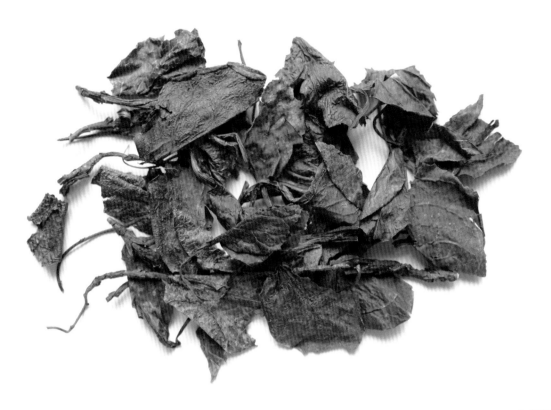

**性味归经** 味甜、苦，性热。归冷经、慢经、半边经。

**功效主治** 补肾强骨，祛风除湿，止咳，止血。主治肾虚腰痛，风湿痹痛，筋骨萎软，新旧咳嗽，吐血，衄血，崩漏，外伤出血。

**用法用量** 内服：煎汤，15 ～ 30 g；研末，6 ～ 9 g。外用：适量，捣烂外敷或研末撒；或煎水洗。

**精选验方**

**1. 咳嗽、咯血** 鹿衔草 30 g，见血青 15 g。煨水服，每日 3 次。

**2. 盗汗** 鹿衔草、夜寒苏各 10 g。炖猪肉吃。

**3. 蛇风症** 鹿衔草、水马鞭草各 10 g，菖蒲、蛇泡草各 5 g。煎水服。

**4. 崩漏** 鹿衔草 100 g，猪肉 500 g。炖熟服用。

**5. 咳嗽，气喘** 鹿衔草 15 g，贝母、紫苏子、桔梗、款冬花、陈皮各 9 g。水煎服。

**6. 小儿遗尿** 鹿衔草 15 g，猪肉 250 g。加水炖烂，吃肉饮汤，每晚睡前服。连服 3 剂为 1 个疗程。

**7. 颈性眩晕** 鹿衔草注射液。每支 2 ml，含生药 0.5 g，肌肉注射，每日 2 次，每次 4 ml，1 周为 1 个疗程。

# 马鞭草

## MABIANCAO

**彝 药 名** | 木巴日波。

**别 名** | 马鞭洒、奥向阳。

**来 源** | 为马鞭草科植物马鞭草 *Verbena officinalis* L. 的全草。

**识别特征** | 多年生草本植物,高 30 ~ 120 cm。茎直立,多分枝,四棱形,支、节上具硬毛。叶对生,叶片卵圆形至长椭圆形,长 3 ~ 8 cm,宽 1 ~ 5 cm,基生叶羽状分裂,茎生叶多为 3 深裂,裂片圆披针形,裂片边缘具粗齿状裂缺,两面被硬毛。穗状花序顶生或腋生,花小,紫蓝色,花间距随花轴生长由密而疏;苞片 1,披针形,花萼筒状,先端 5 齿,被硬毛;花冠唇形,裂片 5,类圆形;雄蕊 4,不外露;雌蕊 1,子房上位。蒴果柱形,成熟时裂开,内存小坚果 4。花期 6 ~ 8 月,果期 7 ~ 10 月。

**生境分布** | 生长于山坡、草地或林边。分布于西南、中南及山西、陕西、甘肃、新疆、浙江、江苏、安徽、江西、福建等地。

**采收加工** | 6 ~ 9 月开花时采收,挖取全草,除净泥土和杂质,晒干。

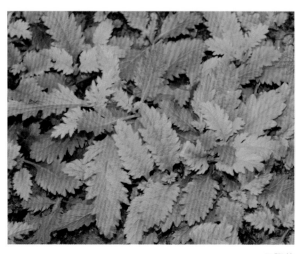

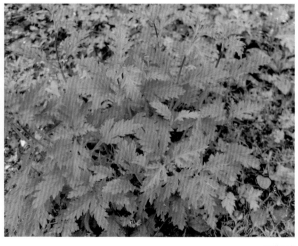

马鞭草 马鞭草

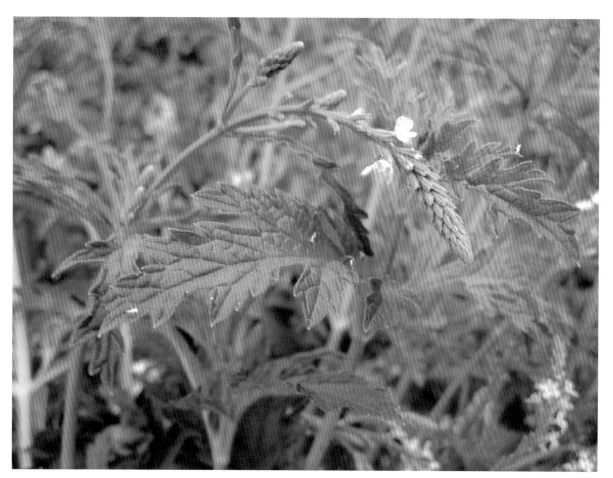

马鞭草

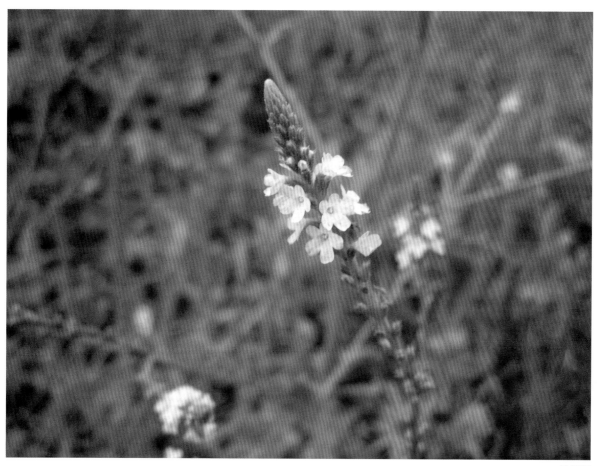

马鞭草

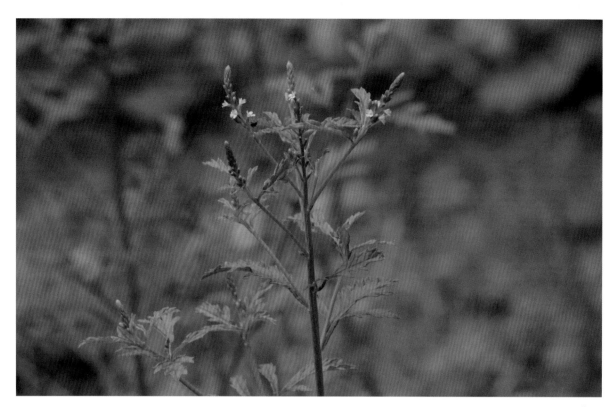

马鞭草

**药材鉴别** | 根茎圆柱形，着生须根多数，土黄色。茎四棱柱形，表面黄绿色或灰绿色，有纵沟，具疏毛；质硬，易折断，断面纤维状，中空或留存白色茎髓。叶对生，多残破，两面具毛，灰绿色或棕黄色。花序穗状，花小密排，花瓣棕色；果序穗状，果实稀排，宿萼灰绿色，内有小坚果4，棕色。气微，味微苦。

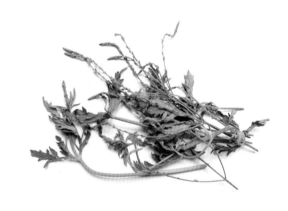

马鞭草药材

**性味归经** | 味苦，涩，性冷。归热经。

**功效主治** | 清热解毒，活血止痛，利水消肿，截疟。主治外感发热，湿热黄疸，肝炎，泌尿道感染，水肿，咽喉肿痛，月经不调，经闭，腹痛，疟疾，痈肿疮毒，跌打损伤，骨折。

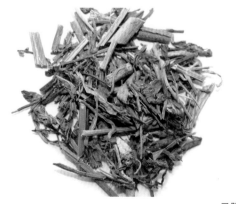

马鞭草饮片

**用法用量** | 内服：10～30 g，煎服。外用：适量，捣烂外敷或煎水洗。

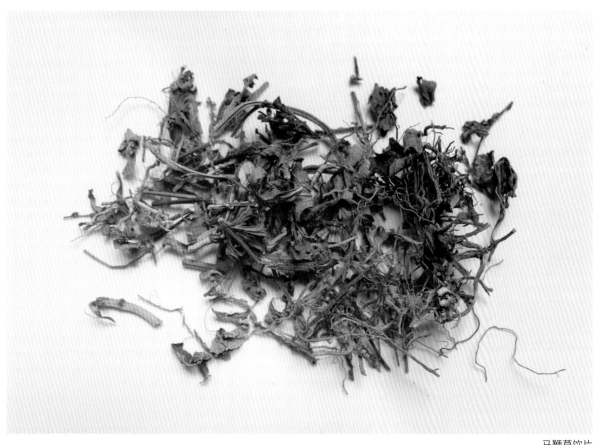

马鞭草饮片

## 精选验方 |

**1. 流行性感冒** ①马鞭草、板蓝根、车前草各 15 g，银花藤 20 g，夏枯草 10 g，鱼鳅串 12 g。水煎服，每日 3 次。②马鞭草 15 g，虎杖、大青叶各 10 g。姜、葱为引，水煎服，每日 1 剂，连服 1～3 剂。

**2. 肝炎** 马鞭草、山栀茶各 50 g，栀子 7 颗，车前草 25 g。水煎，分 3 次服，每日 1 剂。

**3. 腹痛** 马鞭草 15 g。煎水服。

**4. 急性胃肠炎** 鲜马鞭草 60 g，鲜鱼腥草 30 g。洗净，捣烂，加冷开水适量，搅匀后，绞取药汁，服药水，每日 2 次。

**5. 腰痛** 马鞭草 20 g，岩马桑 30 g。水煎服。

**6. 筋骨疼痛** 鲜马鞭草 20 g。捣烂敷患处。

**7. 黄水疮** 马鞭草、地蜂子、花椒、龙衣、对嘴泡根各等量。研末外敷。

**8. 霉菌性阴道炎** ①马鞭草 30 g。加水煎煮、去渣，温水坐浴，浸泡阴道 10 分钟，同时用手指套以消毒纱布清洗阴道皱褶，每日 1 次，5 次为 1 个疗程。②紫花地丁、马鞭草各 30 g。煎液灌洗外阴及阴道，每日 1 剂。

马鞭草

# 马蹄香

## MATIXIANG

**彝 药 名** 布里莫补此。

**别　　名** 鬼见愁、九转香、雷公七、磨脚花。

**来　　源** 为败酱科植物蜘蛛香 *Valeriana jatamansi* Jones. 的干燥根茎。

**识别特征** 多年生草本植物，高达 70 cm。茎 1 至数枝丛生，被短毛；根状茎粗短，淡黄绿色，有浓香气。叶基生，叶片心状圆形至卵状心形，长 2 ~ 9 cm，宽 3 ~ 8 cm，边缘有疏浅波齿，被短毛；叶柄长于叶片，达 20 cm，茎生叶与基生叶近似而具短柄，上部叶常羽状 3 ~ 7 裂，渐无柄。聚伞花序顶生，初紧密，花开时渐疏大；花小，白色或微带红色；花萼内卷；花冠筒状，上部稍膨胀，5 裂；雄蕊 3。瘦果长柱状，顶端有多条羽状毛。花期 5 ~ 7 月，果期 6 ~ 9 月。

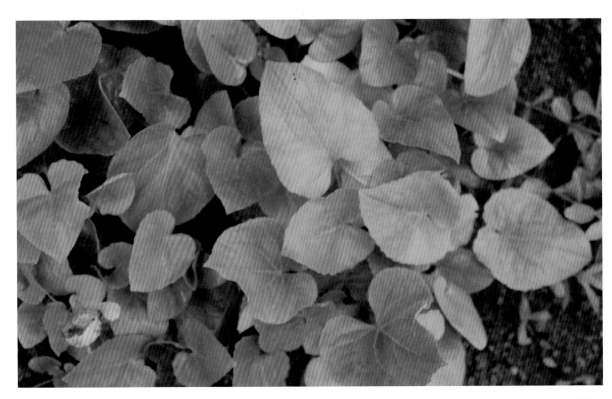

蜘蛛香

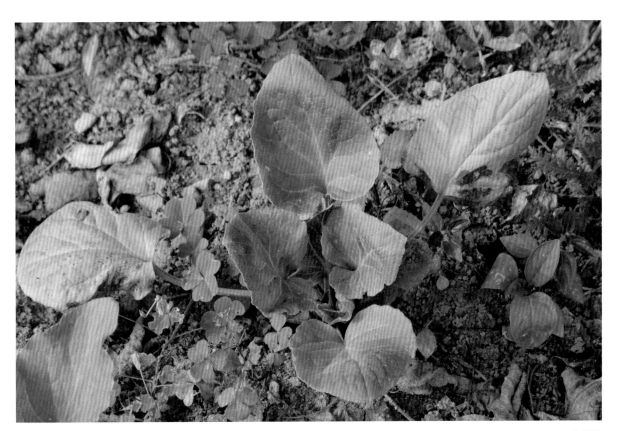

蜘蛛香

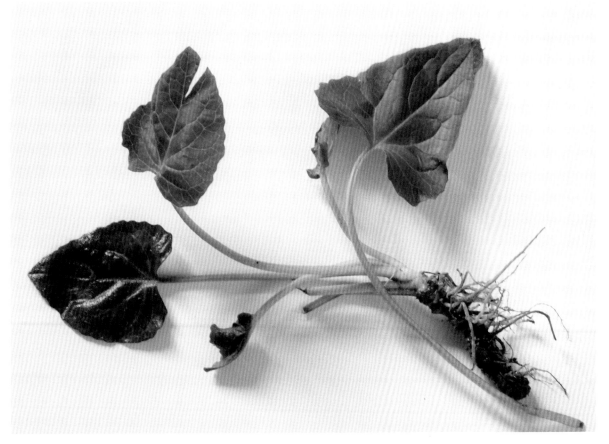

蜘蛛香

马蹄香

189

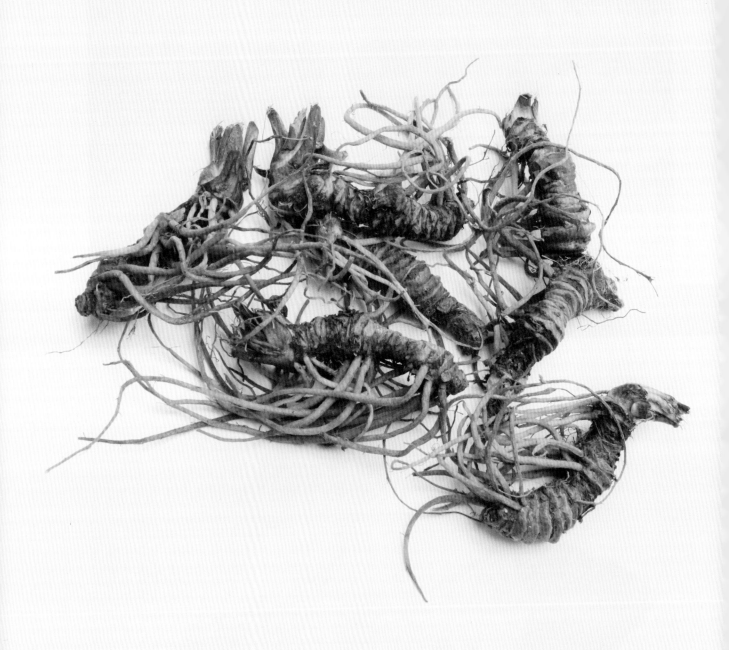

马蹄香

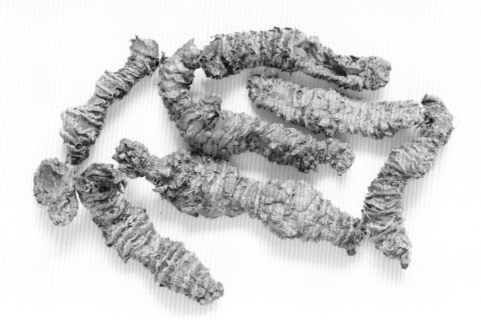

马蹄香药材

**生境分布** 生长于山顶草地，灌木林中。主要分布于贵州、陕西、河南、湖北、四川等地。

**采收加工** 秋季采挖，除去泥沙，干燥。

**药材鉴别** 根茎呈圆柱形，略扁，稍弯曲，少有分枝，长2～8cm，直径0.5～2cm。表面灰褐色，有明显紧密的不规则环节及突起的点状根痕。顶端具茎、叶残基。质坚实，易折断，断面灰棕色或棕褐色，可见筋脉点（维管束）断续排列成环。具特异香气，味微苦、辛。

**性味归经** 味辛，性热。归冷经。

**功效主治** 理气和中，散寒除湿，活血消肿。主治消化不良，腹泻，痢疾，风湿痹痛，腰膝酸软，脘腹胀痛，小儿疳积，脚气水肿，月经不调，跌仆损伤，疮疖。

**用法用量** 内服：煎汤，3～9g。外用：适量，磨汁涂。

**精选验方**

1. **胃气痛** 蜘蛛香10g。水煎服；或吞服3g。

2. **风湿麻木** 蜘蛛香50g。水煎服，并用药渣涂患处。

3. **鼻血不止** 蜘蛛香30g。生服。

4. **口腔炎** 蜘蛛香15g。研粉以开水调和，涂在溃疡面上。

5. **毒疮** 蜘蛛香适量。磨醋外搽；或煨酒服。

6. **霍乱上吐下泻** 蜘蛛香15g。煨水服。

7. **感冒** 蜘蛛香15g，生姜3g。煨水服。

马蹄香

# 曼陀罗

## MANTUOLUO

**彝 药 名** | 布呷此。

**别　　名** | 图布德、曼陀罗子、唐普日木。

**来　　源** | 为茄科植物白花曼陀罗 *Datura metel* L. 或毛曼陀罗 D.innoxia MilL. 的种子。

**识别特征** | 一年生草本，高 0.5 ～ 2 m，全体近于无毛。茎上部呈二歧分枝。单叶互生，上部常近对生，叶片卵形至广卵形，先端尖，基部两侧不对称，全缘或有波状短齿。花单生于枝的分叉处或叶腋间；花萼筒状，黄绿色，先端 5 裂，花冠大漏斗状，白色，有 5 角棱，各角棱直达裂片尖端；雄蕊 5 枚，贴生于花冠管；雄蕊 1 个，柱头棒状。蒴果表面具刺，斜上着生，成熟时由顶端裂开，种子宽三角形。花常干缩成条状，长 9 ～ 15 cm，外表面黄棕或灰棕色，花萼常除去。完整的花冠浸软后展开，呈喇叭状，顶端 5 浅裂，裂开顶端有短尖。质脆易碎，气特异，味微苦。花期 6 ～ 10 月，果期 7 ～ 11 月。

**生境分布** | 生长于山坡草地或住宅附近。多为栽培，也有野生。白曼陀罗的花称南洋金花，分布于江苏、福建、广东。毛曼陀罗的花称北洋金花，分布于河北、山东、河南。

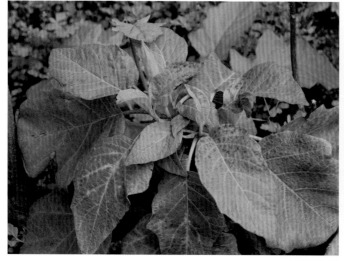

白花曼陀罗

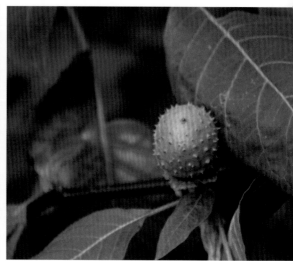

白花曼陀罗

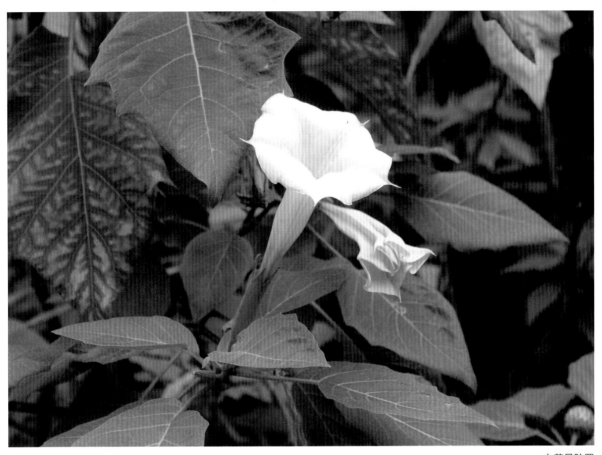

白花曼陀罗

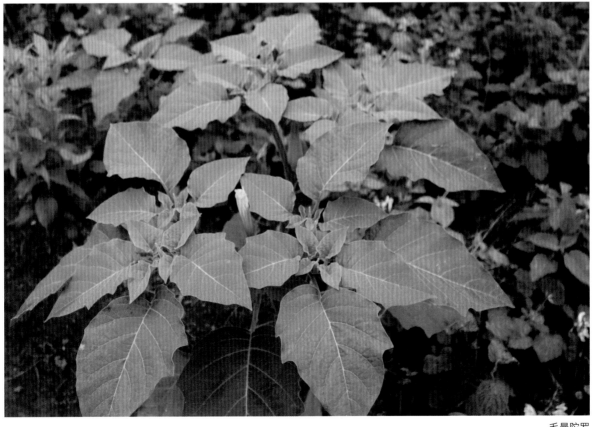

毛曼陀罗

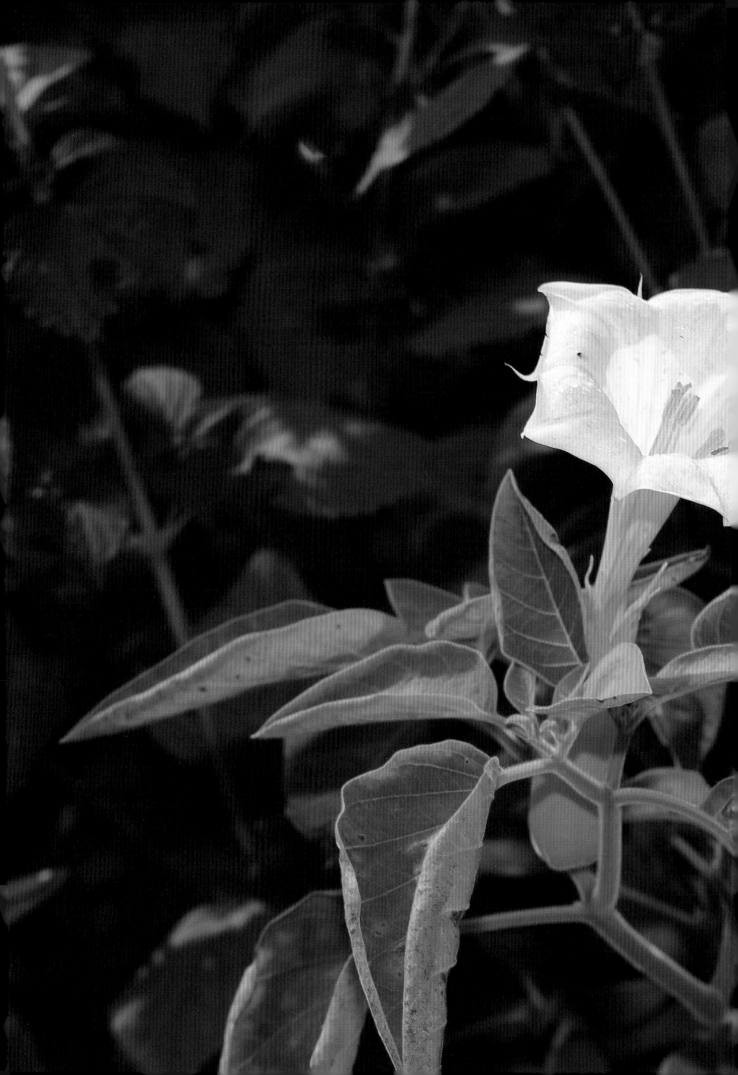

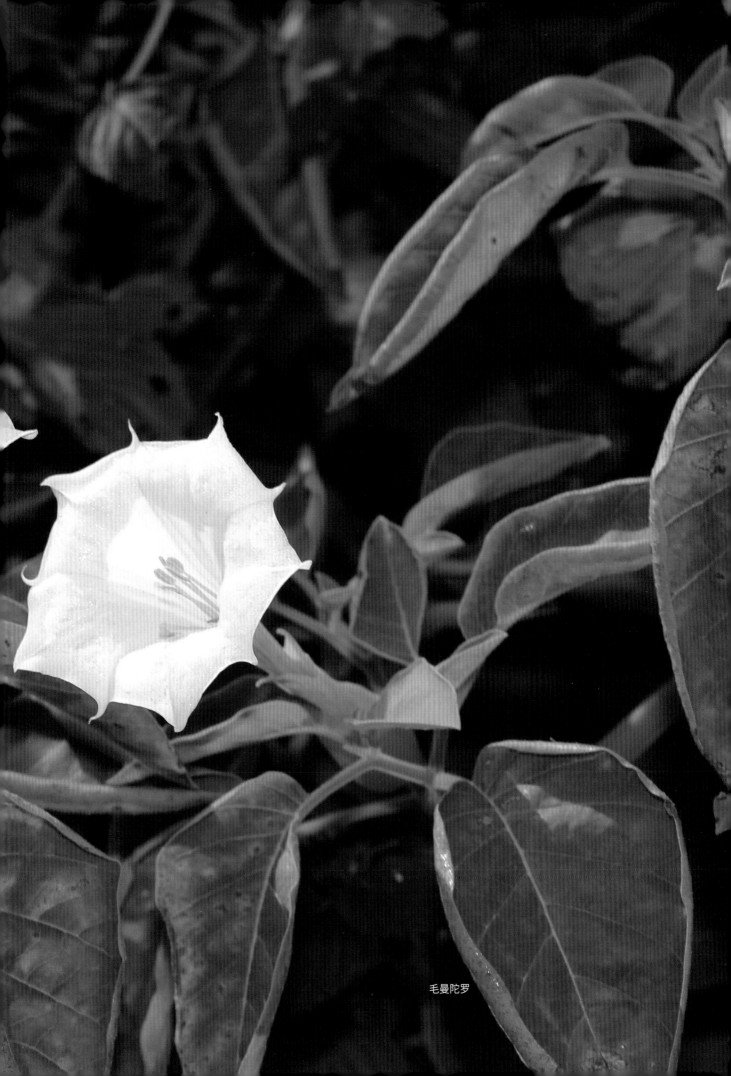

毛曼陀罗

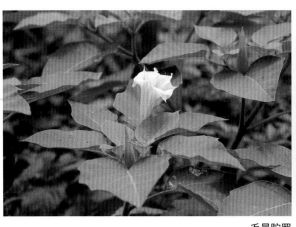

毛曼陀罗

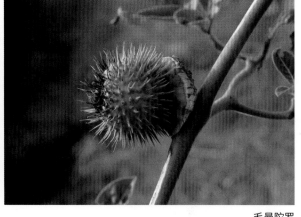

毛曼陀罗

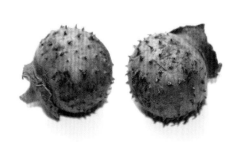

白花曼陀罗果药材

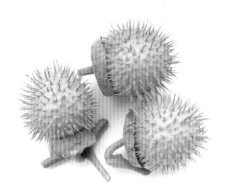

毛曼陀罗果药材

**采收加工** 8～11月间，花初开放时采下，阴干、晒干或烘干；采叶多在7～8月间，晒干或烘干；采种子多在夏、秋果实成熟期。

**药材鉴别** 白曼陀罗子，蒴果近球形或扁球形，直径约3 cm，茎部有浅盘状宿萼及短果柄。表面黄绿色，疏生粗短刺。果皮木质化，成熟时作不规则4瓣裂。种子多数，扁平，三角形，宽约3 mm，淡褐色。气特异，味微苦。有毒。毛曼陀罗子，蒴果近珠形或卵球形，直径3～4 cm，基部宿萼略呈五角形，向处刺细而有韧性。果皮由上部作不规则形裂。种子扁肾形，长约5 mm，宽约3 mm，淡褐色。以果实饱满、种子数多、成熟者为佳。

**性味归经** 辛，温；有毒。归心、肺、肝、脾经。

**功效主治** 平喘，祛风，止痛。主治喘咳，惊痫，风寒湿痹，泻痢，脱肛，跌打损伤。

**药理作用** 本品有显著的中枢镇静作用，可使动物进入麻醉状态，但对呼吸中枢则有兴奋作用。

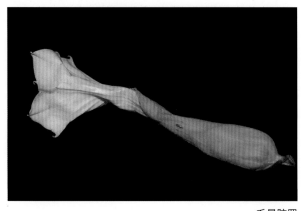

毛曼陀罗

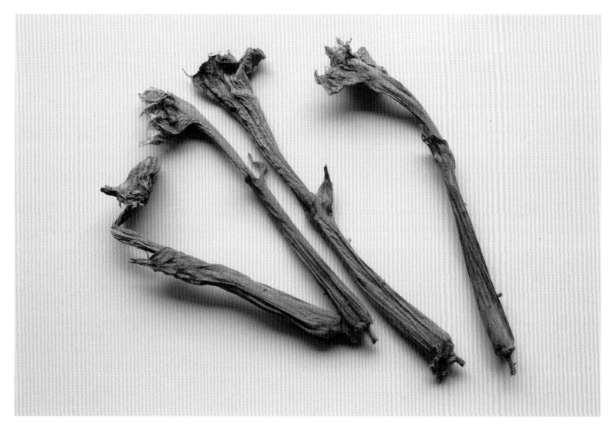

毛曼陀罗花药材

**用法用量｜** 花 0.3 ～ 0.6 g，果实 0.9 ～ 2.4 g，根 1.5 ～ 3 g，煎服；入丸、散或酒剂时酌减。外用：适量。

**精选验方｜**

**1. 慢性气管炎** 曼陀罗子 0.15 g，金银花、远志、甘草各 0.8 g（每丸含量）。共研细末，加适量蜂蜜制成蜜丸。每次服 1 丸，每日 2 次，连服 30 日。

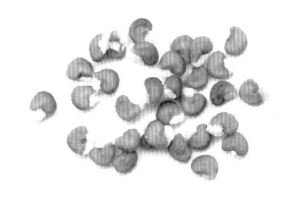

毛曼陀罗子药材

**2. 哮喘** 曼陀罗子、烟叶各等份。搓碎，作烟吸，喘止即停。此法限于成年人、老年人哮喘。作为临时平喘用，用量为 0.01 ～ 0.04 g，不可过量，以防中毒。儿童忌用。

**3. 风湿性关节痛** 曼陀罗子 5 g，白酒 500 ml。泡半个月，一次饮半小酒盅，每日 2 次。

**4. 骨折疼痛、关节疼痛** 曼陀罗子适量。晒干研末，每服 0.05 g 或配伍用。

**使用禁忌｜** 本品剧毒，应严格控制剂量。青光眼患者忌用；心脏病、高血压、体弱、孕妇、表证未解、热痰咳嗽、咯痰稠黏不利者慎用。

# 猕猴桃

## MIHOUTAO

**彝 药 名** | 比猛。

**别　　名** | 藤梨、甜梨、猕猴梨、山洋桃、洋桃果、野洋桃。

**来　　源** | 为猕猴桃科植物猕猴桃 *Actinidia chinensis* Planch. 的果实、根。

**识别特征** | 幼枝赤色，同叶柄密生灰棕色柔毛，老枝无毛；髓大，白色，片状。单叶互生；叶柄长达 6 cm；叶片纸质，圆形、卵圆形或倒卵形，长 5 ～ 17 cm，先端突尖、微凹或平截，基部阔楔形至心脏形，边缘有刺毛状齿，上面暗绿色，仅叶脉有毛，下面灰白色，密生灰棕色星状茸毛。花单生或数朵聚生于叶腋；单性花，雌雄异株或单性花与两性花共存；萼片 5，稀为 4，基部稍连合，花梗被淡棕色茸毛；花瓣 5，稀 4，或多至 6 ～ 7 片，刚开放时呈乳白色，后变黄色；雄蕊多数；子房上位，多室，花柱丝状，多数。浆果卵圆形或长圆形，长 3 ～ 5 cm，密生棕色长毛，有香气。种子细小，黑色。花期 5 ～ 6 月，果期 8 ～ 10 月。

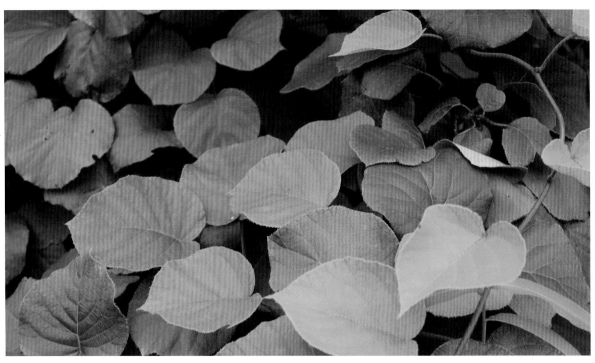

猕猴桃

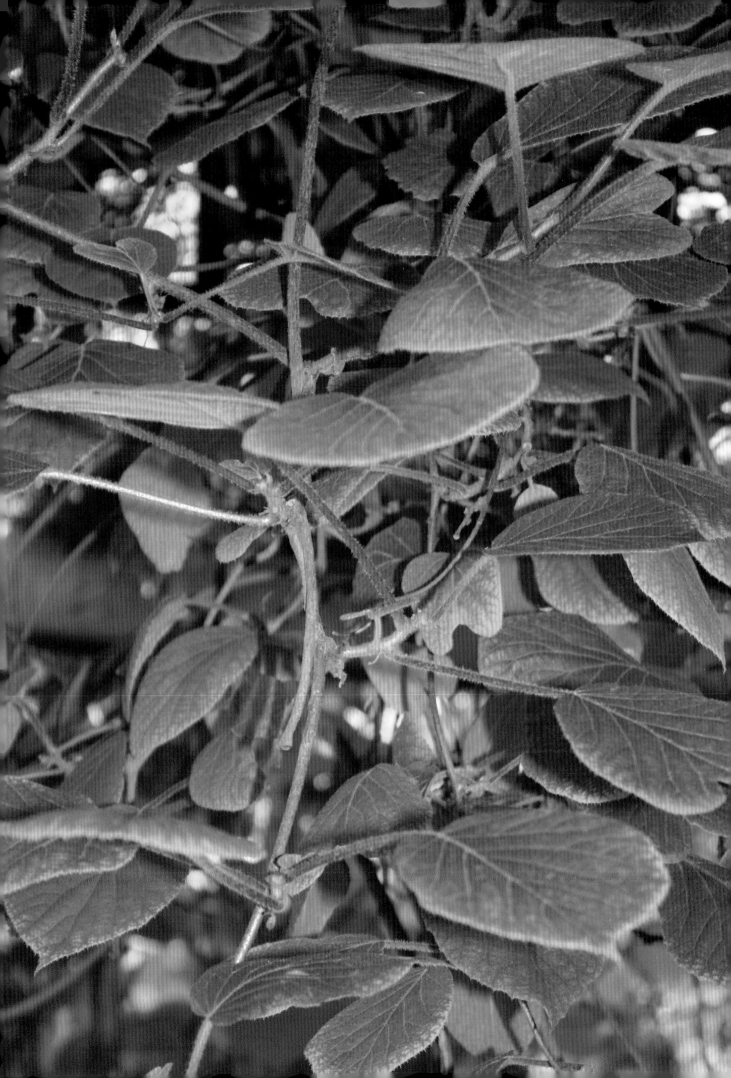

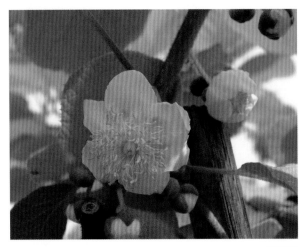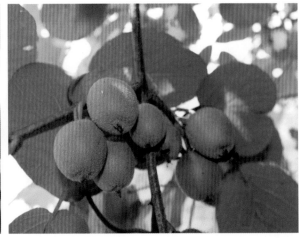

狝猴桃　　　　　　　　　　　　　　　　　　　　　狝猴桃

**生境分布** | 生长于山地林间或灌木丛中。分布于黄河流域中、下游及长江流域以南各地。

**采收加工** | 9 月中、下旬至 10 月上旬采摘成熟果实，鲜用或晒干用。

**药材鉴别** | 浆果近球形、圆柱形、倒卵形或椭圆形，长 4～6 cm；表面黄褐色或绿褐色，被茸毛、长硬毛或刺毛状长硬毛，有的秃净，具小而多的淡褐色斑点，先端喙不明显，微尖，基部果柄长 1.2～4 cm，宿存萼反折；果肉外部绿色，内部黄色。种子细小，长 2.5 mm。气微，味酸、甘、微涩。

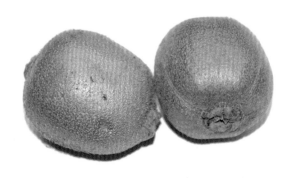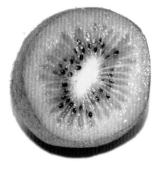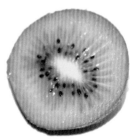

狝猴桃药材　　　　　　　　　　　　　　　　　　　狝猴桃药材

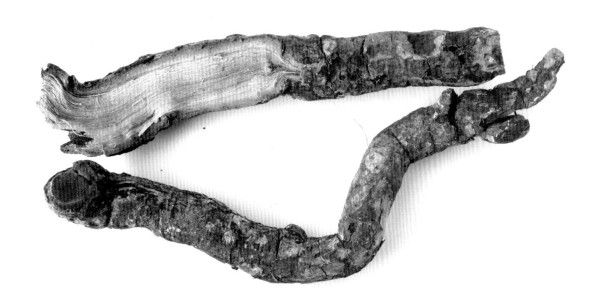

猕猴桃根药材

**性味归经** | 味酸、涩，性冷。归热经。

**功效主治** | 解热，止渴，健胃，通淋。
主治烦热，消渴，肺热干咳，消化不良，湿
热黄疸，石淋，痔疮。

**用法用量** | 内服：煎汤，30 ~ 60 g；
或生食；或榨汁饮。

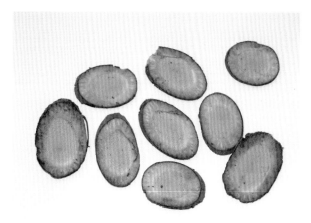

猕猴桃根饮片

**精选验方** |

**1. 消化不良、食欲不振** 猕猴桃干果 60 g。水煎服。

**2. 尿路结石** 猕猴桃果实 15 g。水煎服。

**3. 风湿性关节炎** 猕猴桃根 30 g，铁筷子、木防己各 15 g。水煎服。

**4. 胃痛** 猕猴桃根 30 g。水煎服。

**5. 水肿** 猕猴桃根 30 g，臭牡丹根 20 g。水煎服。

**6. 慢性气管炎合并肺气肿** 新鲜猕猴桃全果。水煎制成浸膏片，每片 0.3 g，相当于原生
药 2.2 g。每日 2 ~ 3 次，每次 4 片（每日药量相当于原生药 18 ~ 26 g）。

**使用禁忌** | 脾胃虚寒者慎服。

猕<br>猴<br>桃

# 木芙蓉

## MUFURONG

**彝 药 名** | 豆磅囊。

**别　　名** | 三变花、九头花、拒霜花、铁箍散、转观花。

**来　　源** | 为锦葵科植物木芙蓉 *Hibiscus mutabilis* L. 的花。

**识别特征** | 落叶灌木或小乔木，高达 5 m。枝、叶柄、花梗和花萼均密被星状短柔毛与细绵毛。叶大形、阔卵形至圆卵形，长 10 ~ 20 cm，宽 9 ~ 22 cm，常 5 ~ 7 裂，先端尖，基部心形，边缘具波状齿，上下被星状毛，主脉 7 ~ 11 条。花单生于叶腋间，花色变化，初开时为白色、粉红色，之后变深红色，花萼钟形 5 裂；花冠 5，单或重瓣，雄蕊多数，花丝结合成筒状，包围花柱；柱头 5 裂。蒴果球形，直径约 2.5 cm，被淡黄色刚毛和绵毛；种子肾形，背面被长柔毛。花期 8 ~ 11 月。

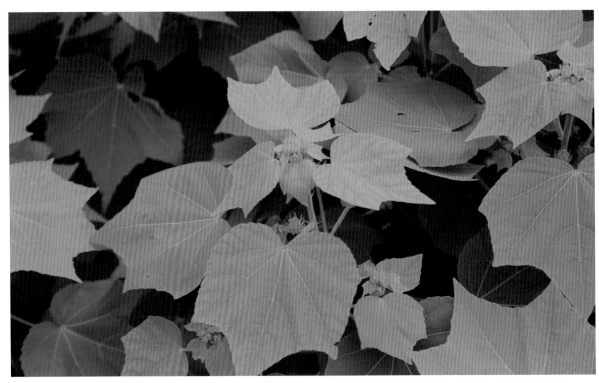

木芙蓉

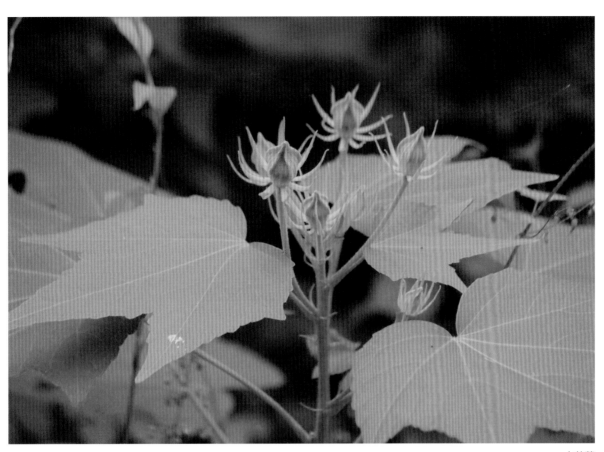

木芙蓉

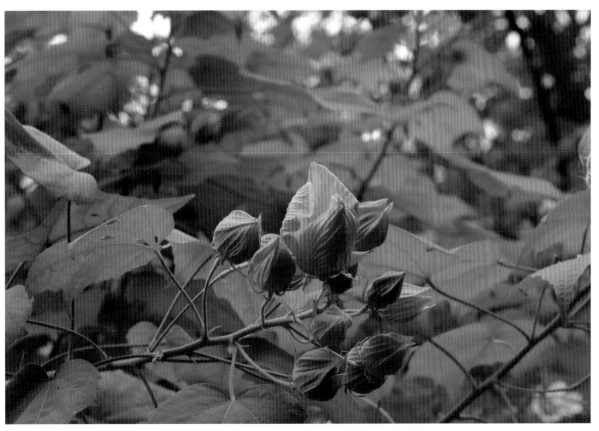

木芙蓉

203

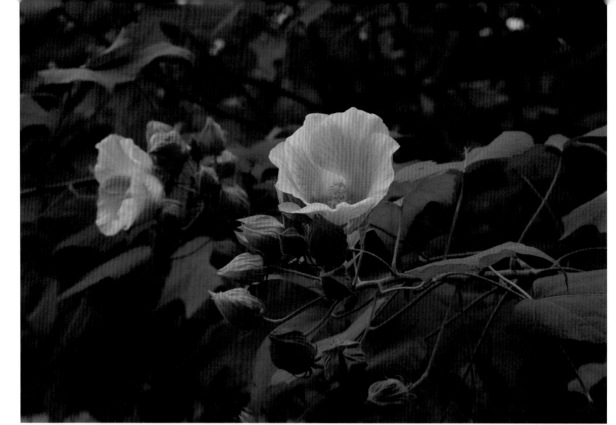

木芙蓉

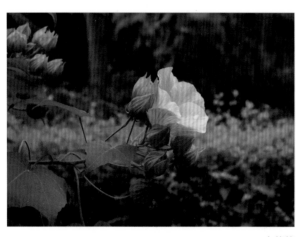

木芙蓉

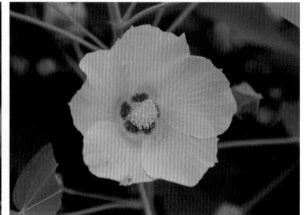

木芙蓉

**生境分布** 多栽植于路旁及庭院。全国各地均有栽培。

**采收加工** 8～10月采摘初开放的花朵，晒干或烘干。

**药材鉴别** 花呈不规则圆柱形，具副萼，裂片条形；花瓣5或为重瓣，淡棕色至棕红色；花瓣呈倒卵圆形，边缘微弯曲，基部与雄蕊柱合生；花药多数，生于柱顶；雌蕊1枚，柱头5裂。气微香，味微辛。

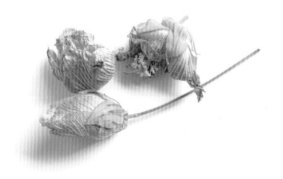

木芙蓉

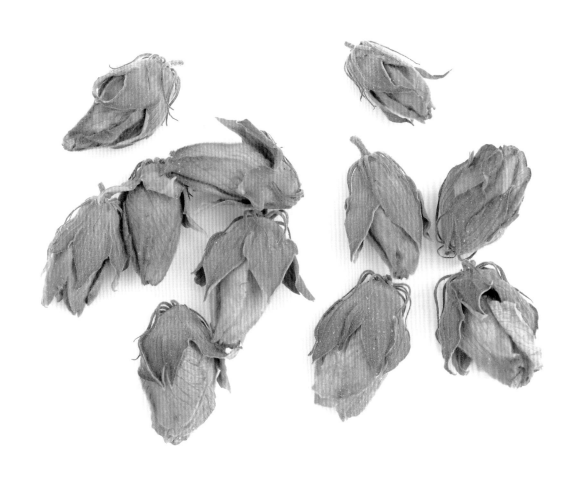

木芙蓉药材

**性味归经**｜ 味甜、微苦，性冷。归热经。

**功效主治**｜ 清热解毒，凉血止血，消肿排脓。主治肺热咳嗽，吐血，目赤肿痛，崩漏，白带，腹泻，腹痛，痈肿，疮疖，毒蛇咬伤，水火烫伤，跌打损伤。

**用法用量**｜ 内服：煎汤，9～15 g；鲜品 30～60 g。外用：适量，研末调敷或捣烂外敷。

**精选验方**｜

**1.痈疽肿毒** 木芙蓉花适量。煎水洗。

**2.水烫伤** 木芙蓉花适量。晒干研末，麻油调搽患处。

**3.虚痨咳嗽** 木芙蓉花60～120 g，鹿衔草30 g，红糖60 g。炖猪心肺吃，无糖时加盐亦可。

**4.疮毒脓肿** 木芙蓉花、鱼鳅串、野菊花、蒲公英各适量。共捣烂敷患处。

**使用禁忌**｜ 虚寒患者及孕妇禁服。

木芙蓉

# 南瓜子

## NANGUAZI

**彝 药 名**｜列呷。

**别　　名**｜南瓜仁、白瓜子、金瓜米、窝瓜子、倭瓜子。

**来　　源**｜为葫芦科植物南瓜 *Cucurbita moschata*（Duch.）Poiret 的种子。

**识别特征**｜一年生蔓生草本植物，茎长达 2 ~ 5 m，常节部生根，密被白色刚毛。单叶互生；叶柄粗壮，长 8 ~ 19 cm，被刚毛；叶片宽卵形或卵圆形，有 5 角或 5 浅裂，长 12 ~ 25 cm，宽 20 ~ 30 cm，先端尖，基部深心形，上面绿色，下面淡绿色，两面均被刚毛和茸毛，边缘有小而密的细齿。卷须稍粗壮，被毛，三至五歧。花单性，雌雄同株；雄花单生，花萼筒钟形，长 5 ~ 6 cm，裂片条形，长 10 ~ 15 cm，被柔毛，上部扩大成叶状，花冠黄色，

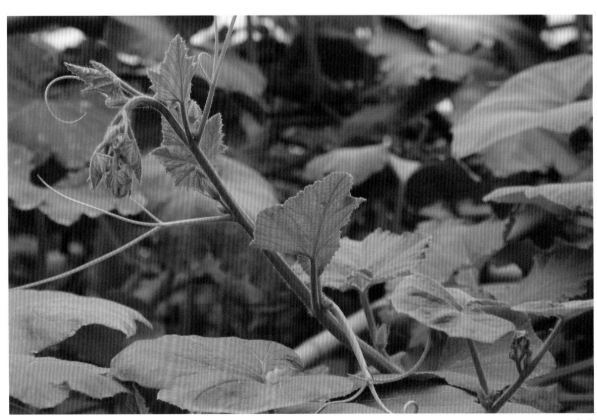

南瓜

钟状，长 8 mm，5 中裂，裂片边缘反卷，雄蕊 3，花丝腺体状，长约 5 ～ 8 mm，药室折曲；雌花单生，子房 1 室，花柱短，柱头 3，膨大，顶端 2 裂。果梗粗壮，有棱槽，长 5 ～ 7 cm，瓜蒂扩大成喇叭状，瓠果形状多样，外面常有纵沟。种子多数，长卵形或长圆形，灰白色。花期 6 ～ 7 月，果期 8 ～ 9 月。

**生境分布** ｜ 全国各地普遍栽培。

**采收加工** ｜ 夏、秋二季食用南瓜时，收集成熟种子，除去瓤膜，洗净，晒干。

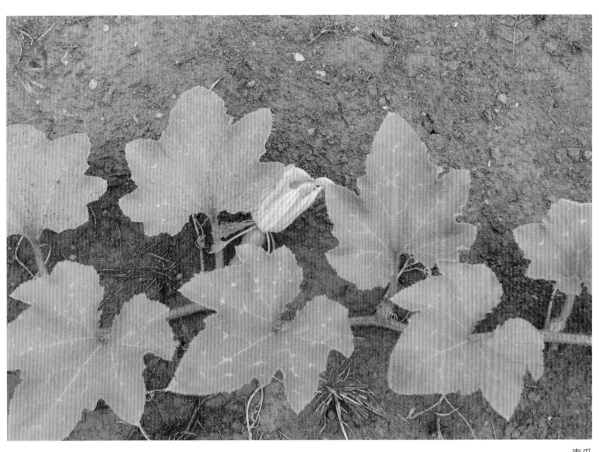

南瓜

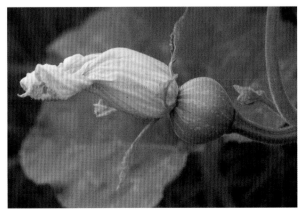

南瓜

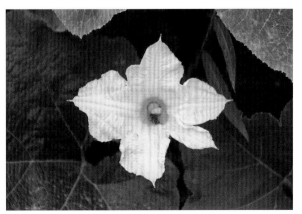

南瓜

南瓜子

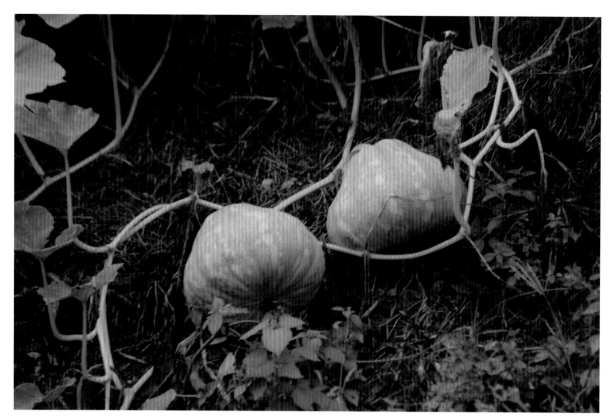

南瓜

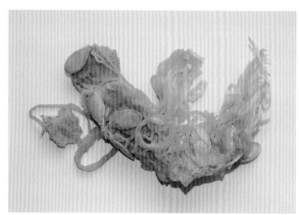

南瓜子药材

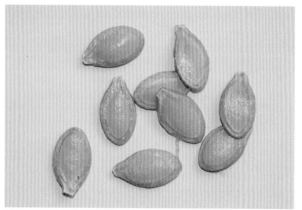

南瓜子药材

**药材鉴别** ｜ 种子扁圆形，长 1.2 ~ 1.8 cm，宽 0.7 ~ 1 cm。表面淡黄白色至淡黄色，两面平坦而微隆起，边缘稍有棱，一端约尖，圆端有珠孔。种脐稍突起或不明显。除去种皮，有黄绿色薄膜状胚乳。子叶 2 枚，黄色，肥厚。有油性。气微香，味微甘。以颗粒饱满、色黄白者为佳。

**性味归经** ｜ 味甜，性冷。归热经。

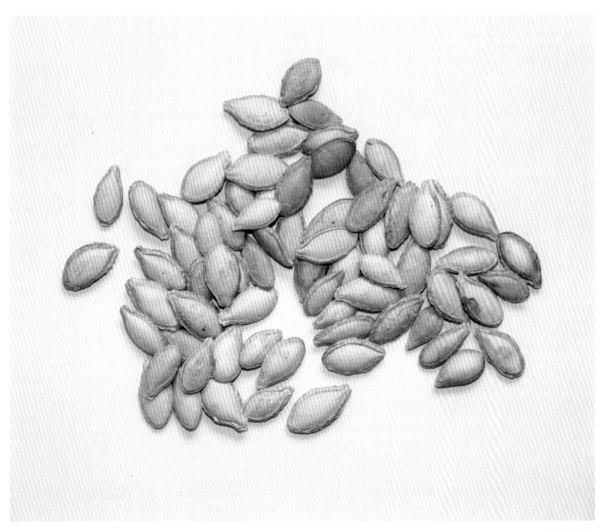

**功效主治｜** 杀虫，下乳，利水消肿。主治绦虫、蛔虫、血吸虫、钩虫、蛲虫病，产后缺乳，产后手足浮肿，百日咳，痔疮。

**用法用量｜** 内服：煎汤，30～60 g；研末或制成乳剂。外用：适量，煎水熏洗。

**精选验方｜**

**1. 小儿蛔虫** 南瓜子、韭菜叶各 30 g，水竹沥 60 g。开水冲服。

**2. 绦虫病** 南瓜子 30～150 g（有大剂量用至 200～300 g），槟梅 40～150 g（亦有大剂量用至 300 g）。晨起空腹嚼食南瓜子或冲服南瓜子粉，半小时后再服槟榔煎剂，再过 0.5～2 小时服硫酸镁 50～150 ml，小儿用量减半。

**3. 血吸虫病** ①用去油粉剂，每日 240～300 g，10 岁以下减半，10～16 岁服 60～200 g。②水浸膏（每 1 ml 相当于生药 4 g），急性病每日 180 ml，慢性病每日 60 ml，儿童酌减。均以 30 日为 1 个疗程。

# 牛蒡子

## NIUBANGZI

**彝 药 名** 阿什勒底。

**别 名** 吉松、恶实、鼠粘、大力子、洛西古。

**来 源** 为菊科植物牛蒡 *Arctium lappa* L. 的成熟果实。

**识别特征** 二年生草本植物，高 1 ~ 2 m，根肉质，圆锥形。茎直立粗壮，上部多分枝，带紫褐色，有微毛和纵条棱。基生叶丛生，茎生叶互生，叶片长卵形或广卵形，长 40 ~ 50 cm，宽 30 ~ 40 cm，上面绿色或暗绿色，无毛，下面密被灰白色茸毛，全缘或有细锯齿，具刺尖，基部常为心形。头状花序簇生于茎顶或排列成伞房状，直径 2 ~ 4 cm，花序梗长 3 ~ 7 cm，有柄；总苞球形，苞片多数披针形，先端钩曲；花小，淡紫色，均为管状花，两性，顶端 5 齿裂，聚药雄蕊 5，与花冠裂片互生；瘦果椭圆形或倒卵形，灰黑色。花期 6 ~ 8 月，果期 7 ~ 9 月。

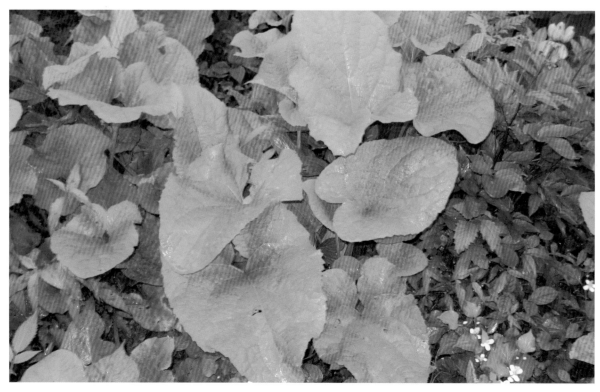

牛蒡

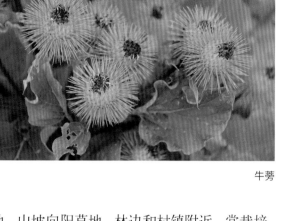

牛蒡　　　　　　　　　　　　　　　　　　　　　　　　　　　牛蒡

**生境分布** 多生长于山野路旁、沟边、荒地、山坡向阳草地、林边和村镇附近。常栽培。分布于我国东北及西南地区。

**采收加工** 播种后的第 2 年 7～8 月，当总苞呈枯黄色时，即可采收果实。除去杂质，晒干。

**药材鉴别** 果实呈长倒卵形，两端平截，略扁，微弯曲，长 5～7 mm，宽 2～3 mm。表面灰褐色或淡灰褐色，具多数细小黑斑，有数条纵棱。先端钝圆，有一圆环，中心具点状凸起的花柱残迹；基部狭窄，有圆形果柄痕。果皮质硬，子叶 2，淡黄白色，富油性。果实无臭；种子气特异，味苦后微辛，稍久有麻舌感。以粒大、饱满、色灰褐者为佳。

**性味归经** 味苦，性冷。归热经。

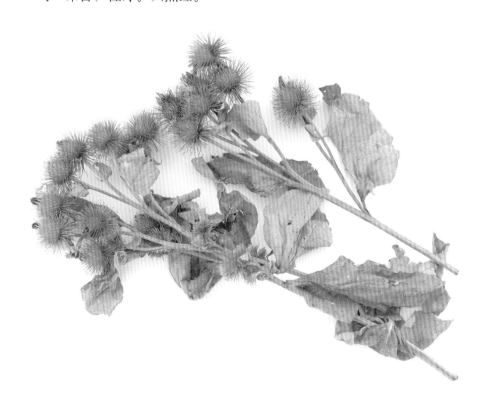

牛蒡子药材

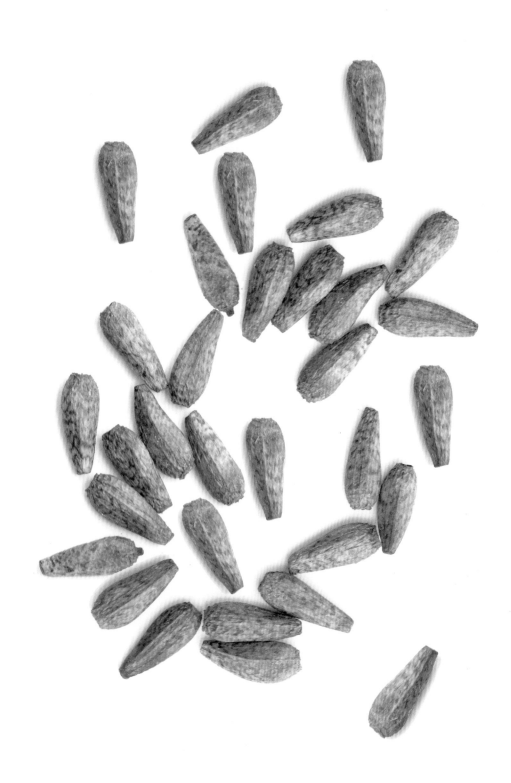

牛蒡子药材

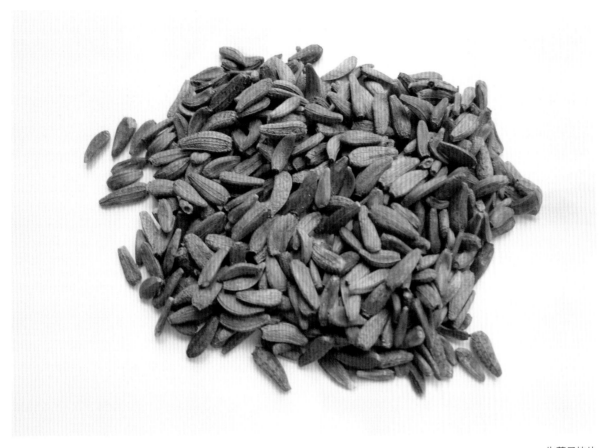

**功效主治** | 疏散风热，宜肺透疹，散结解毒。主治风热感冒，头痛，咽喉肿痛，流行性腮腺炎，斑疹不透，疮疡肿毒。

**用法用量** | 内服：煎汤 10 ～ 15 g；或入散剂。外用：适量，煎水含漱。

**精选验方** |

**1. 久病体虚**　鲜牛蒡子适量。炖肉服食。

**2. 小儿发烧咳嗽**　牛蒡子、蛇莓各 10 g，蜂蜜 15 g。水煎内服。

**3. 便秘**　牛蒡子 10 g，青木香 8 g。水煎内服。

**4. 小儿感冒发烧**　牛蒡子、水灯草各 6 g，杨柳尖（嫩尖）15 g，葱头 3 个。煎水服。

**5. 透疹**　牛蒡子、山春柳、土升麻、葛根、牛毛毡各 6 g。煎水服。如咳嗽，加紫苏叶 6 g。

**6. 肾结石，膀胱结石**　牛蒡子、铁线莲、沙棘、寒水石（制）、冬青叶、火硝（制）、紫茉莉各等量。制成煮散剂，每次 3 ～ 5 g，每日 1 ～ 2 次，水煎服。

# 牛膝

## NIUXI

**彝 药 名** | 勒补。

**别　　名** | 牙怀哦。

**来　　源** | 为苋科植物牛膝 *Achyranthes bidentata* Bl. 的根、皮、叶。

**识别特征** | 多年生草本，高 70 ~ 120 cm。根圆柱形。茎有棱角，有白色贴生或开展的柔毛，节部膝状膨大，分枝对生。叶对生，卵形至椭圆形或椭圆状披针形，先端尾尖，长 4.5 ~ 12 cm，两面有柔毛；叶柄长 0.5 ~ 3 cm，有柔毛。花两性，穗状花序腋生或顶生，花后总花梗伸长，花向下折而贴近总花梗；苞片宽卵形，先端渐尖；小苞片贴生长于萼片基部，刺状，基部有卵形小裂片；花被片 5，绿色；雄蕊 5，基部合生，退化雄蕊顶端平圆，波状。胞果长圆形，长 2 ~ 2.5 mm。种子长圆形，长约 1 mm，黄褐色。花期 7 ~ 9 月，果期 9 ~ 10 月。

**生境分布** | 生长于屋旁、山坡林下。分布于全国各地，野生或栽培。

**采收加工** | 秋、冬二季挖取根，洗净晒干备用。鲜叶、鲜皮随用随采。

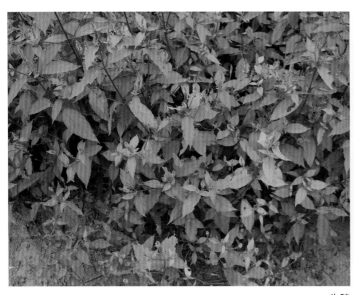

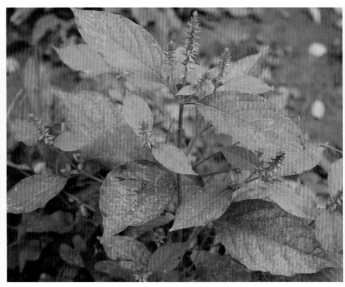

牛膝　　　　　　　　　　　　　　　　　　牛膝

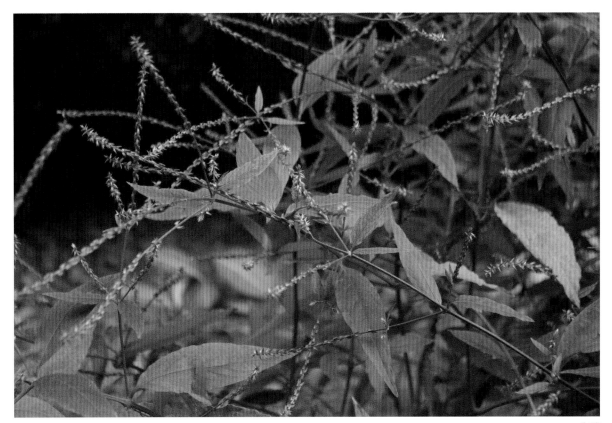

牛膝

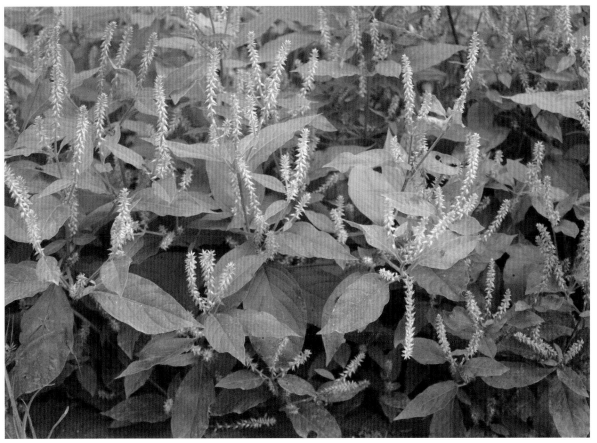

牛膝

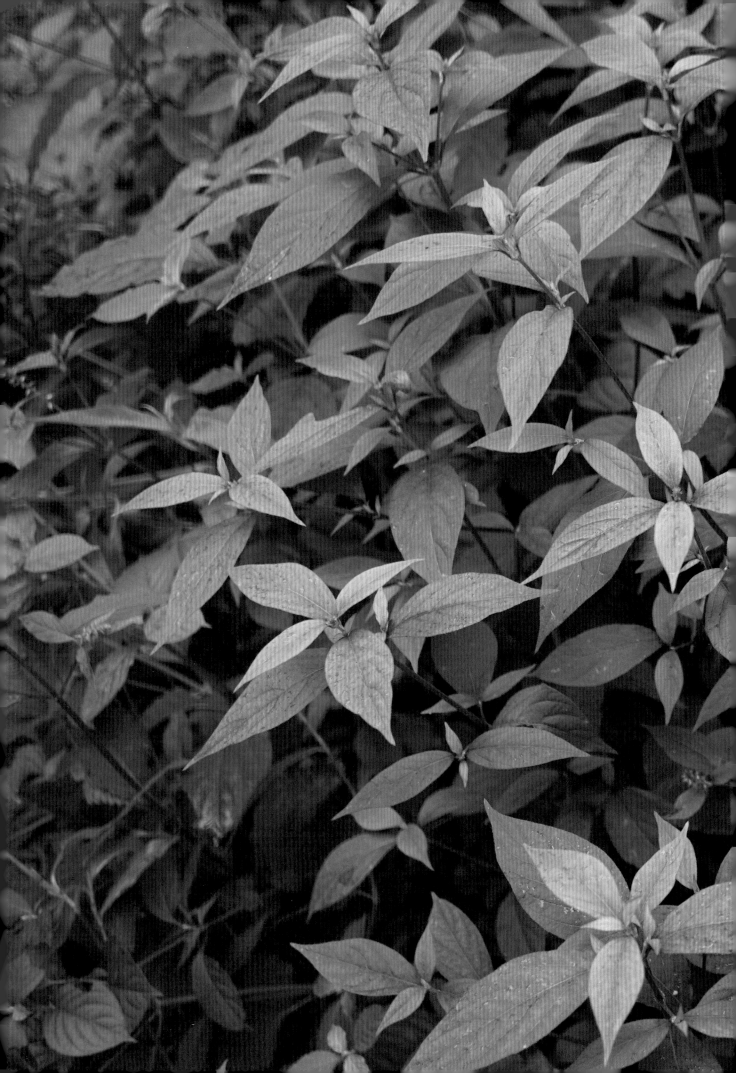

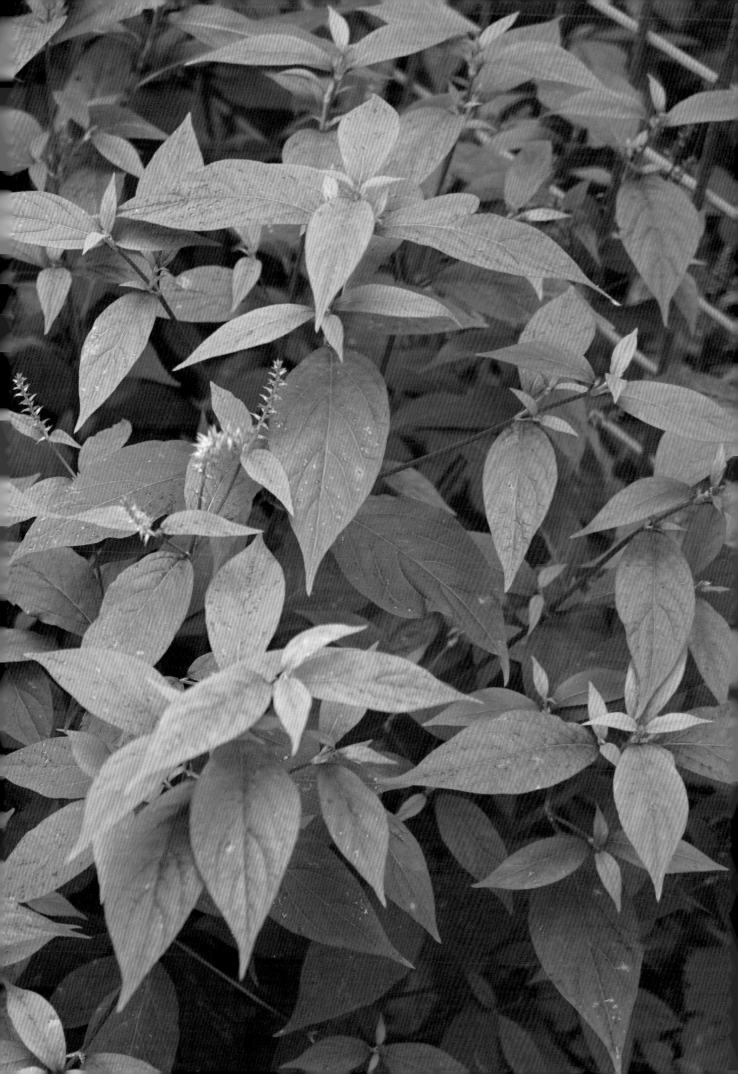

**药材鉴别|** 根呈细长圆柱形，有的稍弯曲，上端稍粗，下端较细，长 15 ~ 50 cm，最长可达 90 cm，直径 0.4 ~ 1 cm。表面灰黄色或淡棕色，有略扭曲而细微的纵皱纹、横长皮孔及稀疏的细根痕。质硬而脆，易折断，受潮则变柔软，断面平坦，黄棕色，微呈角质样而油润，中心维管束木部较大，黄白色，其外周散有多数点状的维管束，排列成 2 ~ 4 轮。气微、味微甜而稍苦涩。

**化学成分|** 根含蜕皮甾酮（ecdysterone），牛膝甾酮（inokosterone），红苋甾酮（rubrosterone）。又含多种氨基酸和多糖，还含三萜皂苷：齐墩果酸 α-L-吡喃鼠李糖基-β-D-吡喃半乳糖苷（oleanolic acid α-L-rhamnopyranosyl-β-D-galactopy-ranoside）。叶也含蜕皮甾酮，牛膝甾酮。

**药理作用|**

**1. 镇痛作用** 牛膝煎剂 25 g/kg 灌胃，对小鼠醋酸扭体反应有极显著的抑制作用。

**2. 抗炎作用** 其乙醇制剂每日 5 g/kg，连续 5 d 灌胃，能明显促进大鼠甲醛性关节炎的消退；其皂苷 2 g/kg 能显著促进蛋清性关节炎的消退。

**3. 抗生育作用** 其总皂苷 125 ~ 1000 mg/kg 灌胃，对妊娠 1 ~ 10 d 的小鼠，有显著的剂量依赖性抗生育作用。

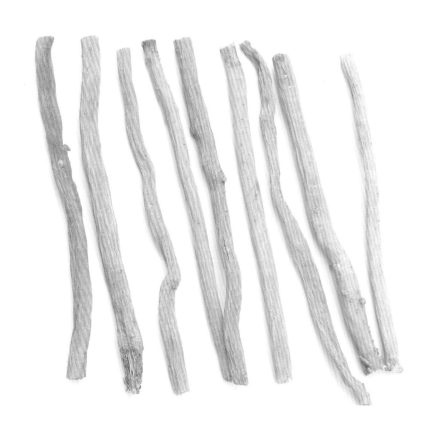

牛膝药材

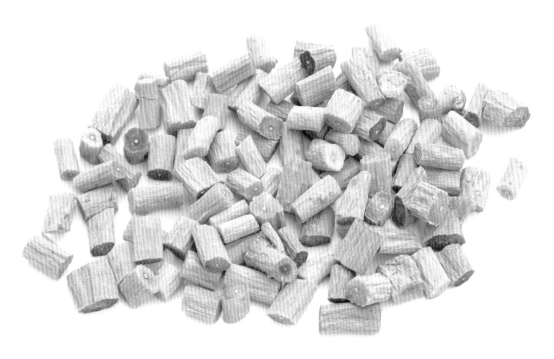

**4. 对血液流变性的影响** 煎剂 10 g/kg 灌胃，对正常大鼠的高低切变率全血黏度、血细胞比容、红细胞聚集指数均有显著的改善作用。

**5. 降血糖作用** 牛膝所含蜕皮甾酮和牛膝甾酮，0.1 ～ 10 mg/kg 腹腔注射或 1 ～ 100 mg/kg 灌胃，对高血糖素所致大鼠高血糖有明显降血糖作用。

**6. 降脂作用** 牛膝所含蜕皮甾酮能明显抑制兔肝总脂、总胆固醇及三酰甘油的升高。

**7. 对免疫功能的影响** 牛膝对免疫功能低下或正常的动物均具有免疫增强作用，对细胞免疫及体液免疫均能增强。

**性味归经** 味甘、苦、酸、微腥，性平。归风、水、土塔。

**功效主治** 熟用：调补水血，强筋壮骨。生用：散瘀消肿，清火解毒。主治尿血，中风偏瘫，半身不遂，肢体麻木疼痛，性病，腰痛，肢体痉挛抽搐，闭经。

**用法用量** 内服：煎汤，根、皮 15 ～ 25 g；或嫩尖叶捣烂压汁；或浸酒。外用：鲜品适量，捣烂敷。

**精选验方**

**1. 尿血，性病** 牛膝 20 g。水煎服。

**2. 中风偏瘫，半身不遂，肢体麻木疼痛，腰痛，肢体痉挛抽搐，闭经** 牛膝、土牛膝各 20 g。煎汤，送服亚洲宝药 1 丸。

牛膝

# 平车前

## PINGCHEQIAN

**彝 药 名** 吾莫迭补。

**别　　名** 皮苦、帝苦、吾巴提伋、多玛呢达、苏密理纹。

**来　　源** 为车前科植物平车前 *Plantago depressa* Willd. 的带根全草。

**识别特征** 多年生草本。直根圆柱状，不分枝或少分枝。叶基生，莲座状，常平铺地面稍斜生，叶片椭圆形，长 5 ～ 10 cm，宽 2 ～ 3 cm，全缘，先端钝尖，基部渐窄成柄，两面具疏柔毛。花葶多枚自叶丛中抽出，高 10 ～ 20 cm；穗状花序细瘦，稍弯曲，苞片卵形，顶端渐尖，边缘干膜质。花淡绿色，萼片 4，缘边具较宽的干膜质，中部具绿色隆脊；花冠筒状，喉部细狭；雄蕊 4，雌蕊 1，柱头具短毛。蒴果圆锥形，外壳薄膜质，具宿存的花柱，盖裂，2 室，各室含 2 枚种子，种子黑棕色，长圆形。花、果期 5 ～ 7 月。

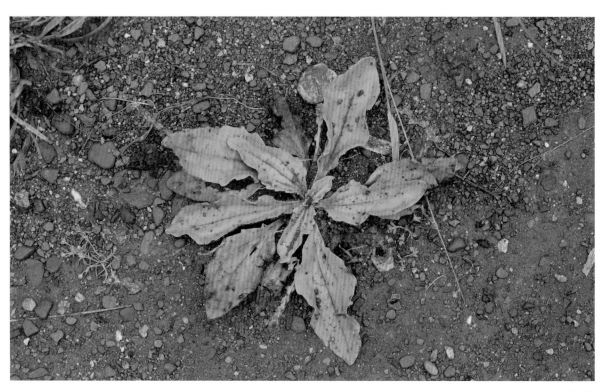

平车前

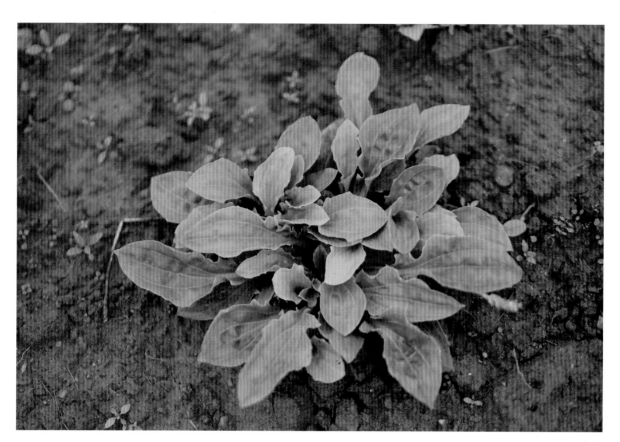

平车前

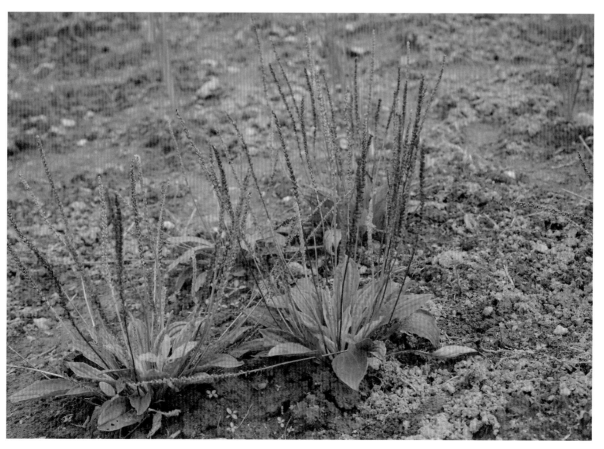

平车前

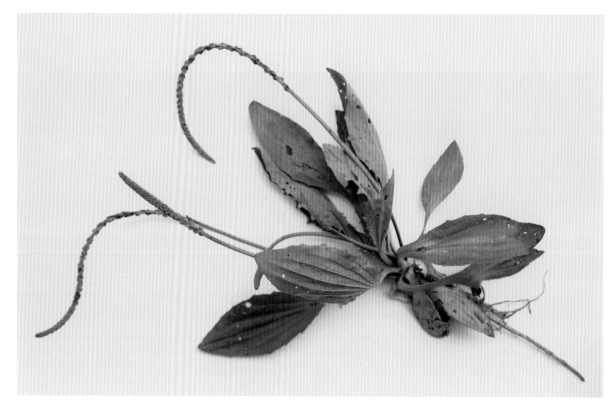

平车前药材

**生境分布┃** 生长于田园地边、路旁、沟旁等荒地。分布于全国各地。

**采收加工┃** 7～8月采带根全草，洗净晒干。

**药材鉴别┃** 主根直而长，叶片较狭，长椭圆形或椭圆状披针形，长5～14 cm，宽
2～3 cm。

**性味归经┃** 味甘而涩，消化后味甘，
性寒。

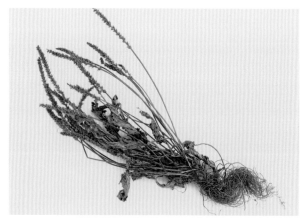

平车前药材

**功效主治┃** 清热利尿，止泻，止血，
引黄水，愈伤口。主治腹泻，水肿少尿，痈疮毒，
出血症。

**用法用量┃** 内服：5～10 g，或入丸、散。

**精选验方┃**

**1.热性腹泻** 平车前35 g，五味子30 g，嘎贝、没食子、门掐热各25 g，山奈20 g，雄黄10 g。
共研细末，早、晚各服3 g。

**2.消化不良之热泻** 平车前、芒果核、大托叶云实、蒲桃各100 g，查仍50 g。以上五味
研成细粉，过筛混匀，制散，早、晚各服3 g。

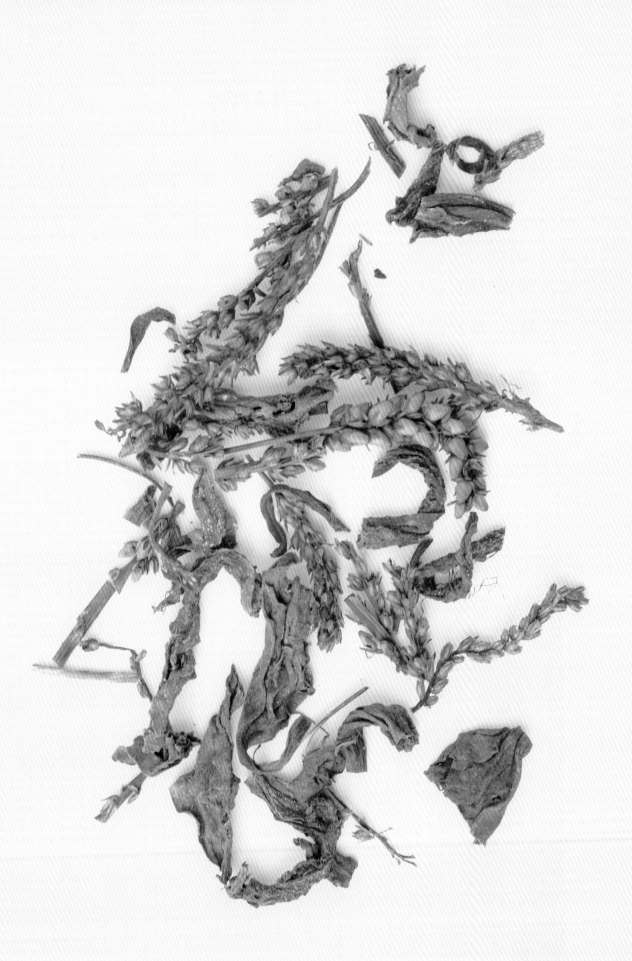

平车前饮片

# 七叶莲

## QIYELIAN

**彝 药 名** | 炯叉龙。

**别　　名** | 汉桃叶、小叶鸭脚木。

**来　　源** | 为五加科植物密脉鹅掌柴 *Schefflera venulosa*（Wight & Am.）Harms 的根或茎叶。

**识别特征** | 灌木或小乔木，有时为藤状灌木，高 2 ～ 10 m。小枝圆柱状，被具茸毛或无毛。掌状复叶互生，有小叶 5 ～ 7 片；叶柄长 7 ～ 9 cm；小叶柄有狭沟，长 2 ～ 5 cm，中间的最长；托叶和叶柄基部合生成鞘状；小叶片革质，椭圆形或长圆形，长 11 ～ 16 cm，宽 4 ～ 6 cm；先端短渐尖或急尖，基部渐狭或钝形，全缘，上面绿色，光泽，下面淡绿色，网脉明显。伞形

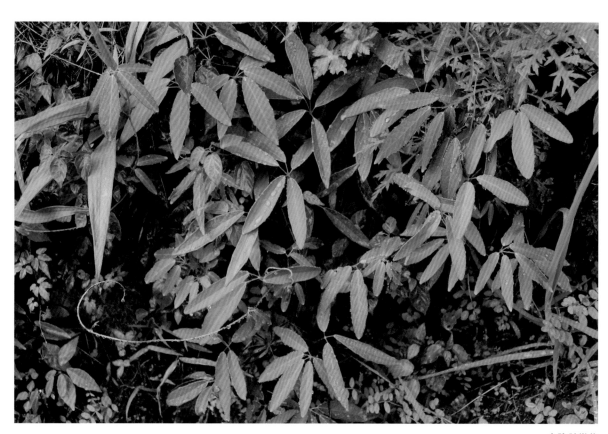

密脉鹅掌柴

花序集合成圆锥花序，顶生；总花梗短，长 5 ～ 7 mm，花梗长 1 ～ 2.5 mm，均疏生星状茸毛，花萼无毛；花瓣 5 片，全缘，长约 2 mm，白色；雄蕊 5；子房下位，5 室，柱头 5 枚，无花柱。浆果球形，直径约 3 mm，有明显的 5 棱，红色。花期 5 ～ 6 月，果期 6 ～ 7 月。

**生境分布** | 生长于海拔 1500 m 以下的山谷或阴湿的疏林中。分布于湖南、贵州、云南等地。

**采收加工** | 全年均可采收，洗净，鲜用或切片晒干。

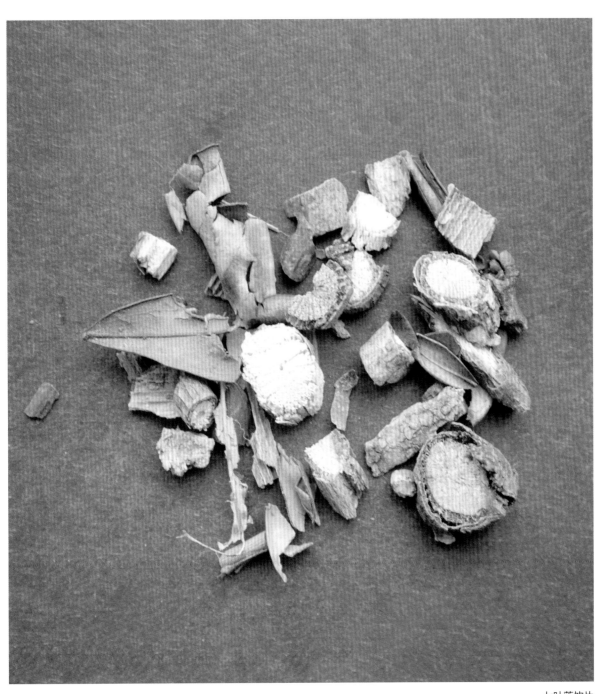

七叶莲饮片

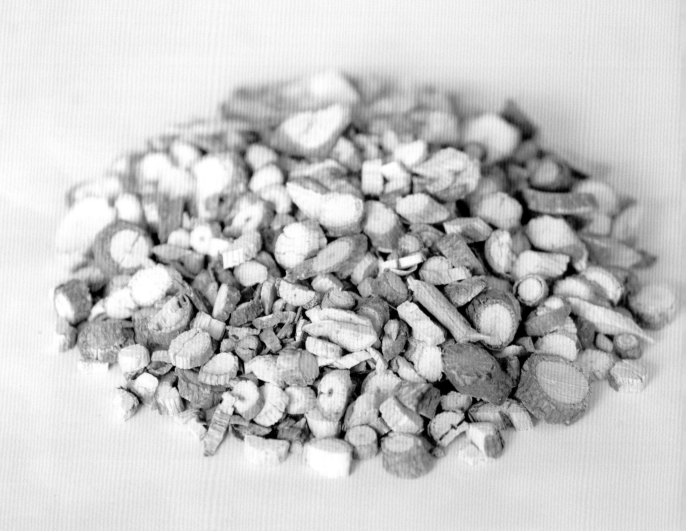

七叶莲饮片

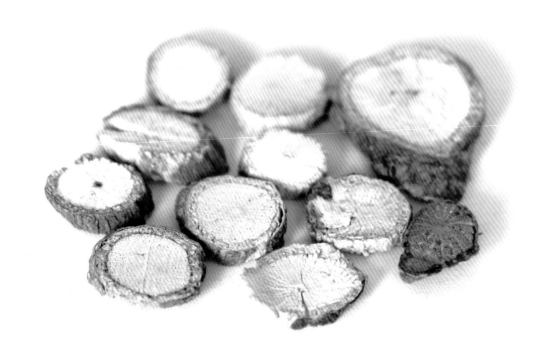

七叶莲饮片

**性味归经** 味辛、微甜，性热。归冷经。

**功效主治** 祛风除湿，活血止痛。主治风湿痹痛，胃痛，头痛，牙痛，脘腹疼痛，痛经，产后腹痛，跌仆骨折，疮肿。

**用法用量** 内服：煎汤，10～15 g。外用：适量，煎汤洗；或鲜品捣烂外敷。

**精选验方**

**1. 风湿关节痛** 七叶莲、红龙船花叶、大风艾各适量。共捣烂，用酒炒热后敷患处。

**2. 跌打损伤** ①七叶莲全株30 g。水煎服或用鲜叶适量捣烂，调酒炒热外敷。②七叶莲、满山香、半边山各适量。共捣烂，酒炒敷患处。

**3. 跌打筋断骨折** 七叶莲、酒糟各适量。共捣烂，用芭蕉叶包好煨暖，敷患处。每2日换约1次，连敷3剂。

**4. 外伤出血** 七叶莲适量。捣烂敷患处。

**5. 睾丸肿大** 七叶莲根、猪腰子各适量。同煮服。

**6. 痛经** 七叶莲根、血当归、三叶木通根各9 g。水煎服。

# 千张纸

## QIANZHANGZHI

**彝 药 名** | 赞巴嘎。

**别　　名** | 毛敦、玉蝴蝶、白千层、云故纸。

**来　　源** | 本品为紫葳科植物木蝴蝶 *Oroxylum indicum*（L.）Vent. 的干燥成熟种子。

**识别特征** | 叶对生，2～3 回羽状复叶，着生于茎的近顶端；小叶多数，卵形，全缘。总状花序顶生，长约 25 cm。花大，紫红色，两性。花萼肉质，钟状。蒴果长披针形，扁平，木质。种子扁圆形，边缘具白色透明的膜质翅。花期 7～10 月，果期 10～12 月。

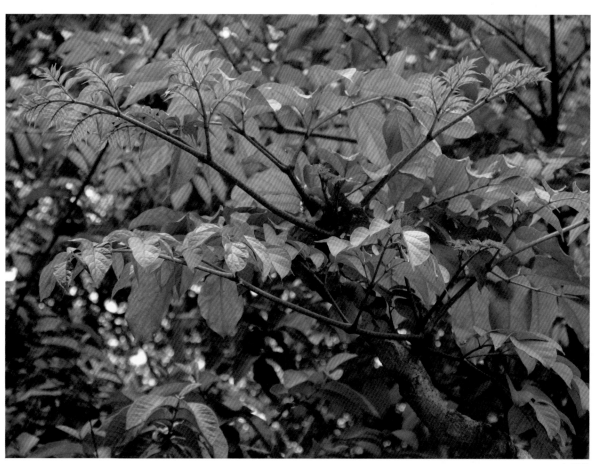

木蝴蝶

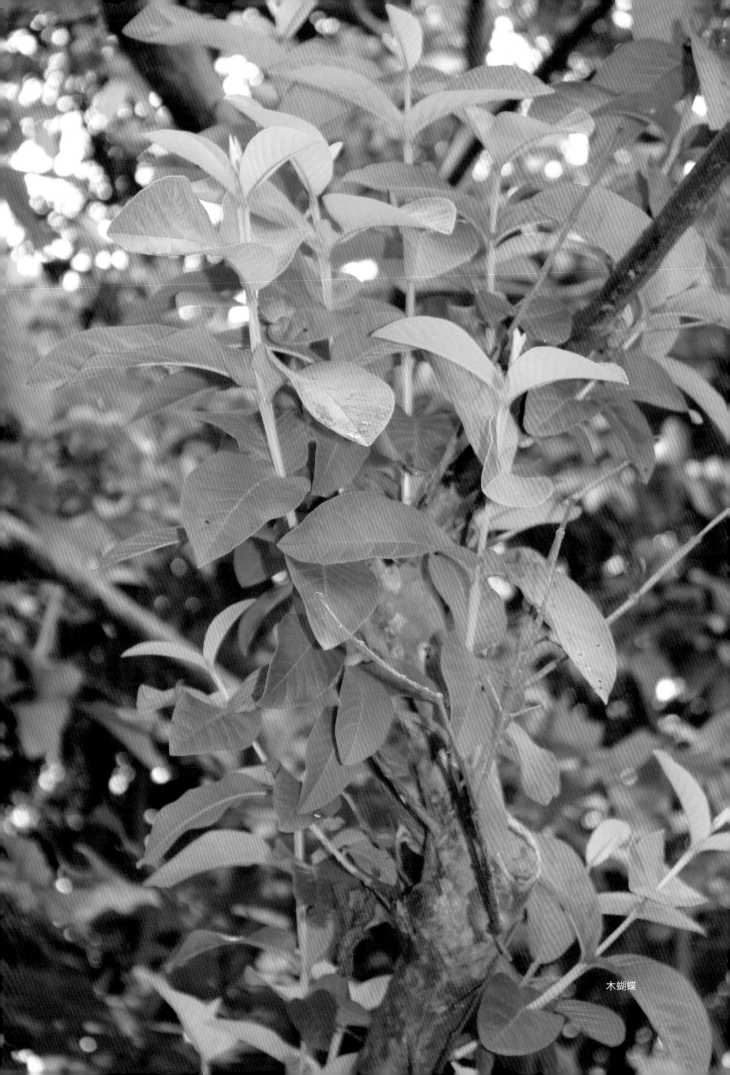

木蝴蝶

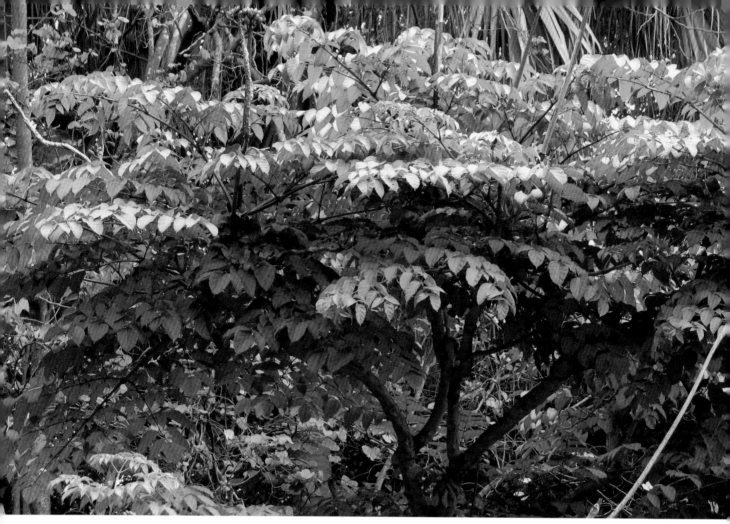

木蝴蝶

**生境分布｜** 生长于山坡、溪边、山谷及灌木丛中。分布于云南、广西、贵州等地。

**采收加工｜** 10～12月采摘成熟果实，取出种子，晒干或烘干。

**药材鉴别｜** 本品为蝶形薄片。白色半透明，有光泽，上有放射性纹理。质轻易裂，中部较厚，呈椭圆形，淡黄棕色。内有种仁两瓣，略似肾形，淡黄色。味微苦。

**性味归经｜** 苦、甘，凉。归肺、肝、胃经。

**功效主治｜** 清肺利咽，疏肝和胃。本品苦甘而凉，味苦能泄，性寒胜热。入肺经则能清肺热利咽喉，入肝胃则能清泄肝胃之郁热，故有清肺利咽，疏肝和胃之功效。

**用法用量｜** 内服：煎汤，1.5～3g；或研末。外用：敷贴。

**精选验方｜**

**1. 久咳音哑** 千张纸、桔梗、甘草各6g。水煎服。

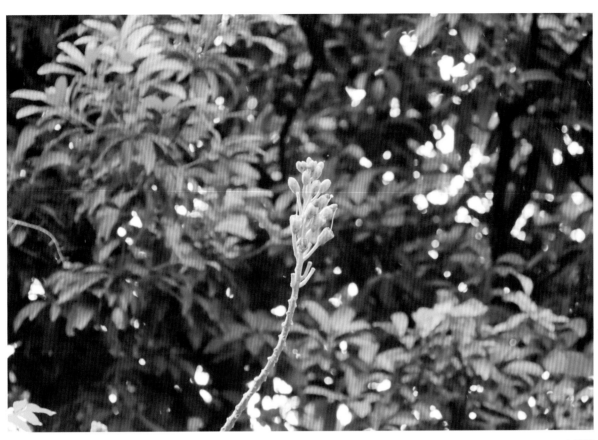

木蝴蝶

**2. 胁痛、胃脘疼痛** 千张纸 2 g。研细粉，好酒调服。

**3. 慢性咽喉炎** 千张纸 3 g，金银花、菊花、沙参、麦冬各 9 g。煎水当茶饮。

**4. 久咳音哑** 千张纸 6 g，玄参 9 g，冰糖适量。水煎服。

**5. 干咳、音哑、咽喉肿痛** 千张纸、甘草各 6 g，胖大海 9 g，蝉蜕 3 g，冰糖适量。水煎服。

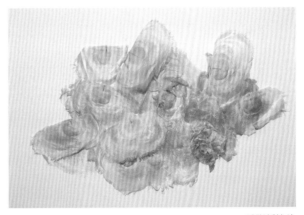

千张纸饮片

**6. 慢性萎缩性胃炎** 千张纸、五灵脂、延胡索、草豆蔻、没药、白及各 10 g，人参 15 g。水煎取药汁。饭前半小时温服，每日 1 剂，分 2 次服用，3 个月为 1 个疗程。

**7. 膀胱炎** 千张纸（鲜品）50 g，黑面神（鲜品）40 g。洗净切片，水煎取药汁，备服，每日 1 剂，分 3 次服用。

**使用禁忌** | 本品苦寒，脾胃虚弱者慎用。

千
张
纸

# 茜草

## QIANCAO

**彝 药 名** | 玛日依纳。

**别　　名** | 造德、茜根、茜草根、纳郎海。

**来　　源** | 为茜草科植物茜草 *Rubia cordifolia* L. 的干燥根及根茎。

**识别特征** | 多年生攀缘草本。根细长，丛生于根茎上；茎四棱形，棱及叶柄上有倒刺。叶 4 片轮生，叶片卵形或卵状披针形。聚伞花序顶生或腋生，排成圆锥状，花冠辐射状。浆果球形，熟时紫黑色。花期 8 ～ 9 月，果期 10 ～ 11 月。

**生境分布** | 生长于山坡岩石旁或沟边草丛中。分布于安徽、江苏、山东、河南、陕西等地。

**采收加工** | 春、秋二季采挖，除去茎叶，洗净，晒干。

**药材鉴别** | 本品为不规则的短段。外皮红棕色或暗棕色，外皮脱落处呈黄红色。切面皮部紫红色，木部粉红色，有多数散在的小孔。无臭，味微苦，久嚼刺舌。

**性味归经** | 苦，寒。归肝经。

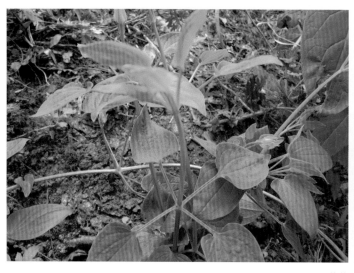

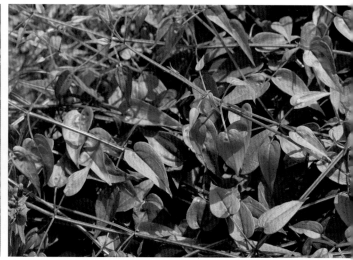

茜草　　　　　　　　　　　　　　　　　　　　　　　　　　　　茜草

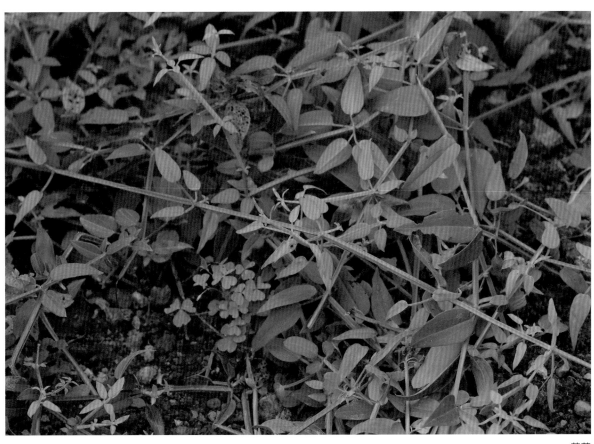

茜草

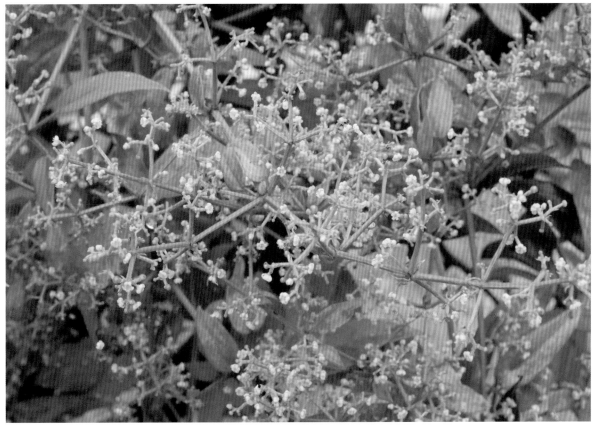

茜草

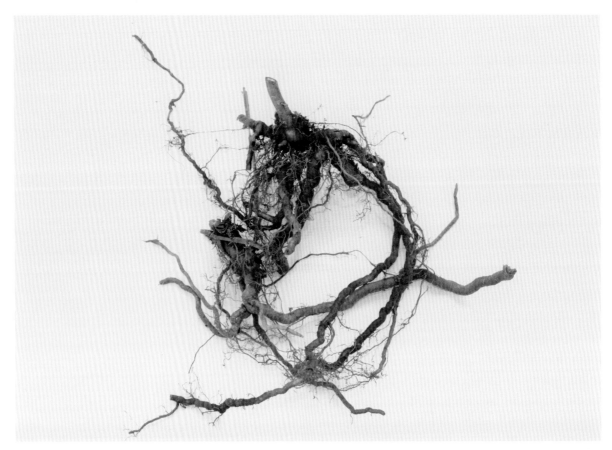

茜草药材

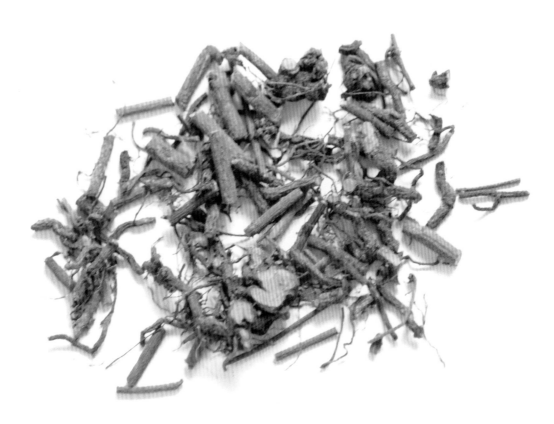

茜草饮片

**功效主治** | 凉血化瘀，止血，通经。本品苦寒清泻，入肝经血分，故有凉血、化瘀、止血、通经之功。

**药理作用** | 能缩短凝血时间，有一定的止血作用；茜草素同血液内钙离子结合，有轻度抗凝血效应。水提取物有兴奋子宫作用。茜草提取物及人工合成的茜草双酯，均有升白细胞作用。茜草中的环己肽有抗肿瘤作用。此外，对多种细菌及皮肤真菌有抑制作用，还有明显的止咳和祛痰作用。

**用法用量** | 10～15 g，煎服。止血炒炭用；活血通经生用或酒炒用。

**精选验方** |

**1. 荨麻疹** 茜草 25 g，阴地蕨 15 g。水煎，加黄酒 100 g 冲服。

**2. 经痛、经期不准** 茜草 15 g。另配益母草和红枣各适量，水煎服。

**3. 软组织损伤** 茜草 200 g，虎杖 120 g。用白布包煮 20 min，先浸洗，温后敷局部，冷后再加热使用，连续用药 5～7 日。

**4. 外伤出血** 茜草适量。研细末，外敷伤处。

**5. 跌打损伤** 茜草 120 g，白酒 750 ml。将茜草置白酒中浸泡 7 日，每次服 30 ml，每日 2 次。

**6. 关节痛** 茜草 60 g，猪脚 1 只。水和黄酒各半，炖 2 小时，吃猪脚喝汤。

**7. 阴虚之经期延长** 茜草、旱莲草各 30 g，大枣 10 枚。水煎取药汁，代茶饮。

**8. 吐血** 茜根 50 g。捣成末，每服 10 g，水煎，冷服，用水调末 10 g 服亦可。

**9. 妇女经闭** 茜根 50 g。煎酒服。

**10. 蛊毒（吐血、下血如猪肝）** 茜草根、蘘荷叶各 1.5 g。加水 4 升，煮成 2 升服。

**11. 脱肛** 茜根、石榴皮各 1 把。加酒 1 碗，煎至七成，温服。

**12. 肺肾伤热，肺热咳嗽，痰中带血，膀胱热，尿痛，尿频等症** 茜草、紫草茸、枇杷叶各 10 g。制成煮散剂，每次 3～5 g，每日 1～2 次，水煎温服。

**13. 腑热，肠刺痛** 茜草、麦冬 9 g，又分蓼 16 g。制成煮散剂，每次 3～5 g，每日 1～2 次。水送服。

**使用禁忌** | 脾胃虚寒、无瘀滞者禁用。

# 秦艽

## QINJIAO

**彝 药 名** | 吉解那保。

**别 名** | 钩西、西当那保、江毒纳保。

**来 源** | 为龙胆科植物秦艽 *Gentiana macrophylla* Pall. 的花、全草或根。

**识别特征** | 多年生草本，高 30 ~ 60 cm。全株光滑无毛，基部被枯存的纤维状叶鞘包裹。须根多条，扭结或粘结成一个圆柱形的根。枝少数丛生，直立或斜生，黄绿色或有时上部带紫红色，近圆形。莲座丛叶卵状椭圆形或狭椭圆形，长 6 ~ 28 cm，宽 2.5 ~ 6 cm，先端钝或急尖，基部渐狭，边缘平滑，叶脉 5 ~ 7 条，在两面明显，并在下面凸起。叶柄宽，长 3 ~ 5 cm，包被于枯存的纤维状叶鞘中；茎生叶椭圆状披针形或狭椭圆形，长 4.5 ~ 15 cm，宽 1.2 ~ 3.5 cm，先端钝或急尖，基部钝，边缘平滑，叶脉 3 ~ 5 条，在两面均明显，并在下面突起，无叶柄至叶柄长达 4 cm。花多数，无花梗，簇生枝顶呈头状或腋生作轮状；花萼筒膜质，黄绿色或有时带紫色，长 7 ~ 9 mm，一侧开裂呈佛焰苞状，先端截形或圆形，萼齿 4 ~ 5 个，稀 1 ~ 3 个，甚小，锥形，长 0.5 ~ 1 mm；花冠筒部黄绿色，冠檐蓝色或蓝紫色，壶形，长 1.8 ~ 2 cm，裂片卵形或卵圆形，长 3 ~ 4 mm，先端钝或钝圆，全缘，褶整齐，三角形，1 ~ 1.5 mm 或截形，全缘；雄蕊着生于冠筒中下部，整齐，花丝线状钻形，长 5 ~ 6 mm，花药长圆形，长 2 ~ 2.5 mm；子房无柄，椭圆状披针形或狭

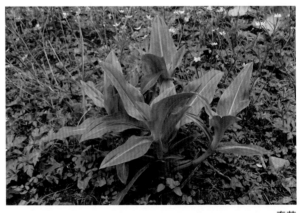

秦艽

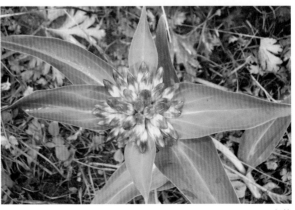

秦艽

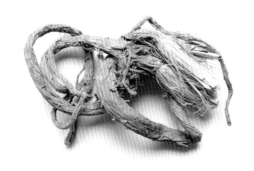
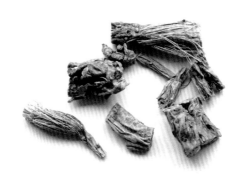

秦艽药材 秦艽饮片

椭圆形，长 9 ～ 11 mm，先端渐狭，花柱线形，连柱头长 1.5 ～ 2 mm，柱头 2 裂，裂片长圆形，蒴果内藏或先端外露，卵状椭圆形，长 15 ～ 17 mm。种子红褐色，有光泽，长圆形，长 1.2 ～ 1.4 mm，表面具细网纹，花、果期 7 ～ 10 月。

**生境分布** 生长于海拔 400 ～ 2500 m 的河滩、路旁、水沟边、山坡草地、草甸、林下及林缘。分布于西藏大部分地区及西北、东北、华北等地。

**采收加工** 8 ～ 9 月挖根，洗净，晒干。

**药材鉴别** 本品多为皱缩成团的花序，小花 7 ～ 10 朵，亦散有单花。单花呈条状或棒状，无花梗，花萼淡黄白色，膜质，有时略呈浅紫色，一侧开裂呈佛焰苞状，萼齿 5；花冠筒部浅棕黄色，冠檐蓝紫色，裂片 5，卵形或卵圆形；雄蕊 5，贴生于花冠中下部，花药长圆形，呈蓝色：子房椭圆披针形或狭椭圆形；柱头 2 裂。质脆，易碎，气无，味苦。

**性味归经** 味苦，性凉。

**功效主治** 清热，消炎，干黄水。主治喉蛾，荨麻疹，四肢关节肿胀，黄水郁热，皮肤病。

**用法用量** 内服：入丸、散，3 ～ 4 g。外用：适量，熬膏涂，或研末，水调涂。

**精选验方**

**1. 四肢关节痛及皮肤病** 大叶秦艽根 7.5 kg。粉碎成粗粉，加适量水煎煮，浓缩，用纱布过滤，滤液中加乳香、草决明、黄葵各 50 g。制成膏状，每日 1 次，每次涂于布料上贴于患处。

**2. 颈部及四肢等出淡红色皮疹，发痒及后期带有表皮粗糙而厚的皮炎症** 消皮炎散：大叶秦艽、小檗皮、止泻木子、豌豆各 150 g，洪连 200 g。以上五味药粉碎成细粉，过筛，混匀。内服，每日 2 次，每次 3 g。外用：取适量药散混于水中，涂于患处。

秦艽

# 三裂叶蛇葡萄

## SANLIEYESHEPUTAO

**彝 药 名** 嘎龚正格收。

**别　　名** 赤葛、金刚散、五爪金、玉葡萄根、绿葡萄。

**来　　源** 为葡萄科植物三裂叶蛇葡萄 *Ampelopsis delavayana* Planch. 的根。

**识别特征** 木质藤本植物。茎粗约 1 cm，光滑，具细纹与圆齿齿孔，嫩枝被红褐色短柔毛或近无毛。卷须二分叉，与叶对生。单叶互生；叶片掌状 3 全裂，中央小叶长椭圆形或宽卵形，稀菱形，长 3 ～ 8 cm，顶端渐尖，基部楔形，有短柄，侧生小叶极偏斜，呈斜卵形；少数成单叶 3 浅裂，宽卵形，先端渐尖，基部心形，边缘有带凸尖的圆齿，上面深绿色，光滑，下面有微毛，灰绿色。聚伞花序与叶对生；花两性，淡绿色；花萼边缘稍分裂；花瓣 5，雄蕊 5，花丝短；花盘杯状，与子房离生。浆果蓝紫色，球形或扁球形。花期 5 ～ 6 月，果期 8 月。

**生境分布** 生长于低山、丘陵地区的路旁、林边、河边，或为栽培。分布于西南、中南及陕西、甘肃、江苏、浙江、江西、福建等地。

**采收加工** 秋、冬二季采收茎藤，晒干或烘干。鲜用，全年可采。

**药材鉴别** 根呈圆柱形，略弯曲，长 13 ～ 30 cm，直径 0.5 ～ 1.5 cm。表面暗褐色，有纵皱纹。质硬而脆，易折断。断面皮部较厚，红褐色，粉性，木部色较淡，纤维性，皮部与木部易脱离。气微，味涩。茎藤圆柱形，表面红褐色，具纵皱纹，可见互生的三出复叶，两侧小叶基部不对称。有的残存与叶对生的茎卷须。气微，味涩。以条粗、皮厚者为佳。

**性味归经** 味苦、涩，性冷。归热经。

**功效主治** 活血通络，止血生肌，解毒消肿。主治风湿痹痛，跌仆瘀肿，创伤出血，烫伤，疮痈。

**用法用量** 内服：煎汤，10 ～ 30 g；或浸酒。外用：适量，鲜品捣烂外敷或干粉调敷。

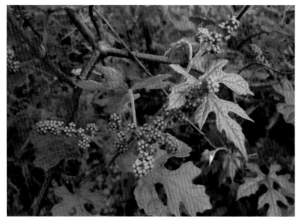
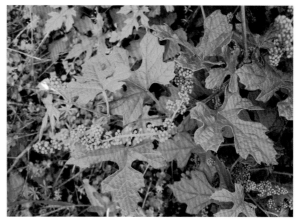

三裂叶蛇葡萄　　　　　　　　　　　　　　　　　三裂叶蛇葡萄

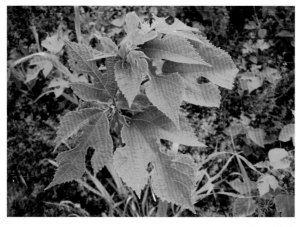
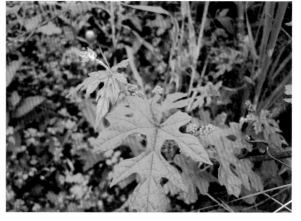

三裂叶蛇葡萄　　　　　　　　　　　　　　　　　三裂叶蛇葡萄

## 精选验方 |

**1. 外伤肿痛，风湿性腰腿痛，胃痛，痢疾，肠炎**　三裂叶蛇葡萄根 9 ～ 15 g。煎服。或用 60 g 加酒 500 ml，浸泡 5 ～ 7 日后备用，每次 10 ml，每日 3 次。

**2. 风湿关节痛，跌打损伤**　三裂叶蛇葡萄根 30 g。酒浸或酒炒煎水服；或根皮研粉，酒调外数，并用酒送服 3 g。

**3. 骨折**　三裂叶蛇葡萄、大血藤、血三七、水冬瓜各 60 g，车前草、马鞭草各 50 g。捣烂加适量白酒，外包患处。

**4. 枪伤，水火烫伤**　三裂叶蛇葡萄根适量。研细，加入鸡蛋清调匀外敷。

**5. 外伤出血**　三裂叶蛇葡萄根皮适量。研干粉撒敷伤口。

**6. 烧烫伤**　三裂叶蛇葡萄鲜根适量。捣烂，兑少量麻油外敷。

**7. 痈肿**　三裂叶蛇葡萄干粉适量。调敷患部；或用鲜品捣烂外敷。

**8. 慢性骨髓炎，胀肿**　三裂叶蛇葡萄根 500 g（去粗皮和木心）。研为细末，与鸡蛋清 4 个，麻油 30 g，95% 乙醇或白酒 25 ml，调匀，外敷患处。

**9. 疮疖**　三裂叶蛇葡萄根 1000 g，虎杖 500 g，凡士林适量。将三裂叶蛇葡萄根刮去外层皮抽去木质心后，切片晒干，与虎杖片共研粉末，过 100 目筛，用凡士林调成软膏，外敷患处，每日 1 ～ 2 次。

**10. 角膜云翳**　三裂叶蛇葡萄根、茎适量。制成 30% 眼药水，滴眼。

# 沙参

## SHASHEN

**彝 药 名** | 洪胡。

**别 名** | 查干、鲁图得。

**来 源** | 本品为桔梗科植物轮叶沙参 *Adenophora tetraphylla* (Thunb.) Fisch. 的干燥根。

**识别特征** | 多年生草本，茎高 40 ~ 80 cm。不分枝，常被短硬毛或长柔毛。基生叶心形，大而具长柄；茎生叶无柄，或仅下部的叶有极短而带翅的柄；叶片椭圆形、狭卵形，基部楔形。先端急尖或短渐尖，边缘有不整齐的锯齿，两面疏生短毛或长硬毛。花序不分枝而成假总状花序，或有短分枝而成极狭的圆锥花序，极少具长分枝而成圆锥花序的；花梗长不足 5 mm；花萼常被短柔毛或粒状毛，少数无毛，筒部常倒卵状，少数为倒卵状圆锥形，裂片 5，狭长，多为钻形，少数为条状披针形；花冠宽钟状，蓝色或紫色，外面无毛或有硬毛，裂片 5，三角状卵形；花盘短筒状，无毛；雄蕊 5，花丝下部扩大成片状，花药细长；花柱常略长于花冠，柱头 3 裂，子房下位，3 室。蒴果椭圆状球形，极少为椭圆状。种子多数，棕黄色，稍扁，有 1 条棱。花、果期 8 ~ 10 月。

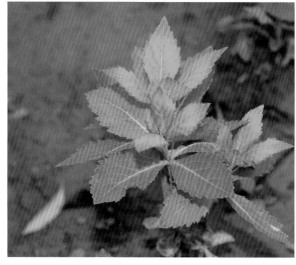 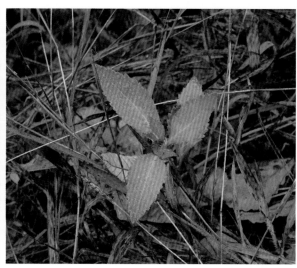

轮叶沙参 轮叶沙参

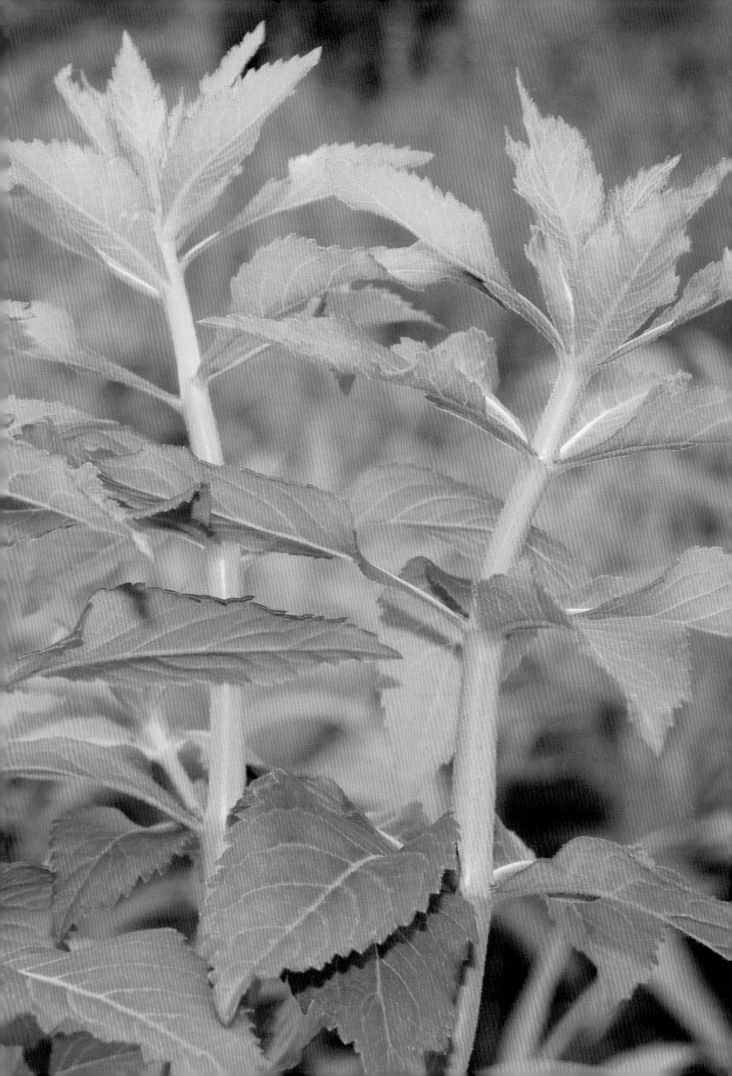

**生境分布** ┃ 多生长于山野的阳坡草丛中。分布于安徽、江苏、浙江、贵州等地，四川、河南、甘肃、湖南、山东等地也产。

**采收加工** ┃ 春、秋二季采挖根部。洗净泥土，除去须根，刮去粗皮，洗净，干燥。

**药材鉴别** ┃ 本品为类圆形或不规则形的厚片。外表面黄白色至淡棕黄色，残留外皮部分呈黄褐色至棕褐色，具纵皱纹，有的可见须根痕。切面黄白色，多裂隙。体轻，质松。无臭，味微甘。

**性味归经** ┃ 甘、微苦，微寒。归肺、胃经。

**功效主治** ┃ 养阴清肺祛痰，益胃生津。本品甘寒清热而益阴，入肺胃二经，故有养肺胃、祛痰之功效。作用与北沙参相似，而祛痰清肺力强。

**用法用量** ┃ 10～15 g，煎服，鲜品 15～60 g，清热生津力强，多用于热盛津伤者。

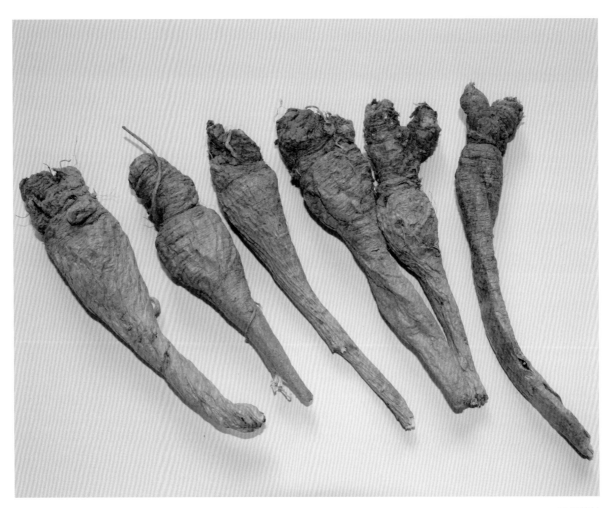

沙参药材

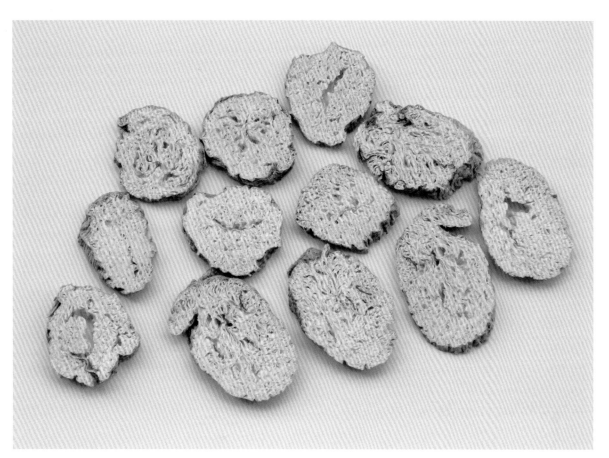

沙参饮片

## 精选验方

**1. 慢性支气管炎、干咳无痰或痰少而黏**　沙参、杏仁、川贝母、枇杷叶各9g，麦冬10g。每日1剂，水煎服。

**2. 百日咳**　沙参、百部各9g，麦冬10g。每日1剂，水煎服。

**3. 肺结核、干咳无痰**　沙参9g，麦冬6g，甘草3g。开水冲泡，代茶饮服。

**4. 胃阴不足、胃部隐痛**　沙参、麦冬、玉竹、白芍各10g，佛手、延胡索各5g。水煎服，每日1剂。

**5. 食道炎、胸骨刺痛、吞咽困难**　沙参、金银花、麦冬、桔梗、甘草、连翘各100g，胖大海50g。共为蜜丸，每次1～2丸，每日3～5次，于两餐之间或空腹含化，缓咽。

**6. 小儿口疮**　沙参、天花粉、大青叶、玉竹、扁豆各6g。水煎服，每日1剂，一般服药2～5剂。

**7. 小儿百日咳重咳期**　沙参60g，甘草30g，加水共煎成浓稠状，冰糖适量，加入即成，每日2次，7日服完。

**8. 小儿脾气虚弱型缺铁性贫血**　沙参、炒党参、丹参各15g，淫羊藿、仙鹤草、焦山楂、焦麦芽、焦神曲各10g。水煎取药汁，每日1剂，分2次服用，10日为1个疗程。

**使用禁忌**　反藜芦。风寒咳嗽、寒饮喘咳、脾胃虚寒者忌用。

# 杉木
## SHANMU

**彝 药 名** | 苏波。

**别　　名** | 杉树、正杉、刺杉、天蜈蚣、千把刀。

**来　　源** | 为杉科植物杉木 *Cunninghamia lanceolata* (Lamb.) Hook. 的心材及树枝。

**识别特征** | 常绿乔木，高达 25 m。枝皮灰褐色，裂成长条片脱落。叶在主枝上辐射伸展，线状披针形，革质，坚硬，长达 6 cm，基部下延于枝上而扭转，边缘有细锯齿，上面绿色，下面有白粉带 2 条。雌雄同株，花单性；雄花序圆柱状，基部有鳞片数枚，每花由多数雄蕊组成，每 1 雄蕊有 3 个倒垂、1 室的花药，生长于鳞片状的药隔下缘；雌花单生或 3 ~ 4 朵簇生枝顶，球状，每一鳞片有倒垂的胚珠 3 颗。球果近球形或卵圆形。种子长卵形，扁平，暗褐色，两侧有窄翅。花期 4 月，球果 10 月下旬成熟。

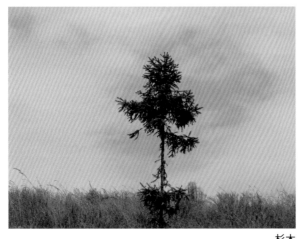

杉木

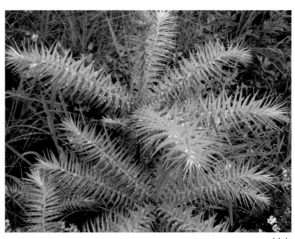

杉木

**采收加工** | 四季均可采，鲜用或晒干。

**性味归经** | 味辛香，性微热。归冷经。

**功效主治** | 辟恶除秽，除湿散毒，降逆气，活血止痛。主治脚气肿满，奔豚，霍乱，心腹胀痛，风湿毒疮，跌仆损伤，创伤出血，烧烫伤，降血压。

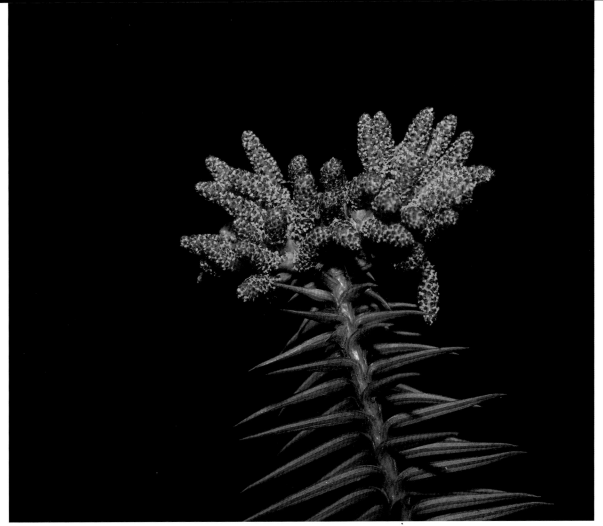

杉木果

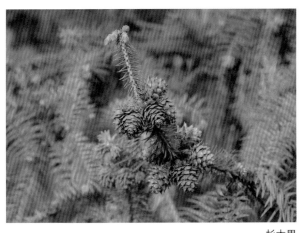

杉木果

杉木果

**用法用量** 内服：煎汤，15 ~ 30 g。外用：适量，煎水熏洗；或烧存性研末调敷。

**精选验方**

**1. 创伤出血** 杉木老树皮适量。烧灰研末，调鸡蛋白外敷。

**2. 黄蜂蜇伤** 杉树尖适量。揉茸搽患处。

**3. 白带过多** 杉树尖适量。加酒服。

**使用禁忌** 不可久服和过量。虚人禁服。

杉木

# 商陆

## SHANGLU

**彝 药 名** | 巴规。

**别　　名** | 商陆根、那玛努玛、嘎布其土、朗钦其土。

**来　　源** | 本品为商陆科植物商陆 *Phytolacca acinosa* Roxb. 或垂序商陆 *Phytolacca americana* L. 的干燥根。

**识别特征** | 多年生草本，全株光滑无毛。根粗壮，圆锥形，肉质，外皮淡黄色，有横长皮孔，侧根甚多。茎绿色或紫红色，多分枝。单叶互生，具柄，柄的基部稍扁宽；叶片卵状椭圆形或椭圆形，先端急尖或渐尖，基部渐狭，全缘。总状花序生于枝端或侧生于茎上，花序直立；花初为白色后渐变为淡红色。浆果扁圆状，有宿萼，熟时呈深红紫或黑色。种子肾形，黑色。花期 6 ~ 8 月，果期 8 ~ 10 月。

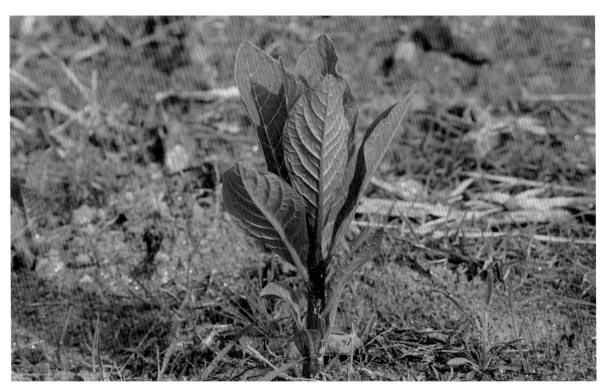

商陆

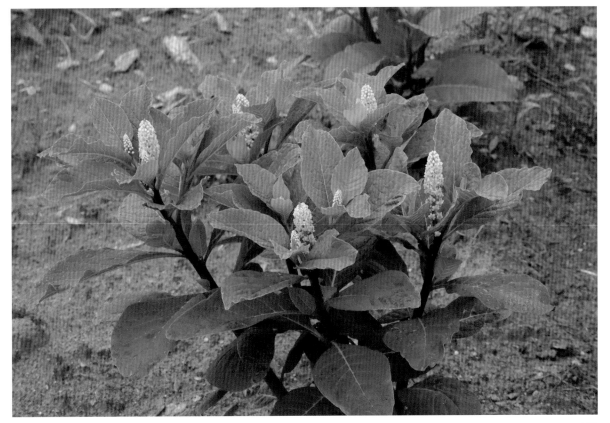

商陆

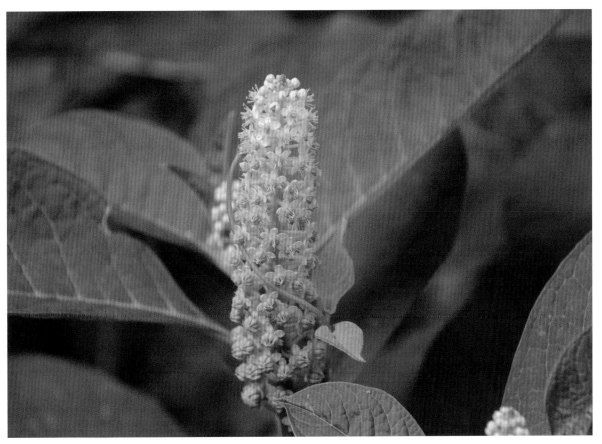

商
陆

商陆

247

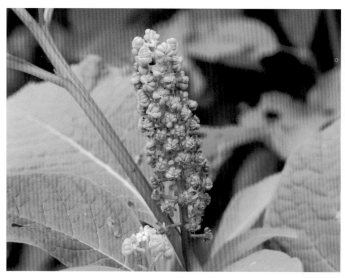
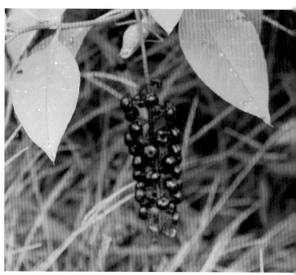

商陆 商陆

**生境分布** | 生长于路旁疏林下或栽培于庭园。分布于全国大部分地区。

**采收加工** | 秋季至次春采挖，除去须根及泥沙，切成块或片，晒干或阴干。

**药材鉴别** | 本品为横切或纵切的不规则块片，厚薄不一。外皮灰黄色或灰棕色。纵切片弯曲或卷曲，木部呈平行条状突起，均带粉性。质坚，不易折断。气微，味稍甜，久嚼麻舌。

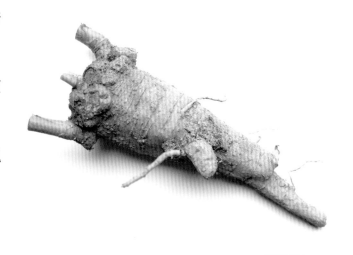

商陆药材

**性味归经** | 苦，寒；有毒。归肺、肾、大肠经。

**功效主治** | 泻下利水，消肿散结。本品苦寒性降，泻下逐水作用颇猛，故可治周身水肿、二便不利之症。外用又能消肿散结。

**用法用量** | 5 ~ 10 g，煎服。外用：适量，鲜品捣烂或干品研末涂敷。

**精选验方** |

**1. 足癣** 商陆、苦参各 100 g，川椒 20 g，赤芍 50 g。煎汤，每日 1 ~ 2 次浸泡患足，每次 15 ~ 30 min，保留药液加热重复使用。

**2. 腹中如有石、痛如刀刺者** 商陆根适量。捣烂蒸之，布裹熨痛处，冷更换。

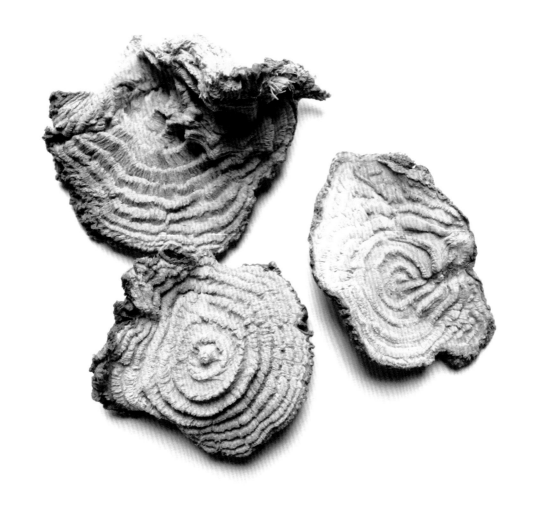

**3. 淋巴结结核** 商陆 9 g，红糖适量。水煎服。

**4. 腹水** 商陆 6 g，赤小豆、冬瓜皮各 50 g，泽泻 12 g，茯苓皮 24 g。水煎服。

**5. 痈疮肿毒** 商陆 2.5 克，蒲公英 100 克，水煎洗患处。

**6. 宫颈糜烂、白带多、功能性子宫出血** 鲜商陆 200 g（干者减半）。同母鸡或猪瘦肉煮极烂，放盐少许，分 2 ~ 3 次吃。

**7. 肿毒** 商陆根适量，盐少许。捣敷，次日再换。

**8. 跌打** 商陆适量。研细末，调热酒擦患处，可外贴膏药。

**9. 血小板减少紫癜** 商陆适量。加水煎半小时，浓缩成 100% 的煎剂。首次服 30 ml，以后每次服 10 ml，每日 3 次。成人以 12 ~ 24 g，小儿以 9 ~ 12 g 为每日用量。

**使用禁忌｜** 孕妇忌用。

# 射干

## SHEGAN

**彝 药 名** | 木赫什儿。

**别　　名** | 扁竹、老君扇、布射勒泽。

**来　　源** | 为鸢尾科植物射干 *Belamcanda chinensis* (L.) DC. 的根茎。

**识别特征** | 多年生草本植物，高达 80 cm。根茎横走，略呈结节状，外皮鲜黄色。叶 2 列，嵌叠状排列，宽剑形，扁平，长达 60 cm。茎直立。伞房花序顶生，二歧状，苞状膜质；花橘黄色，花被 6，基部合生成短筒，外轮开展，散生暗红色斑点，内轮与外轮相似；雄蕊 3，着生于花被基部；花柱棒状，顶端 3 浅裂，被毛。蒴果倒卵圆形，熟时 3 裂，果瓣向内弯曲。种子近球形，黑色，有光泽。花期 7 ~ 9 月，果期 8 ~ 10 月。

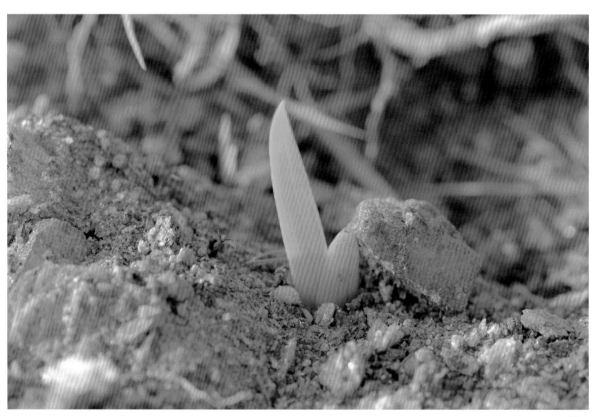

射干

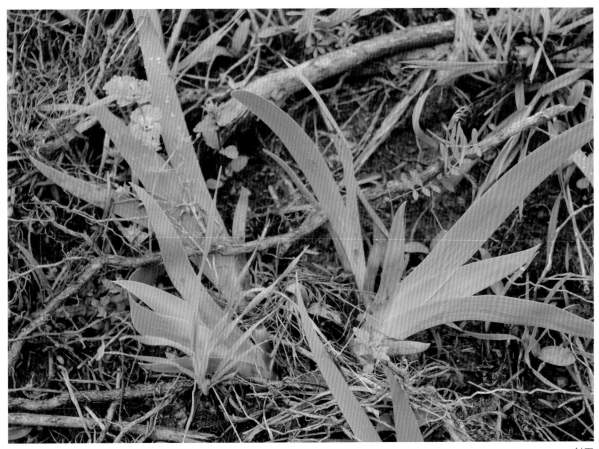

射干

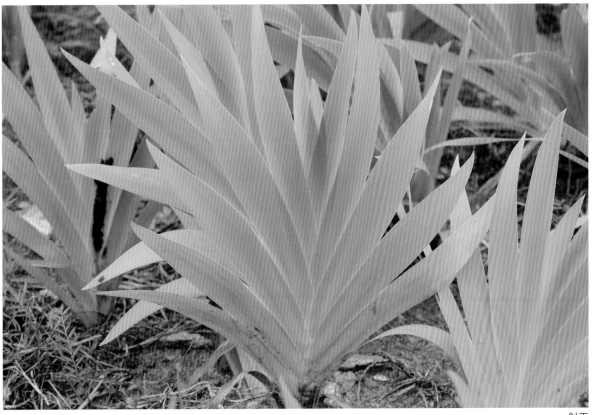

射干

射干

251

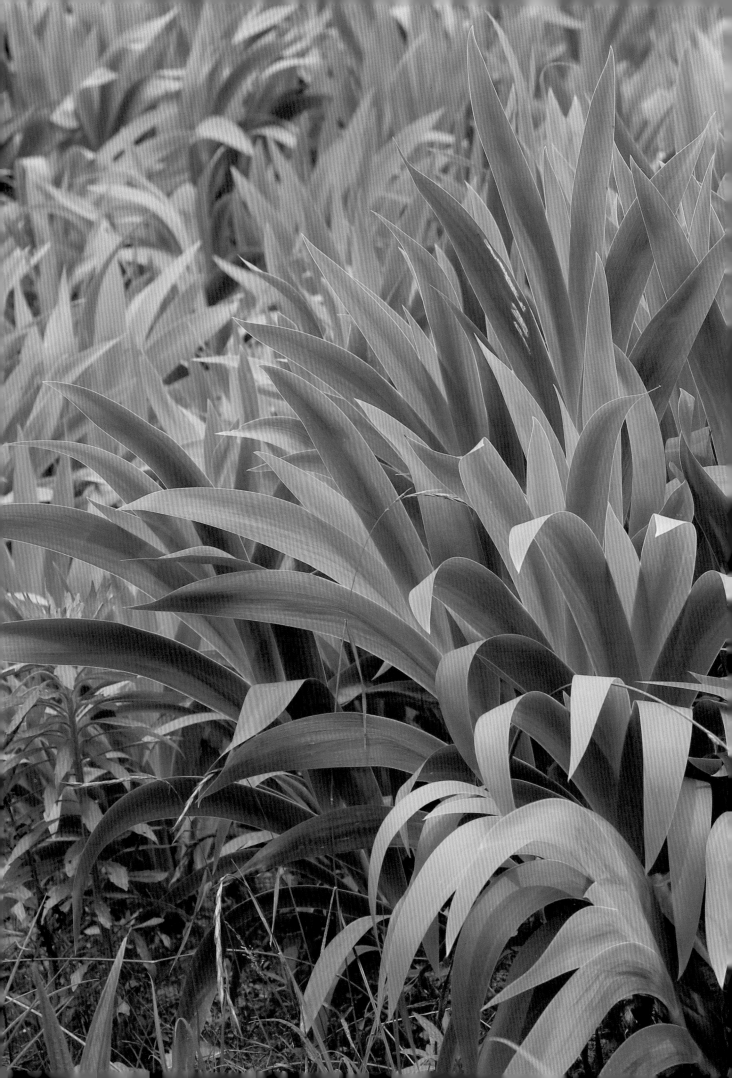

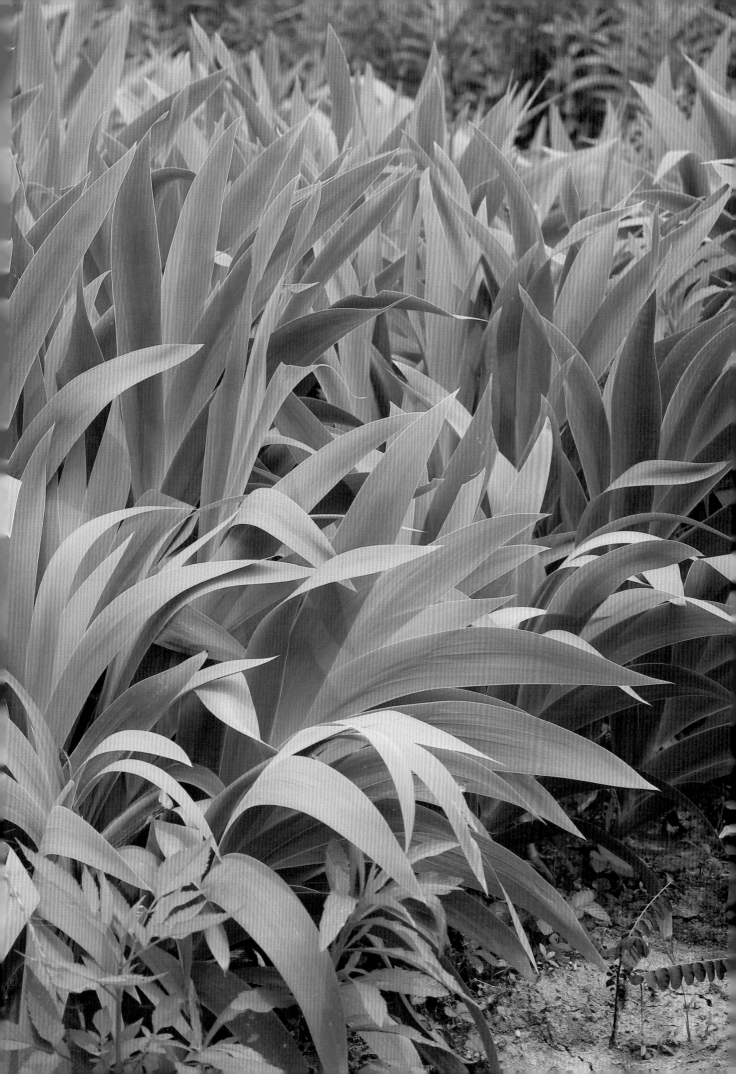

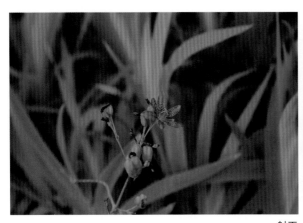

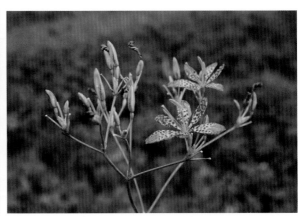

射干 射干

**生境分布** | 生长于山坡、草丛、路旁向阳处。分布于贵州、湖北、河南、江苏、浙江、安徽、湖南、广东、广西、云南等地。

**采收加工** | 栽后 2 ~ 3 年收获，春、秋二季挖掘根茎，洗净泥土，晒干，搓去须根，再晒至全干。

**药材鉴别** | 根茎呈不规则结节状，有分枝，长 3 ~ 10 cm，直径 1 ~ 2 cm。表面黄棕色、暗棕色或黑棕色，皱缩不平，有明显的环节及纵纹。上面有圆盘状凹陷的茎痕，有时残存有茎基；下面及两侧有残存的细根及根痕。质硬，折断面黄色，颗粒性。气微，味苦、微辛。以粗壮、质硬、断面色黄者为佳。

**性味归经** | 性冷，味苦。归热经。

**功效主治** | 清热解毒，祛痰利咽，消瘀散结。主治咽喉肿痛，痰壅咳喘，瘰疬结核，疟母癥瘕，痈肿疮毒。

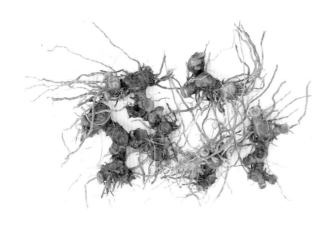

射干药材 射干药材

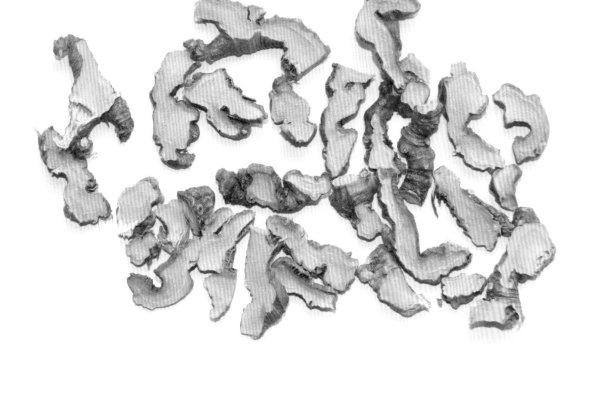

射干药材

**用法用量** 内服：煎汤，6～15 g；或入丸、散。

**精选验方**

**1. 咽喉疼痛，牙根肿痛** 射干、车前草、朱砂根各 10 g。水煎服。

**2. 咽喉肿疼** 射干 10 g，八爪金龙 15 g。水煎服。

**3. 龈根肿痛** 射干 10 g，马鞭草 15 g。水煎服。

**4. 乳糜尿** 射干 15 g。水煎加入白糖适量，每日分 3 次口服；或制成水丸，每次 4 g，每日 3 次，饭后服，10 日为 1 个疗程。

**5. 水田皮炎** 射干 750 g。加水 13000 ml，煎煮 1 小时后，过滤，加食盐 120 g，待药液温度在 30～40℃时涂洗患处。

**6. 包如病增盛期** 射干、土木香、木香、巴沙嘎各等量。制成煮散剂，每次 3～5 g，每日 1～2 次。

# 升麻

## SHENGMA

**彝 药 名** | 甲子瓦。

**别 名** | 绿升麻、炙升麻、甲子豆罗、都如朵瓦达。

**来 源** | 本品为毛茛科植物大三叶升麻 *Cimicifuga heracleifolia* Kom. 、兴安升麻 *Cimicifuga dahurica*（Turcz.）Maxim . 或升麻 *Cimicifuga foetida* L. 的干燥根茎。

**识别特征** | 大三叶升麻为多年生草本，根茎上生有多数内陷圆洞状的老茎残基。叶互生，2 回 3 出复叶，小叶卵形至广卵形，上部 3 浅裂，边缘有锯齿。圆锥花序具分枝 3 ～ 20 条，花序轴和花梗密被灰色或锈色的腺毛及柔毛。花两性，退化雄蕊长卵形，先端不裂；能育雄蕊多数，花丝长短不一，心皮 4 ～ 7，光滑无毛。蓇葖果。兴安升麻与上种不同点是：花单性，退化雄蕊先端 2 深裂，裂片顶端常具一明显花药。升麻与大三叶升麻不同点为：叶为数回羽状复叶，退化雄蕊先端 2 裂，不具花药。心皮及蓇葖果有毛。花期 7 ～ 9 月，果期 8 ～ 10 月。

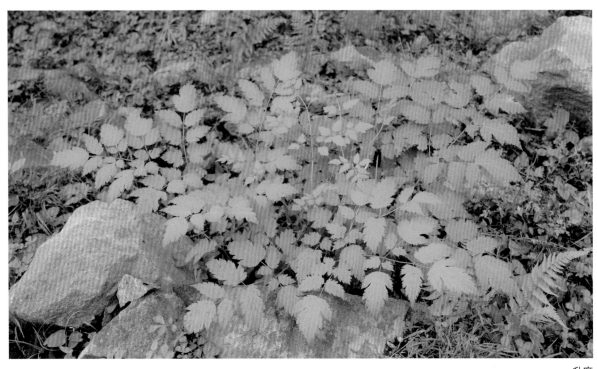

升麻

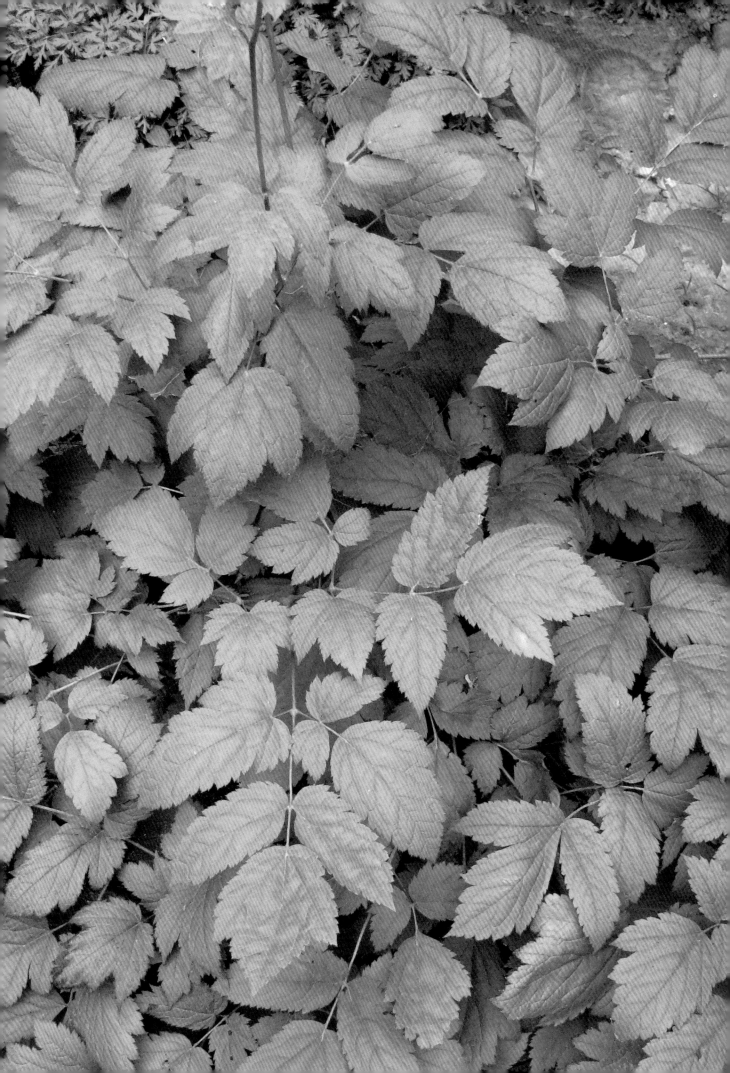

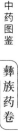

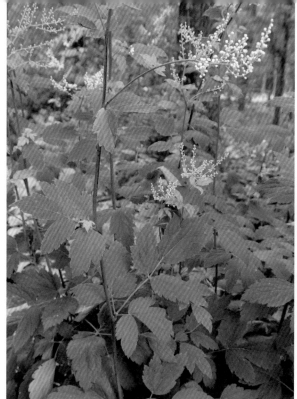

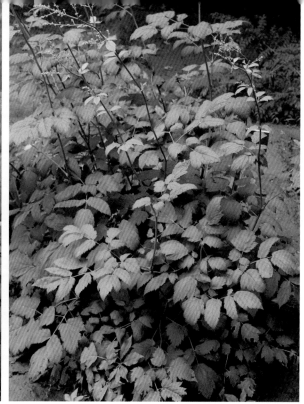

升麻 　　　　　　　　　　　　　　　　　　　　　　　　升麻

**生境分布** | 生长在山坡、沙地。大三叶升麻的根茎为药材关升麻，分布于辽宁、吉林、黑龙江等省；兴安升麻的根茎为药材北升麻，分布于辽宁、黑龙江、河北、山西等省；升麻的根茎为药材西升麻或称川升麻，分布于陕西、四川等省。

**采收加工** | 春、秋两季采挖，除去茎苗和泥土，晒至须根干时，火燎或用其他方法除去须根，晒干。

**药材鉴别** | 本品为不规则切片，厚2～4mm，直径2～4cm。外表皮为黑褐色或棕褐色，粗糙不平，多见根痕及须茎。切面灰白色或淡棕黄色，皮部薄，呈淡棕褐色；木部呈网状或放射状裂隙，形成丝瓜络样网状花纹，中心多有孔洞，呈枯朽状淡褐色。周边多凹凸不平，有数个枯朽半圆形空洞，栓皮部棕褐色至黑色，表面较光滑，有残留须根痕迹。质地坚而轻、不易折断。气味微苦而涩。

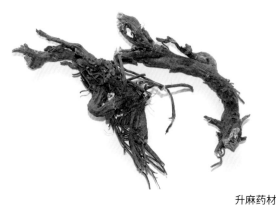

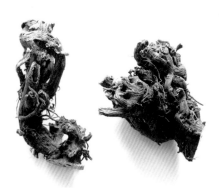

升麻药材 　　　　　　　　　　　　　　　　　　　　　升麻药材

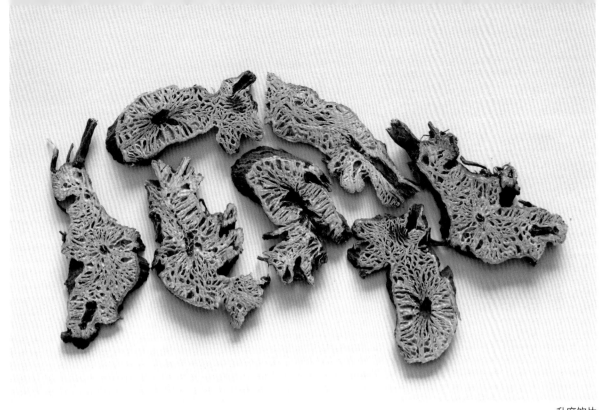

升麻饮片

**性味归经** | 辛、微甘，微寒。归肺、脾、胃、大肠经。

**功效主治** | 发表透疹，清热解毒，升举阳气。本品味辛质轻，具升散之性，其归肺经能发表透疹，归脾经能升举阳气；其性寒而有清热解毒之功效。

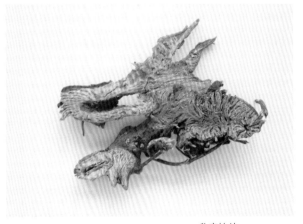

升麻饮片

**用法用量** | 3 ～ 10 g，煎服。发表透疹、解毒宜生用，升举阳气宜炙用。

**精选验方** |

**1.子宫脱垂** 升麻、柴胡各10 g，黄芪60 g，党参12 g，怀山药30 g。水煎服，连服1 ～ 3个月。或升麻6 g，牡蛎12 g。研细末，每日1剂，分2 ～ 3次空腹服用。

**2.气虚乏力，中气下陷** 升麻、人参、柴胡、橘皮、当归、白术各6 g，黄芪18 g，炙甘草9 g。水煎服。

**3.风热头痛，眩晕** 升麻、薄荷各6 g，白术10 g。水煎服。

**4.口疮** 升麻6 g，黄柏、大青叶10 g。水煎服。

**5.牙周炎** 升麻10 g，黄连、知母各6 g。水煎服。

**6.胃下垂** 升麻、黄芪各20 g，茯苓、麦芽、党参各15 g，山楂12 g，鸡内金、白术、枳实、三棱、莪术、川芎、柴胡各10 g，红花9 g。水煎取药汁，每日1剂，分2次服用。

升
麻

**使用禁忌** | 麻疹疹出已透，阴虚火旺、肝阳上亢、上盛下虚者忌用。

# 石斛

## SHIHU

**彝 药 名**| 苏格苏日。

**别　　名**| 协日、扁草、吊兰花、布舍勒泽。

**来　　源**| 为兰科植物石斛 *Dendrobium nobile* LindL. 的茎。

**识别特征**| 多年生附生草本植物。茎圆柱形，稍扁，粗达 1.3 cm，丛生，直立，高 30 ~ 50 cm，黄绿色，不分枝，具多节，节间长 2.5 ~ 3.5 cm。叶近革质，常 3 ~ 5 枚生长于茎上端；叶片长圆形或长圆状披针形，长 6 ~ 12 cm，宽 1.5 ~ 2.5 cm，先端不等，侧 2 圆裂，叶脉平行，通常 9 条；叶鞘紧抱于节间，长 1.5 ~ 2.7 cm；无叶柄。总状花序自茎节生出，通常具 2 ~ 3 花；苞片卵形，小，膜质；花大，下垂，直径 6 ~ 8 cm；花萼及花瓣白色，末端呈淡红色；萼片 3，中萼片离生，两侧萼片斜生于蕊柱足上，长圆形，长 3.5 ~ 4.5 cm，宽 1.2 ~ 1.5 cm；花瓣卵状长圆形或椭圆形，与萼片几等长，宽 2.1 ~ 2.5 cm，唇瓣近卵圆形，生于蕊柱足的前方，长 4 ~ 4.5 cm，宽 3 ~ 3.5 cm，先端圆，基部有短爪，下半部向上反卷包围蕊柱，两面被茸毛，近基部的中央有一块深紫色的斑点；合蕊柱长 6 ~ 7 mm，连足部长约 12 mm；雄蕊圆锥状，花药 2 室，花药块 4，蜡质。蒴果，花期 5 ~ 6 月，果期 7 ~ 8 月。

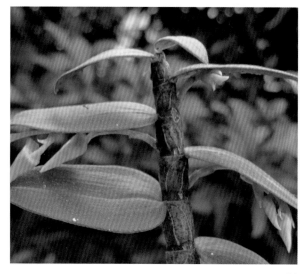 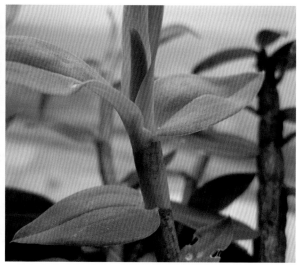

石斛　　　　　　　　　　　　　　　　　　　　　　　　　石斛

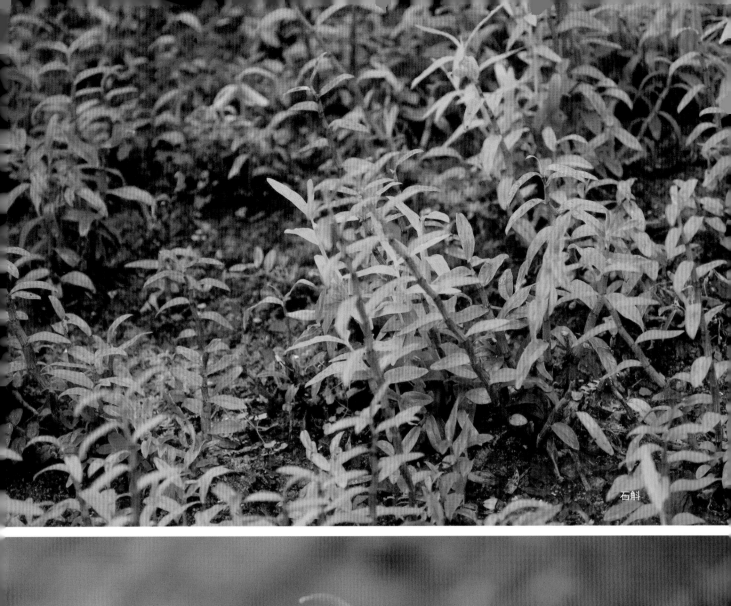

石斛

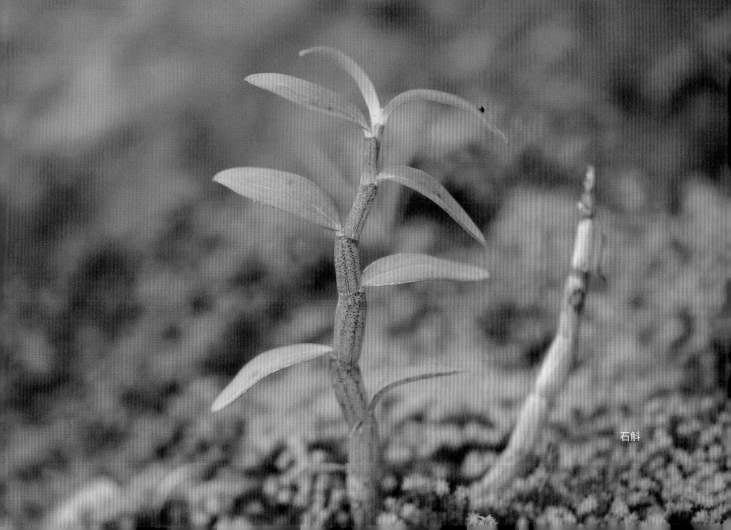

石斛

**生境分布** ｜ 生长于海拔 600 ～ 1700 m 的高山岩石上或林中树干上。分布于贵州、四川、云南、湖北、广西、台湾等地。

**采收加工** ｜ 四季均可采，鲜用或晒干。

**药材鉴别** ｜ 茎扁圆柱形，长 25 ～ 40 cm，直径 0.4 ～ 0.8 cm，节明显，节间长 1.5 ～ 3 cm。表面金黄色或绿黄色，有光泽，具深纵沟及纵纹，节稍膨大，棕色，常残留灰褐色叶鞘。质轻而脆，断面较疏松。气微，味苦。

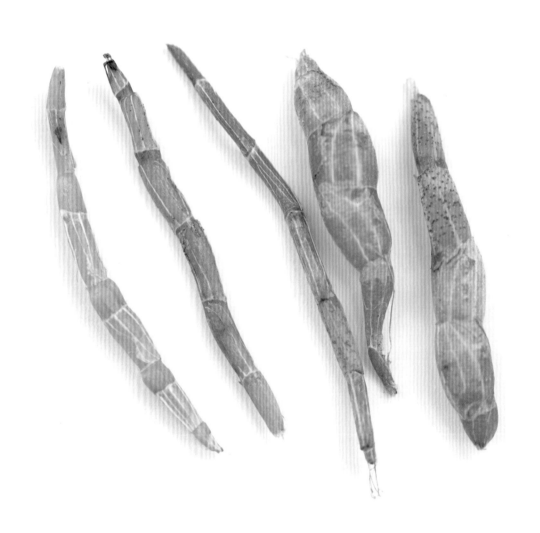

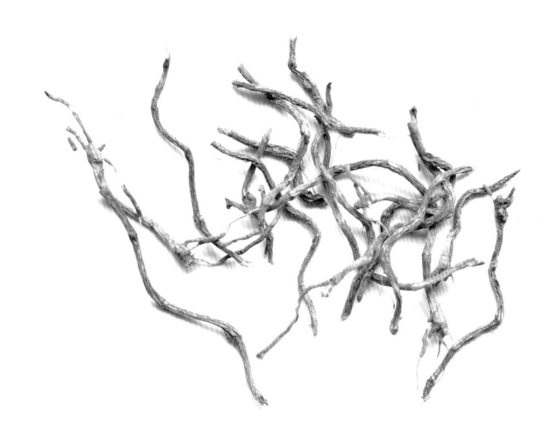

石斛

**性味归经** 味甜，性冷。归热经。

**功效主治** 生津养胃，滋阴清热，润肺益肾，明目强腰。主治热病伤津，口干烦渴，胃痛干呕，干咳虚热不退，阴伤目暗，腰膝软弱。

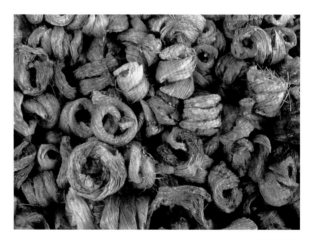

石斛药材

**用法用量** 内服：煎汤，6～15 g，鲜品加倍；或入丸、散；或熬膏。

**精选验方**

**1. 糖尿病** 石斛 10 g，瓜蒌根、大夜关门根各 15 g。水煎服。

**2. 发烧口渴** 石斛、山药各 10 g，鲜芦根 20 g。水煎服。

**3. 跌打损伤** 石斛、见血飞、矮陀陀、大血藤各 10 g。泡酒 1000 ml，每次服 20 ml。

**4. 雀目** 石斛、淫羊藿各 30 g，苍术 15 g。共捣研为细末，每次服 6 g，空腹用开水调服，每日 3 次。

**5. 包如病增盛期** 石斛、土木香、木香、巴沙嘎各等量。制成煮散剂，每次 3～5 g，每日 1～2 次。

石斛

# 石韦

## SHIWEI

**彝 药 名** | 木堵罗里此。

**别　　名** | 大石韦、巴日格佰、拉西雅纳。

**来　　源** | 为水龙骨科植物庐山石韦 *Pyrrosia sheareri*（Bak.）Ching 的全草。

**识别特征** | 多年生草本植物，植株高 20 ~ 60 cm。根状茎横生，密被披针形鳞片，边缘有锯齿。叶簇生，叶柄粗壮，长 10 ~ 30 cm，以关节着生于根状茎上；叶片坚革质，阔披针形，长 20 ~ 40 cm，宽 3 ~ 5 cm，向顶部渐狭，锐尖头。基部稍变宽，为不等圆耳形或心形，不下延；侧脉两面略下凹。孢子囊群小，散生在叶的下面，淡褐色或深褐色，在侧脉间排成多行；无囊群盖。

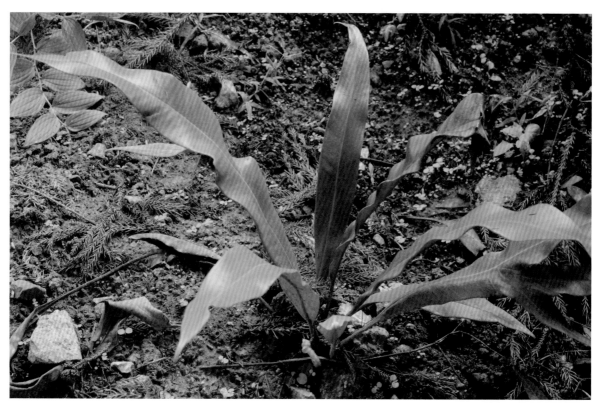

庐山石韦

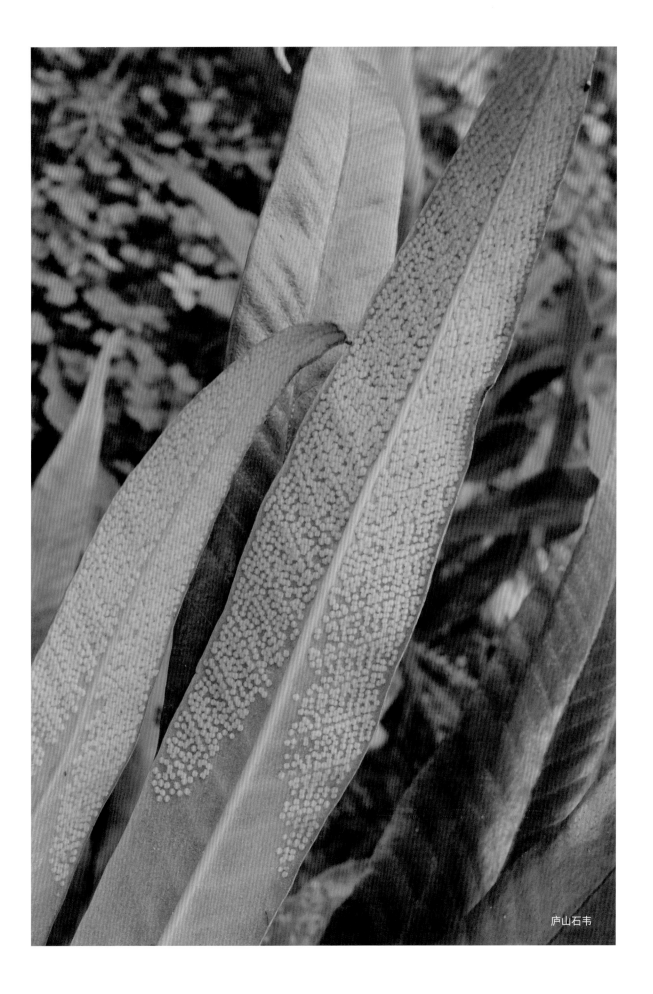

庐山石韦

**生境分布** | 生长于海拔 500 ~ 2200 m 的岩石或树干上。分布于中南、西南及安徽、浙江、江西、福建、台湾等地。

**采收加工** | 全年均可采收，洗净，晒干。

**药材鉴别** | 叶型，坚革质。叶片阔披针形，长 20 ~ 40 cm，宽 3 ~ 5 cm，先端渐尖，基部呈耳状偏斜形，全缘；上表面黄绿色或黄棕色，有黑色凹点，下表面密布短阔的星状毛。孢子囊群呈星点状，在侧脉间排列成行。叶柄粗壮，长 10 ~ 30 cm，直径 3 ~ 5 mm。

**性味归经** | 味苦，性冷。归热经。

**功效主治** | 利水通淋，清肺化痰，凉血止血。主治淋病，水肿，小便不利，痰热咳嗽，咳血，吐血，崩漏及外伤出血。

**用法用量** | 内服：煎汤，9 ~ 15 g；或研末。外用：适量，研末涂敷。

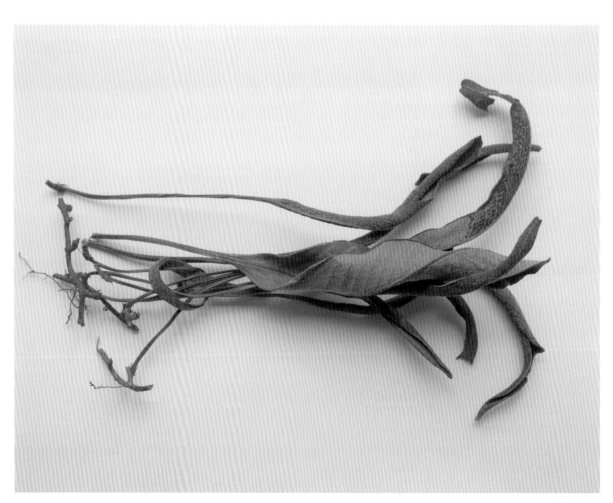

石韦药材

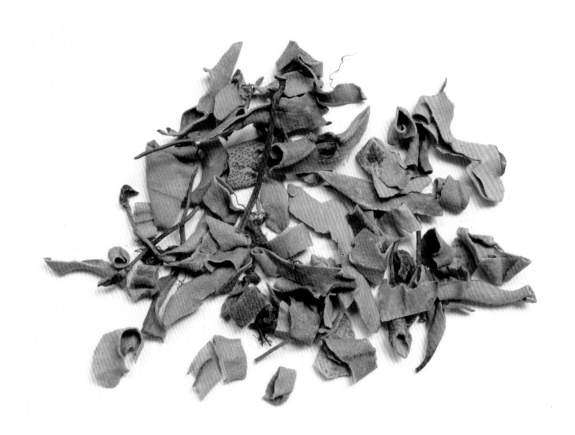

## 精选验方 |

**1. 尿结石** 石韦 15 g，金钱草 25 g，海金沙 30 g。水煎服。

**2. 腹泻** 石韦 20 g，金钱草 15 g。水煎服。

**3. 肾炎水肿** 石韦、凤尾草各 30 g。煨水服。

**4. 淋浊尿血** 石韦、猪鬃草、连钱草各 15 g。煨水服。

**5. 劳伤咳嗽** 石韦、山姜、淫羊藿、岩豇豆、岩白菜、刺梨根各 9 g。煨水服。

**6. 急、慢性肾炎** 有柄石韦叶 20 片左右（相当于 2～3 g）。加水 500～1000 ml，每日 1 剂，水煎分 2 次服；亦可用开水浸泡当茶饮；或制成片剂，每片含生药 0.5 g，每次 2～3 片，每日 3 次。

**7. 尿路结石** 石韦、车前草各 30～60 g，生栀子 30 g，甘草 9～15 g。将上药用大锅加水 3000～3500 ml，煎 40 min 左右，滤过后灌入热水瓶内，当茶饮。

**8. 慢性气管炎** 石韦、冰糖各 30 g。先煎石韦 3 次，每次 1 h，约 1500 ml 水煎至 500 ml，再对入冰糖，即成石韦糖浆剂，此为 1 日量，分 2 次服，病重者可增加 1 倍。

**9. 疮疡** 石韦、酸模、磁石（制）、朱砂（制）各等量。制成散剂，外用，每日 1～2 次，取适量视病情用芝麻油调后敷于患处。

**10. 月经淋漓不止，外伤性出血** 石韦、马勃、蜀葵、红花、牛胆各等量。制成水丸，每次 1～3 g，每日 1～2 次，温开水送服。

# 苏木

## SUMU

**彝 药 名** | 曹门。

**别　　名** | 苏方、红柴、苏方木、苏枋木、曹木兴。

**来　　源** | 本品为豆科植物苏木 *Caesalpinia sappan* L. 的干燥心材。

**识别特征** | 常绿小乔木，高可达5～10 m。树干有小刺，小枝灰绿色，具圆形凸出的皮孔，新枝被微柔毛，其后脱落。叶为2回双数羽状复叶，全长达30 cm或更长；羽片对生，9～13对，长6～15 cm，叶轴被柔毛；小叶9～16对，长圆形，长约14 mm，宽约6 mm，先端钝形微凹，全缘，上面绿色无毛，下面具细点，无柄；具锥刺状托叶。圆锥花序，顶生，宽大多花，与叶等长，被短柔毛；花黄色，径10～15 mm；萼基部合生，上部5裂，裂片略不整齐；

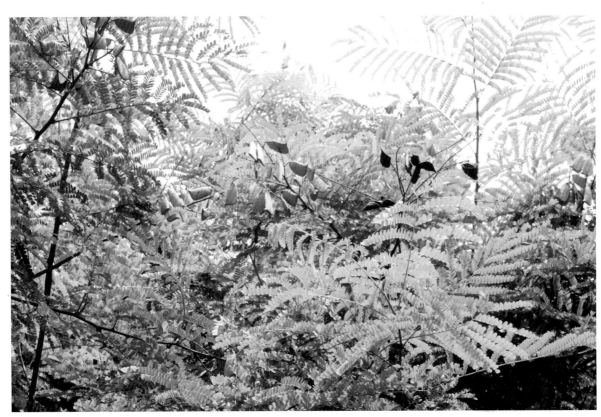

苏木

花瓣 5，其中 4 片圆形，等大，最下 1 片较小，上部长方倒卵形，基部约 1/2 处窄缩成爪状；雄蕊 10，花丝下部被棉状毛；子房上位，1 室。荚果长圆形，偏斜，扁平，厚革质，无刺，无刚毛，顶端一侧有尖喙，长约 7.5 cm，直径约 3.5 cm，成熟后暗红色，具短茸毛，不开裂，含种子 4 ~ 5。花期 5 ~ 6 月，果期 9 ~ 10 月。

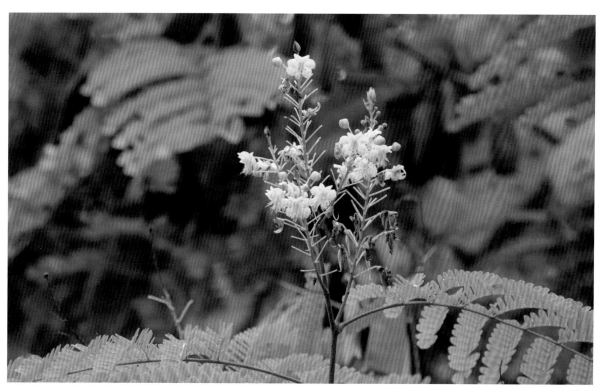

苏木

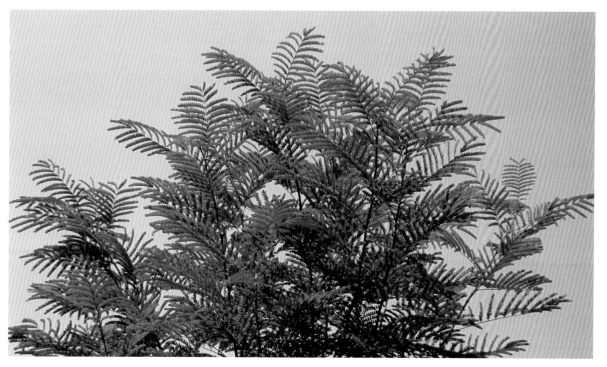

苏木

苏木

269

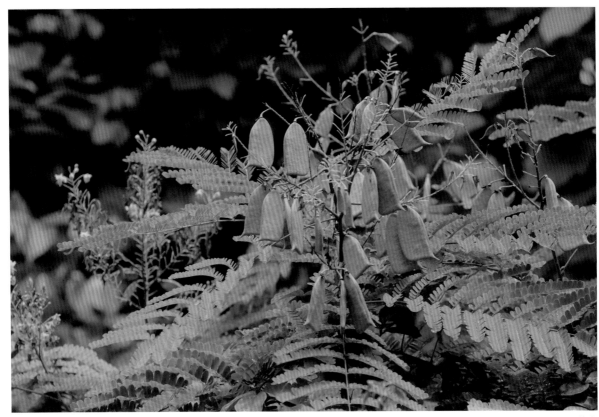

苏木

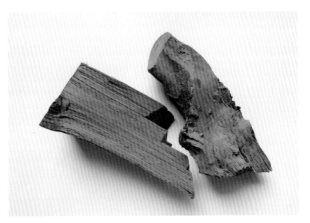

苏木药材

**生境分布** ┃ 生长于海拔 200 ~ 1050 m 的山谷丛林中或栽培。分布台湾、广东、广西、云南等地。

**采收加工** ┃ 多于秋季采伐，除去白色边材，取其中间红棕色的心材，干燥。

**药材鉴别** ┃ 本品为不规则的薄片，表面红黄色或棕红色，有细小凹入的油孔，年轮的纵向纹理明显，有的可见暗棕色、质松、带亮星的髓部。质致密坚硬。无臭，味微涩。

**性味归经** ┃ 甘、咸、辛，平。归心、肝、脾经。

**功效主治** ┃ 活血疗伤，祛瘀通经。本品甘咸辛平，归心肝脾经，走血分。能消散瘀血，和血调经，为行血祛瘀之品，伤科之主药，并可用于妇科经产瘀血。

**用法用量** ┃ 3 ~ 10 g，煎服。外用：适量。

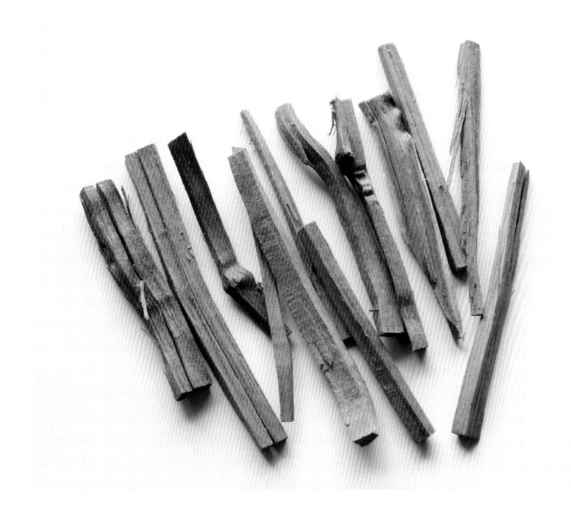

苏木饮片

## 精选验方 |

**1. 产后气滞作喘**　苏木、人参、麦门冬各适量。水煎服。

**2. 跌打损伤**　苏木（槌烂，研）100 g，酒 2000 ml。煎取 1000 ml，分 3 服，空心、午时、夜卧各 1 服。

**3. 偏坠肿痛**　苏木 100 g，好酒一壶。煮熟频饮。

**4. 血晕**　苏木 15 g。煎水，加童便一杯，顿服。

**5. 月经过少**　苏木 10 g，黑豆 100 g，加适量水炖至黑豆熟透，去苏木，加红糖适量，深化后即成。每日 2 次，以汤代茶，黑豆亦可食。月经前每日 1 剂，连用 5 剂。

**6. 跌打损伤**　苏木、泽兰各 15 g，羌活、桂枝、枳壳、川芎、当归各 10 g，防风、荆末、干姜各 5 g。加水煎 2 次，混合所煎得的药汁，每日 1 剂，口服。

## 使用禁忌 |　孕妇忌用。

苏<br>木

# 蒜

## SUAN

**彝 药 名** ｜ 呷丝。

**别　　名** ｜ 拉徐纳、独头蒜、吉古瓦、紫皮蒜、龙合高。

**来　　源** ｜ 为百合科多年生草本植物大蒜 *Allium sativum* L. 的鳞茎。

**识别特征** ｜ 多年生草本，具强烈蒜臭气。鳞茎大形，具 6～10 瓣，外包灰白色或淡棕色于膜质鳞被。叶基生，实心，扁平，线状披针形，宽约 2.5 cm，基部呈鞘状。花茎直立，高约 60 cm；佛焰苞有长喙，长 7～10 cm；伞形花序，小而稠密，具苞片 1～3 枚，片长 8～10 cm，膜质，浅绿色；花小形，花间多杂以淡红色珠芽，长 4 mm，或完全无珠芽；花柄细，长于花；花被 6，粉红色，椭圆状披针形；雄蕊 6，白色，花药突出；雌蕊 1，花柱突出，白色，子房上位，长椭圆状卵形，先端凹入，3 室。蒴果，1 室开裂。种子黑色。花期夏季。

**生境分布** ｜ 全国各地均有栽培。

**采收加工** ｜ 夏初叶枯萎时采挖，除去泥沙，于通风处晾干或烘烤至外皮干燥，生用。

**药材鉴别** ｜ 本品呈圆盘状或不规则的扁块状，有的似莲房状，大小不一。表面灰白色或灰褐色。腹面有多数整齐的六角形房孔，孔径 3～4 mm 或 6～8 mm，背面有 1 个或数个黑色短柄。体轻，质韧，略有弹性。气微，味辛淡。

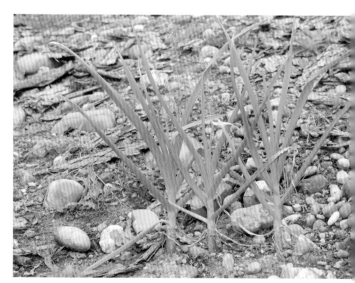

大蒜

**性味归经** ｜ 辛，温。归脾、胃、肺经。

**功效主治** ｜ 消肿，解毒，杀虫。为辛温之品，解毒作用较强，目前应用广泛，并有一定的杀虫作用。

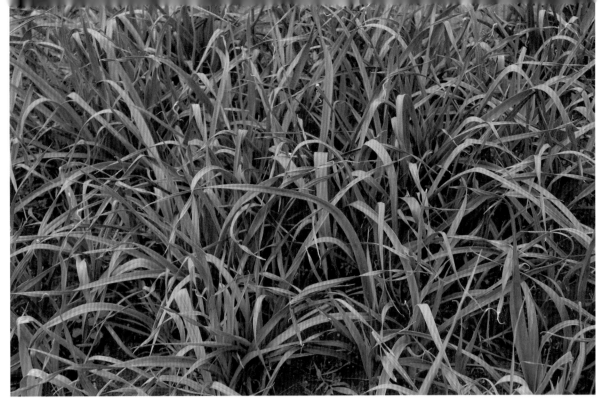

大蒜

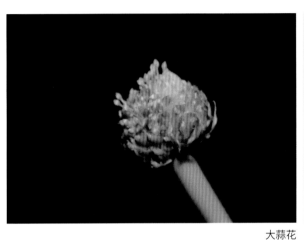

大蒜花

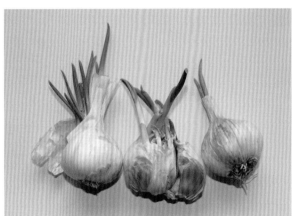

大蒜药材

**用法用量** │ 10 ~ 15 g。外用：适量。

**精选验方** │

**1. 疮疖初发** 用独头蒜切片贴肿处。

**2. 皮肤或头癣瘙痒** 大蒜切片外擦或捣烂外敷。

**3. 肺痨咯血** 以大蒜煮粥送服白及粉。

**4. 泻痢** 单用大蒜或以 10% 大蒜浸液保留灌肠。

**5. 蛲虫病** 大蒜适量。先将大蒜捣烂，加茶油少许，睡前涂于肛门周围。

**使用禁忌** │ 阴虚火旺及有目疾、舌喉口齿诸疾者均不宜服。外敷易引起皮肤发红。灼
热起泡，故不可敷之过久。

蒜

273

# 锁阳

## SUOYANG

**彝 药 名** | 乌兰。

**别 名** | 地毛球、羊锁不拉、乌兰高腰。

**来 源** | 为锁阳科植物锁阳 *Cynomorium songaricum* Rupr. 的干燥肉质茎。

**识别特征** | 多年生肉质寄生草本。地下茎粗短，具有多数瘤突吸收根。茎圆柱形，暗紫红色，高 20 ～ 100 cm，径 3 ～ 6 cm，大部分埋于沙中，基部粗壮，具鳞片状叶。鳞片状叶卵圆形、三角形或三角状卵形，长 0.5 ～ 1 cm，宽不及 1 cm，先端尖。穗状花序顶生，棒状矩圆形，长 5 ～ 15 cm，直径 2.5 ～ 6 cm；生密集的花和鳞状苞片，花杂性，暗紫色，有香气。雄花有两种，一种具肉质花被 5 枚，长卵状楔形，雄蕊 1，花丝短，退化子房棒状；另一种雄花具数枚线形、肉质总苞片，无花被，雄蕊 1，花丝较长，无退化子房。雌花具数枚线状、肉质总苞片，其中有 1 枚常较宽大，雌蕊 1，子房近圆形，上部着生棒状退化雄蕊数枚，花柱棒状。两性花多先于雄花开放，具雄蕊雌蕊各 1，雄蕊着生子房中部。小坚果，球形，有深色硬壳状果皮。花期 6 ～ 7 月，果期 6 ～ 7 月。

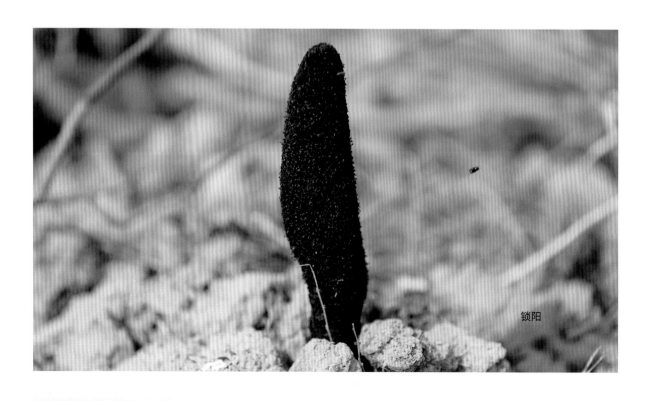

锁阳

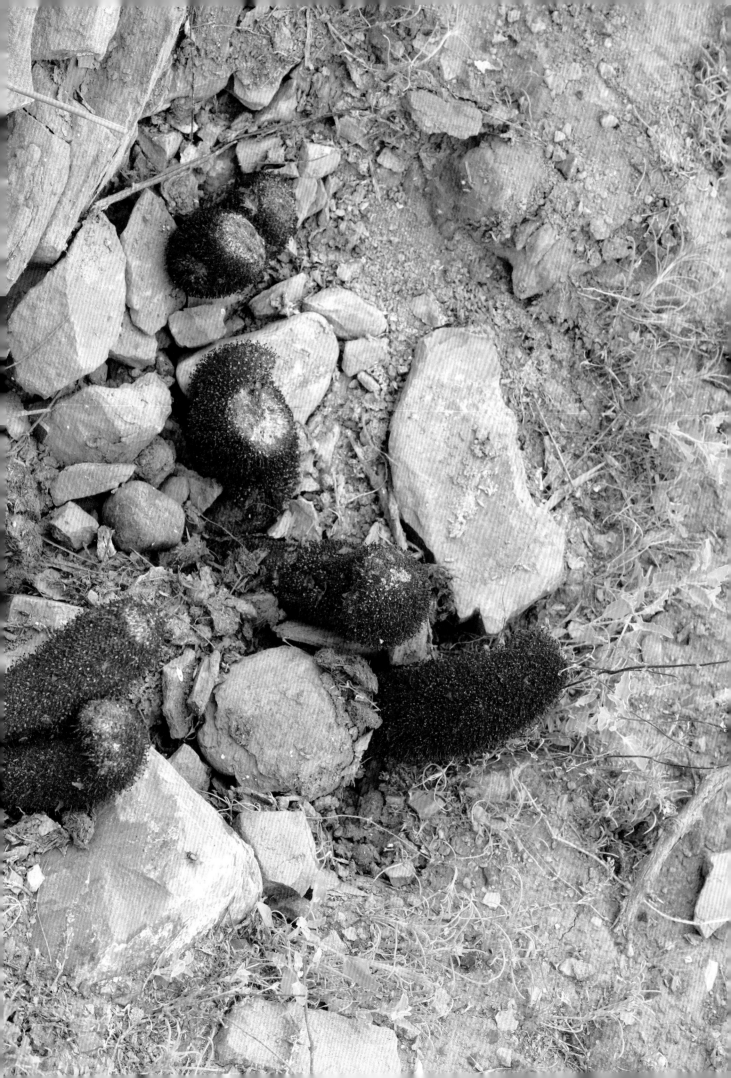

锁阳

**生境分布** | 生长于干燥多沙地带，多寄生于白刺的根上。分布于内蒙古、甘肃、青海等地。

**采收加工** | 春、秋二季均可采收。以春采者为佳。除去花序，置沙土中半埋半露，连晒带烫，使之干燥。

**药材鉴别** | 本品为不规则或类圆形的薄片。切面红棕色或棕褐色，散有黄色三角状维管束；外皮棕黄色或棕褐色，粗糙，具明显纵沟，质坚实。气微，味甘而涩。

**性味归经** | 甘，温。归肝、肾、大肠经。

**功效主治** | 补肾壮阳，益肠通便。主治肾虚阳痿，遗精早泄，下肢痿软，虚人便秘。

**药理作用** | 对小鼠灌胃锁阳醇提物，可使吞噬功能低下小鼠的巨噬细胞吞噬红细胞能力有所恢复。静脉点滴锁阳醇提物可使幼年大鼠血浆睾酮含量显著提高，表明锁阳有促进动物性成熟作用。锁阳水浸液对实验动物有降低血压、促进唾液分泌作用，能使细胞内 DNA 和 RNA 合成率提高。

**用法用量** | 10 ~ 15 g，煎服。

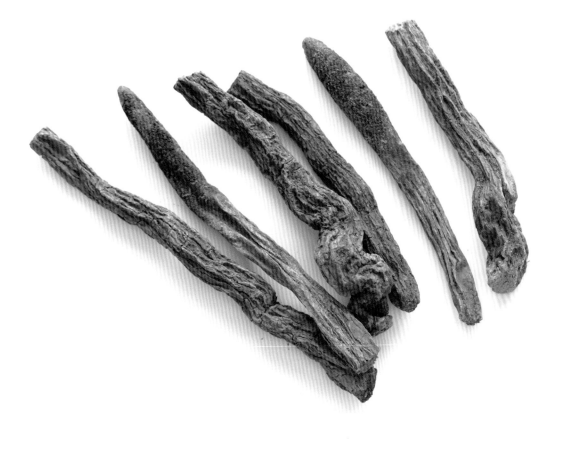

锁阳药材

## 精选验方

**1. 周围神经炎** 锁阳、枸杞子、五味子、黄柏、知母、干姜、炙龟板各适量。研末，酒糊为丸，盐汤送下。

**2. 阳痿不孕** 锁阳、肉苁蓉、枸杞子各6 g，菟丝子9 g，淫羊藿15 g。水煎服。

**3. 肾虚滑精、腰膝酸弱、阳痿** 锁阳、肉苁蓉、桑螵蛸、茯苓各9 g，龙骨3 g。研细末，炼蜜为丸服。

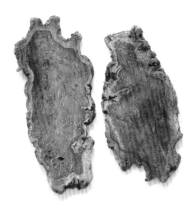

锁阳饮片

**4. 阳痿、早泄** 锁阳、党参、山药、覆盆子各适量。水煎服。

**5. 气虚之便秘** 锁阳、桑椹各15 g，蜂蜜30 g。将锁阳（切片）与桑椹水煎取汁，入蜂蜜搅匀。每日1剂，分2次服用。

**6. 老年性便秘** 锁阳、肉苁蓉、生晒参各20 g，蜂蜜、麻油各250 g，胡麻仁100 g，砂仁10 g。将肉苁蓉、锁阳、生晒参、胡麻仁、砂仁研成细末，然后与蜂蜜、芝麻油混合拌匀，略加热即成，每日早晨空腹服15 ～ 30 g。

## 使用禁忌 | 阴虚阳旺，脾虚泄泻，实热便秘者忌服。

锁阳

# 桃仁

## TAOREN

**彝 药 名** | 斯俄。

**别　　名** | 洒新、阿修、思康、光桃仁、炒桃仁。

**来　　源** | 为蔷薇科植物桃 *Prunus persica* (L.) Batsch 或山桃 *Prunus davidiana* (Carr.) Franch. 的干燥成熟种子。

**识别特征** | 桃为落叶乔木，高 3 ~ 8 m。树皮暗褐色，老时粗糙。叶互生，在短枝上呈簇生状，具线状托叶一对，宿存。叶柄长 1 ~ 1.2 cm，具腺体；叶片椭圆状披针形或倒卵状披针形，长 8 ~ 15 cm，先端渐尖，基部阔楔形，边缘具细锯齿。花单生，先叶开放；花梗极短；花萼基部合生成短筒状，萼片 5，外面密被白色短柔毛；花瓣 5，基部具短爪，粉红色或白色；雄蕊多数；子房 1 室，胚珠 2 个，通常只有一个发育。核果心状卵形或近球形，密被短毛，直径 5 ~ 7 cm 或更大。山桃：与上种相似，唯树皮光滑，暗紫红色。托叶早落；叶片卵状披针形，长 4 ~ 10 cm，近基部最宽，鲜绿色。萼外面多无毛，果实直径约 3 cm。桃核近球形，表面有孔纹和短沟纹。花期 4 月，果期 5 ~ 9 月。

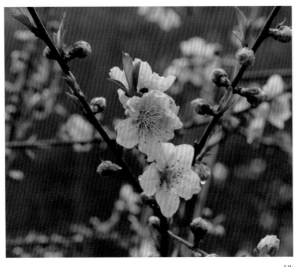

桃

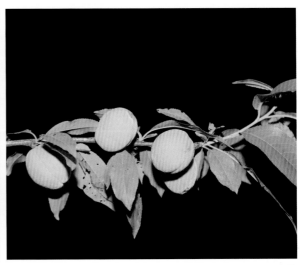

桃

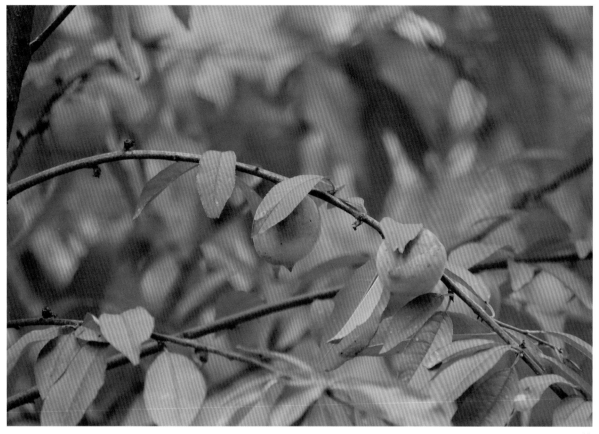

桃

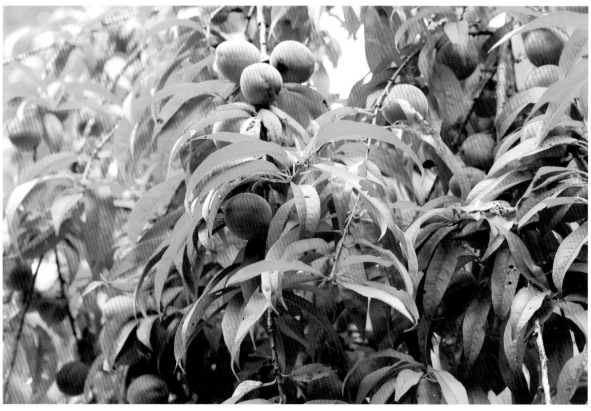

桃

桃
仁

279

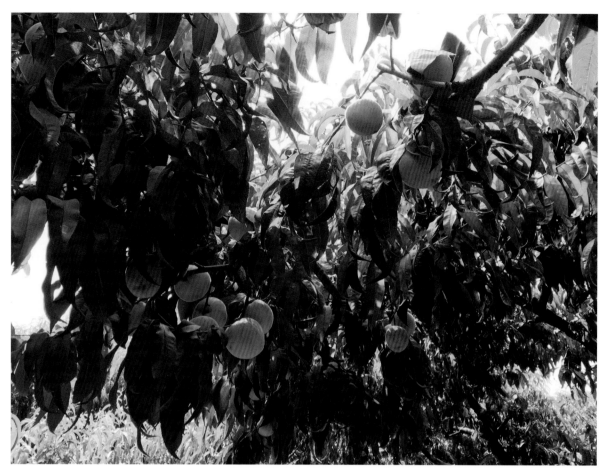

桃

**生境分布** 生长于海拔 800 ~ 1200 m 的山坡、山谷沟底或荒野疏林及灌木丛内。全国大部分地区均产。分布于四川、陕西、河南、山东、河北等地。以山东产者质优。

**采收加工** 夏、秋二季果实成熟时采摘果实或收集果核，除去果肉和核壳，取出种子，晒干。以秋季采者质佳。

**药材鉴别** 本品呈椭圆形，微扁。外皮棕黄色或棕红色，有纵皱，顶端尖，中间膨大，底部略小钝圆而偏斜，边缘薄。气微，味微苦。

**性味归经** 苦、甘，平；有小毒。归心、肝、大肠经。

**功效主治** 活血祛瘀，润肠通便。本品味苦降泄，入心、肝经走血分，故活血祛瘀，其味甘则和畅血脉，甘苦相合而导瘀通经；富含油脂，入大肠经而润燥滑肠。故有活血祛瘀、润肠通便之功。

**用法用量** 5 ~ 10 g，煎服，宜捣碎入煎。

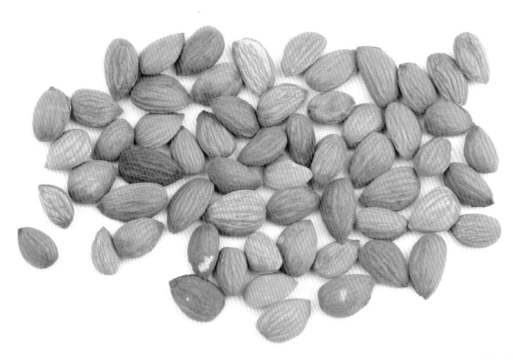

桃仁（山桃）饮片

## 精选验方

**1. 高血压、脑血栓形成有热象者** 桃仁
10 g，决明子 12 g，蜂蜜适量。以适量水煎，
加蜂蜜冲服，代茶频饮。

**2. 习惯性流产** 桃仁 15 g，益母草 60 g。
水煎取汁，代茶饮。

**3. 小儿百日咳恢复期** 党参 9 g，胡桃
仁 15 g。加水煎取药汁，每日 1 剂，分 1 ~ 2
次食用。

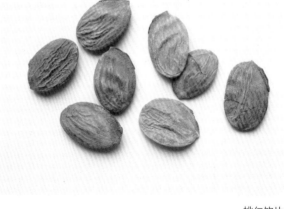

桃仁饮片

**4. 精神病** 桃仁 12 g，大黄 21 g（后下），
芒硝 15 g（冲），甘草 6 g，桂枝 3 g。水煎服。

**5. 子宫内膜炎、宫颈炎、附件炎** 桃仁 20 g，繁缕 100 ~ 150 g，丹皮 15 g。水煎去渣，
每日 2 次分服。

**6. 小儿支气管哮喘** 桃仁 60 g，杏仁 6 g，栀子 18 g，胡椒 3 g，糯米 4.5 g。共为末，蛋
清调匀，呈软面团状，分 4 份，用不透水的塑料薄膜包之，双侧涌泉穴及足背相对处各敷 1 份，
12 小时去药，隔 12 小时再用药，一般 1 ~ 3 次可缓解。

**7. 经闭、病经** 桃仁、延胡索各 15 g，土鳖虫 10 g，丹参 25 g，赤芍、香附各 20 g。水煎服。

**使用禁忌** 孕妇及血虚者忌用；便溏者慎用。本品有小毒，不可过量。

桃
仁

# 天冬
## TIANDONG

**彝 药 名** | 赫日严。

**别　　名** | 尼兴、敖兰、明天冬。

**来　　源** | 本品为百合科植物天冬 *Asparagus cochinchinensis*（Lour.）Merr. 的干燥块根。

**识别特征** | 攀缘状多年生草本。块根肉质，簇生，长椭圆形或纺锤形，灰黄色。茎细，常扭曲多分枝，有纵槽纹。主茎鳞片状叶，顶端尖长，叶基部生长为 2.5～3 cm，木质倒生刺，在分枝上的刺较短或不明显，叶状枝 2～3 枚簇生叶腋，扁平有棱，镰刀状。花通常 2 朵腋生，淡绿色，单性，雌雄异株，雄花花被 6，雄蕊 6 枚，雌花与雄花大小相似，具 6 枚退化雄蕊。浆果球形，熟时红色，有种子 1 粒。花期 5～7 月，果期 8 月。

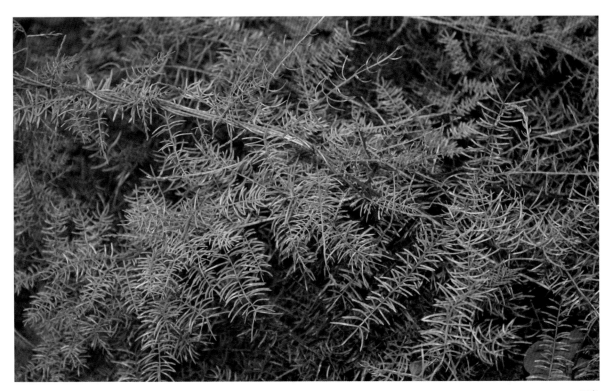

天冬

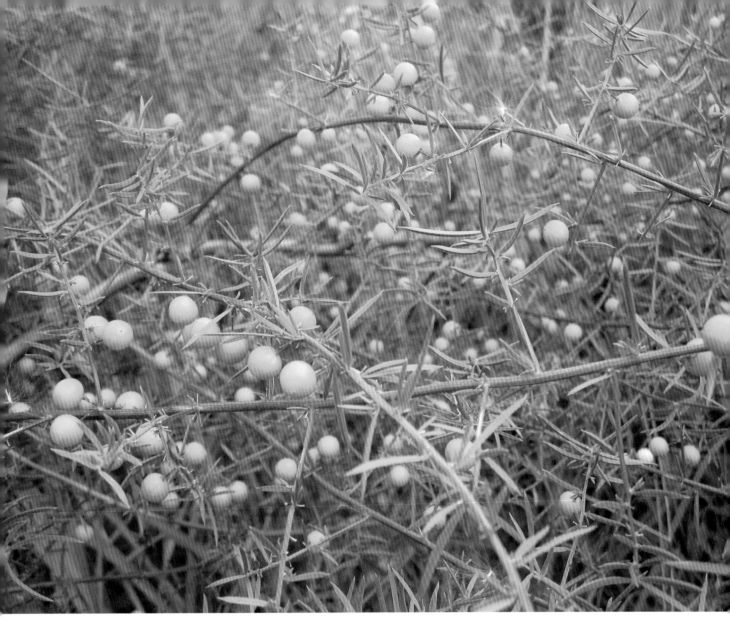

天冬

**生境分布** 生长于阴湿的山野林边、山坡草丛或丘陵地带灌木丛中。分布贵州、四川、广西、浙江、云南等地。陕西、甘肃、湖北、安徽、河南、江西也产。

**采收加工** 秋、冬二季采挖，洗净，除去茎基和须根，置沸水中煮或蒸至透心，趁热除去外皮，洗净干燥。

**药材鉴别** 本品呈长纺锤形，略弯曲。外表皮黄白色至淡黄棕色，半透明，光滑或具深浅不一的纵皱纹，偶有灰棕色外皮残存。质硬或柔润，有黏性，切面角质样，中柱黄白色。气微，味甜、微苦。

**性味归经** 甘、苦，寒。归肺、肾经。

**功效主治** 养阴清热，润肺滋肾。本品甘寒清润，有养阴清热之功，入肺、肾二经，既可养阴清肺，又可滋肾润燥。

天冬

283

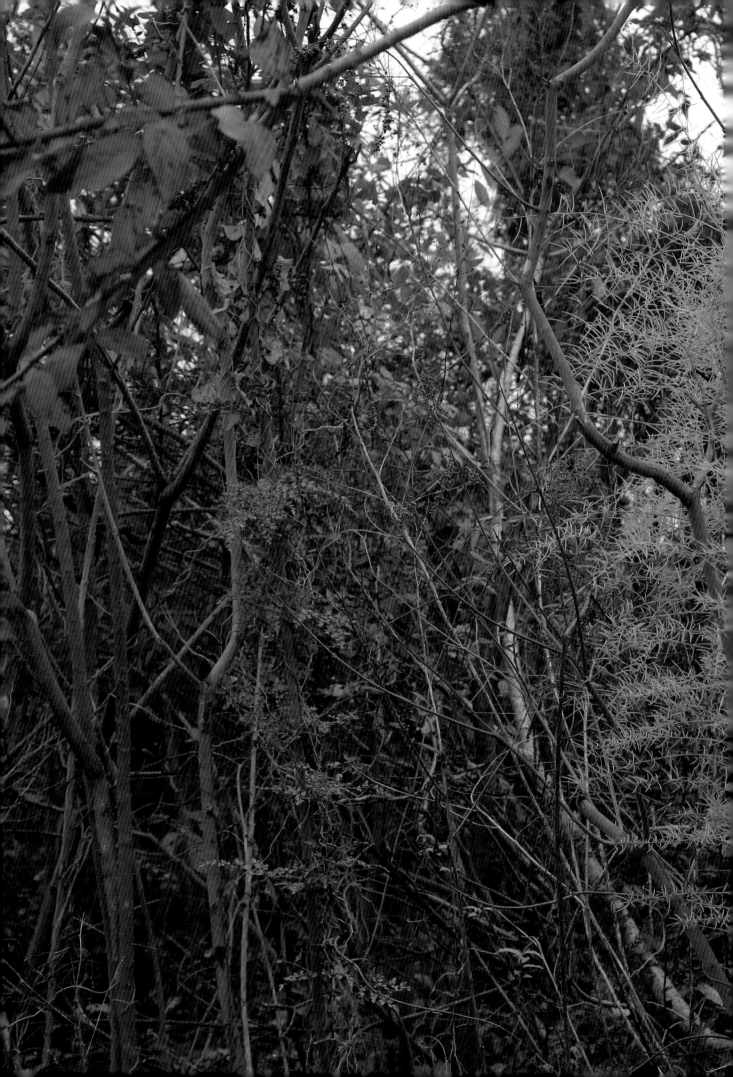

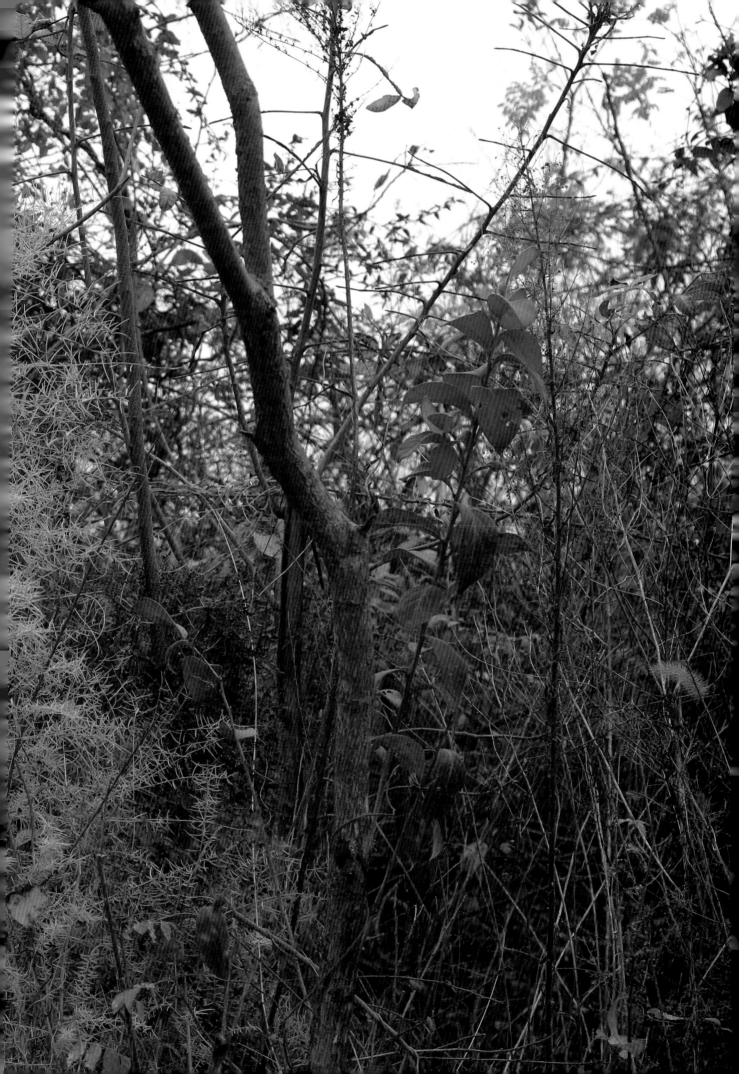

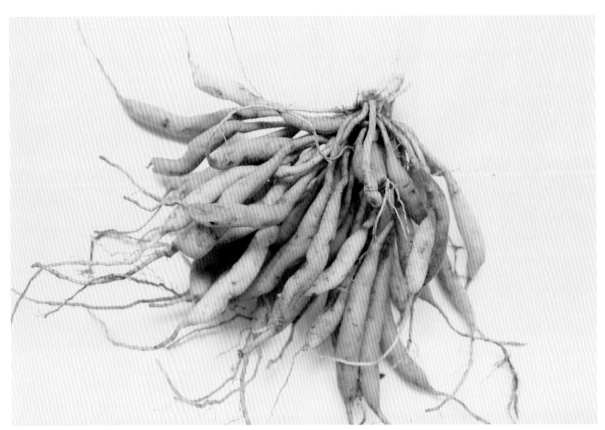

天冬药材

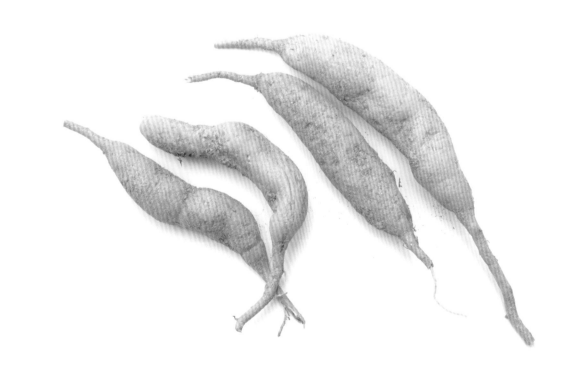

天冬药材

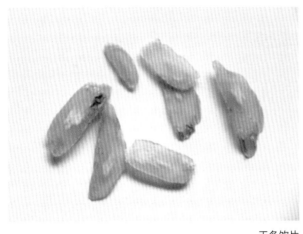

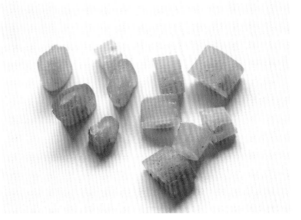

天冬饮片　　　　　　　　　　　　　　　　　　　　天冬饮片

**用法用量｜** 6～15g，煎服。

**精选验方｜**

**1. 疝气** 鲜天冬25～50g。去皮，水煎服，酒为引。

**2. 催乳** 天冬100g。炖肉服。

**3. 风癫发作（耳如蝉鸣、两胁牵痛）** 天冬（去心、皮）适量。晒干，捣为末，每次1匙，酒送下，每日3次。

**4. 心烦** 天冬、麦冬各15g，水杨柳9g。水煎服。

**5. 扁桃体炎、咽喉肿痛** 天冬、山豆根、麦冬、桔梗、板蓝根各9g，甘草6g。水煎服。

**6. 高血压** 天冬、白芍、玄参、龙骨、牡蛎、龟板各15g，代赭石、牛膝各30g，胆南星6g。水煎取汁250ml，每日1剂，分2～4次服用。

**7. 食管癌放疗后引起放射性食管炎** 天冬、金银花各30g，蜂蜜20g。将天冬、金银花洗净，入锅加水适量，煎煮30min，去渣取汁，待药汁转温后调入蜂蜜即成。代茶频饮，每日1剂。

**8. 甲状腺功能亢进症** 天冬、麦冬、昆布、沙参、海藻、天花粉、生地黄各15g，五倍子、大贝各10g。水煎取药汁，每日1剂，分2次服用。

**9. 血热型月经过多** 天冬15～30g，白糖适量。将天冬放入砂锅，加水500毫升煎成250毫升，趁沸加入白糖，调匀即成。月经前每日1剂，分3次温饮。连服3～4剂。

**10. 心肾赫依病，白带过多，腰腿酸痛，身重无力** 天冬、黄精、手掌参、肉豆蔻、丁香、沉香各25g，白豆蔻150g。制成散剂，每次1.5～3g，每日2～3次，温开水或羊肉汤送服。

**11. 肾寒，遗精，下淋，腰痛** 大冬、红花、冬葵果、玉竹、紫茉莉、蒺藜（制）各15g，全石榴50g，白豆蔻25g，荜茇、黄精各20g，肉桂5g。制成水丸，每次1.5～3g，每日1～2次，温开水送服。

**使用禁忌｜** 脾胃虚寒、大便溏薄及感冒风寒或痰饮湿浊咳嗽者忌服。

天冬

# 天胡荽

## TIANHUSUI

**彝 药 名** | 代等。

**别　　名** | 破铜钱、铺地锦、落地钱。

**来　　源** | 为伞形科植物天胡荽 *Hydrocotyle sibthorpoides* Lam. 的全草。

**识别特征** | 多年生草本植物。有特异气味。茎细长而匍匐，平铺地上成片，节上生根。叶互生，膜质至草质，圆肾形或近圆形，长 0.5 ~ 1.5 cm，宽 0.3 ~ 2.5 cm，基部心形，不分裂或 3 ~ 7 裂，裂片阔卵形，边缘有钝齿，表面无毛，背面及叶柄顶端疏被白柔毛；托叶略呈半圆形，全缘或稍有浅裂。伞形花序与叶对生，单生于节上；花序梗纤细，长 0.5 ~ 3 cm；总苞片卵形至卵状披针形，有黄色透明腺点，小伞形花序有花 5 ~ 8；花瓣卵形，绿白色，有腺点。雄蕊 5，子房下位。双悬果略呈心形，长 1 ~ 1.4 mm，宽 1.2 ~ 2 mm，两侧压扁，中棱在果熟时极为隆起，成熟时有紫色斑点。花、果期 4 ~ 9 月。

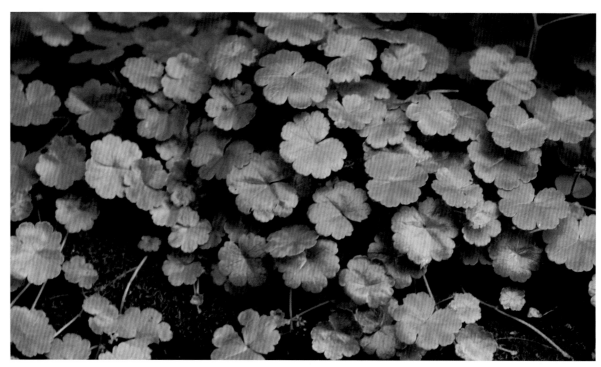

天胡荽

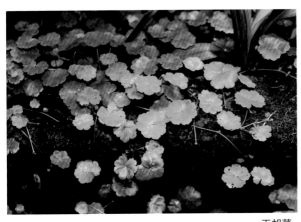

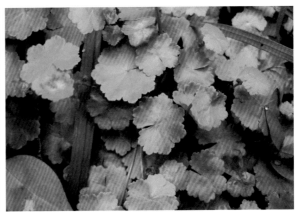

天胡荽                                    天胡荽

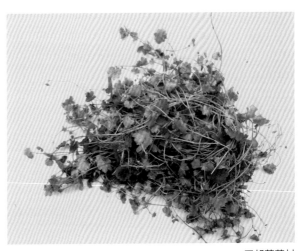

天胡荽药材

**生境分布** 生长于湿润的路旁、草地、沟边及林下。分布于西南及陕西、江苏、安徽、浙江、江西、福建、台湾、湖南、湖北、广东、广西等地。

**采收加工** 夏、秋二季采收全草，洗净，鲜用或晒干。

**药材鉴别** 多皱缩成团。根细，表面淡黄色或灰黄色。茎极纤细，弯曲，黄绿色，节处有根痕及残留细根。叶多皱缩破碎，完整叶圆形或近肾形，5～7浅裂，少不分裂，边缘有钝齿；托叶膜质；叶柄长约0.5 cm，扭曲状。伞形花序小。双悬果略呈心形，两侧压扁。气香。

**性味归经** 味苦，性冷。归热经。

**功效主治** 清热利湿，解毒消肿。主治黄疸，痢疾，水肿，淋症，目翳，喉肿，痈肿疱毒，带状疱疹。

**用法用量** 内服：煎汤，9～15 g，鲜品30～60 g；或捣汁。外用：适量，捣烂敷；或捣取汁涂。

**精选验方**

**1. 石淋** 鲜天胡荽60 g，海金沙茎叶30 g。水煎服，每日1剂。

**2. 带状疱疹** 鲜天胡荽适量。捣烂，加酒泡2～3小时，用净棉花蘸搽患处。

**3. 毒蛇咬伤** 天胡荽、连钱草均用鲜品各60 g。捣绞汁内服，并用药渣敷伤处。

天胡荽

# 天花粉

## TIANHUAFEN

**彝 药 名** | 真花休。

**别　 名** | 瓜蒌根、苦瓜蒌根。

**来　 源** | 为葫芦科植物中华栝楼 *Trichosanthes rosthornii* Harms 的根。

**识别特征** | 多年生草质藤本植物。块根肥大。茎细长，具棱；卷须 2 ～ 3 分叉。叶互生，草质或近革质，卵状浅心形，通常 5 深裂，有粗糙斑点，中央裂片倒披针形至披针形，基部裂片短而宽，常有大裂齿，先端渐尖至急尖，基部心形。花单性，雌雄异株；雄花 3 ～ 4 朵，排成总状花序，花冠白色，裂片细裂成流苏状，雌花生长于叶腋。花期 6 ～ 8 月，果期 8 ～ 10 月。

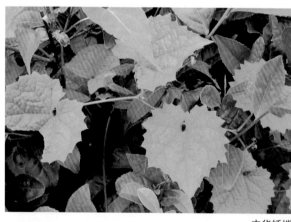
中华栝楼

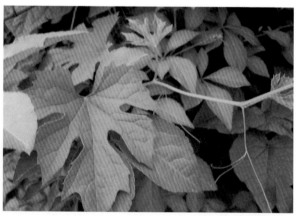
中华栝楼

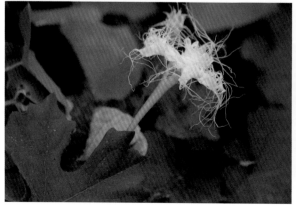
中华栝楼

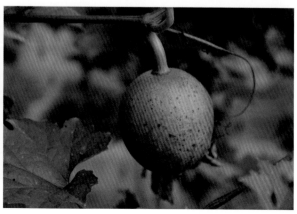
中华栝楼

**生境分布** 生长于山坡、路旁、林缘。分布于贵州、云南、四川、陕西、江西等地。

**采收加工** 秋季采，洗净泥土，除去须根，刮去粗皮，切成 10 ～ 20 cm 的长段，粗大者可再切对开，晒干。

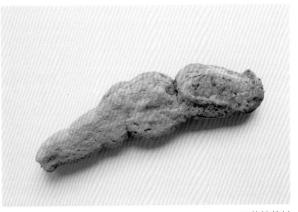

天花粉药材

**药材鉴别** 去皮者浅灰黄色至棕黄色，断面淡灰黄色，粉性稍差；具皮者显灰棕色，有网状皱纹。

**性味归经** 味苦、甜，性冷。归热经。

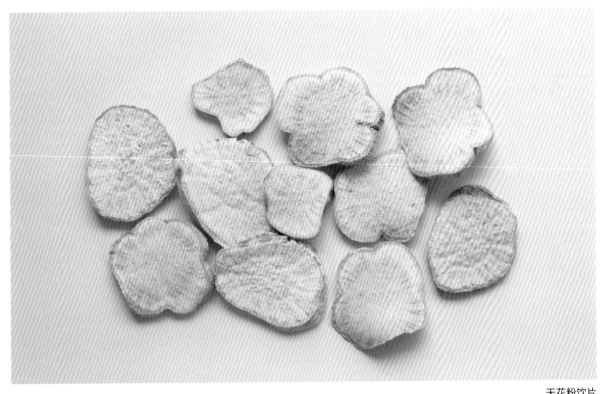

天花粉饮片

**功效主治** 清热生津，润肺化痰，消肿排脓。主治热病口渴，消渴多饮，肺热燥咳，疮疡肿毒。

**用法用量** 内服：煎汤，9 ～ 15 g；或入丸、散。外用：适量，研末撒布或调敷。

**精选验方**

1. **高热口渴** 天花粉、鸭跖草各 30 g。煨水服。
2. **慢性肝炎** 天花粉 15 g，酸汤杆 30 g，杉树油 6 g。煨水服。

天花粉

# 土党参

## TUDANGSHEN

**彝 药 名 |** 加欧屋。

**别　　名 |** 奶参、浮萍参、土人参、香浮参、蔓人参。

**来　　源 |** 为桔梗科植物金钱豹 *Campanumoea javanica* B1. subsp. japonica（Makino）Hong 的根。

**识别特征 |** 草质缠绕藤本植物，具乳汁，有胡萝卜状根。茎多分枝，无毛。叶对生，具长柄，叶片心形或卵形，边缘有浅锯齿，长 3～8 cm，宽 2～7 cm。花单朵生长于叶腋；花萼与子房分离，5 裂至近基部，裂片披针形；花冠上位，钟形，白色或黄绿色，内面紫色；雄蕊 5 枚；柱头 4～5 裂；子房 5 室。浆果黑紫色，球形，直径 1～1.5 cm。种子多数。花期 8 月，果期 9～10 月。

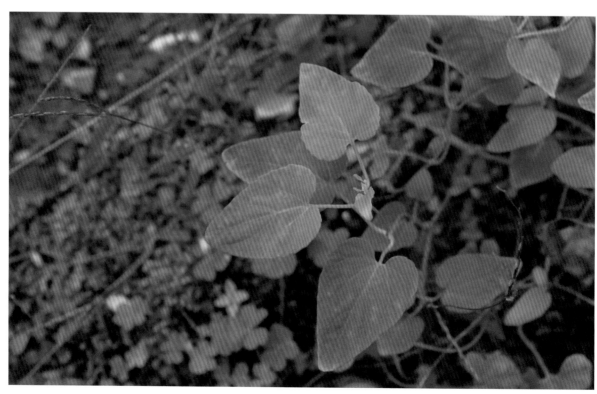

金钱豹

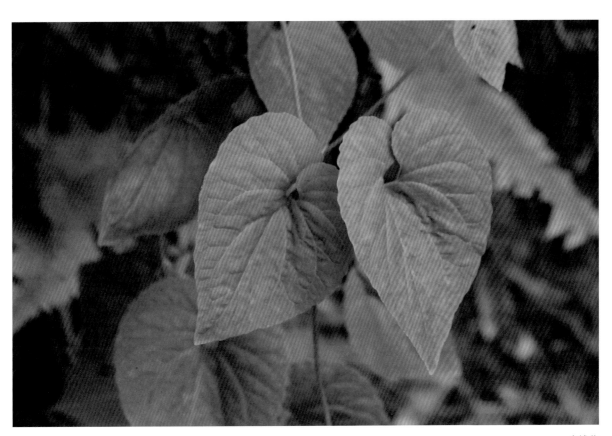

金钱豹

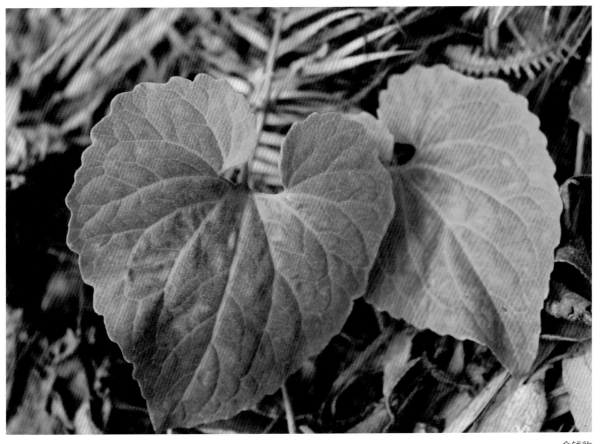

金钱豹

土党参

293

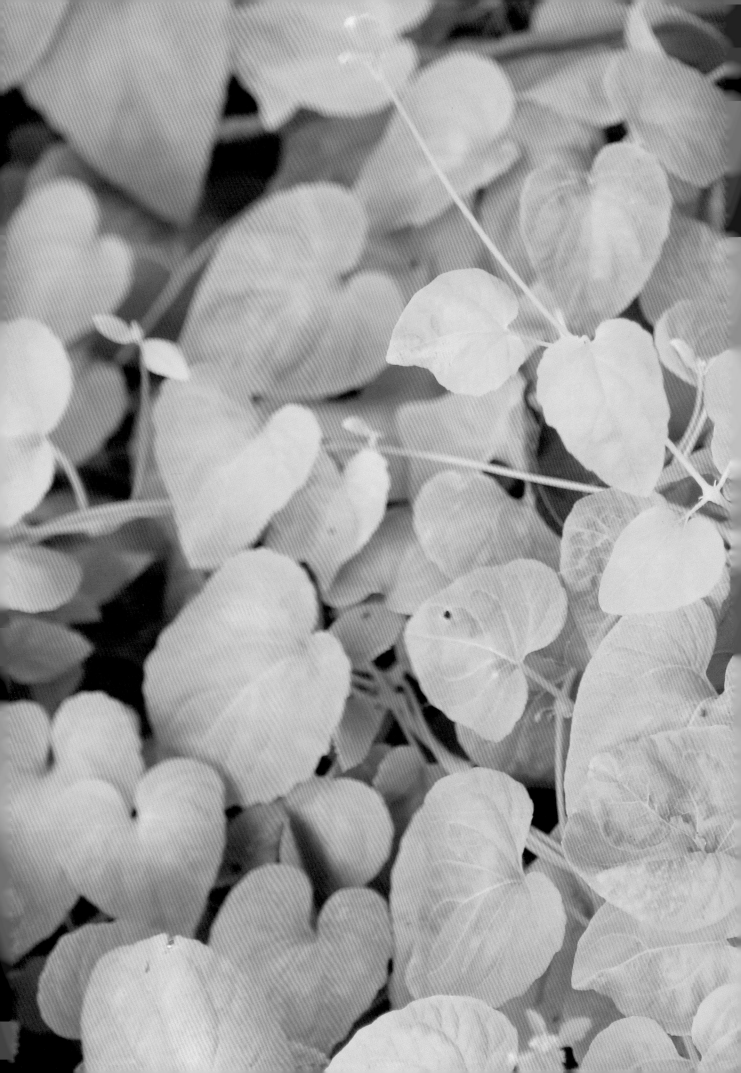

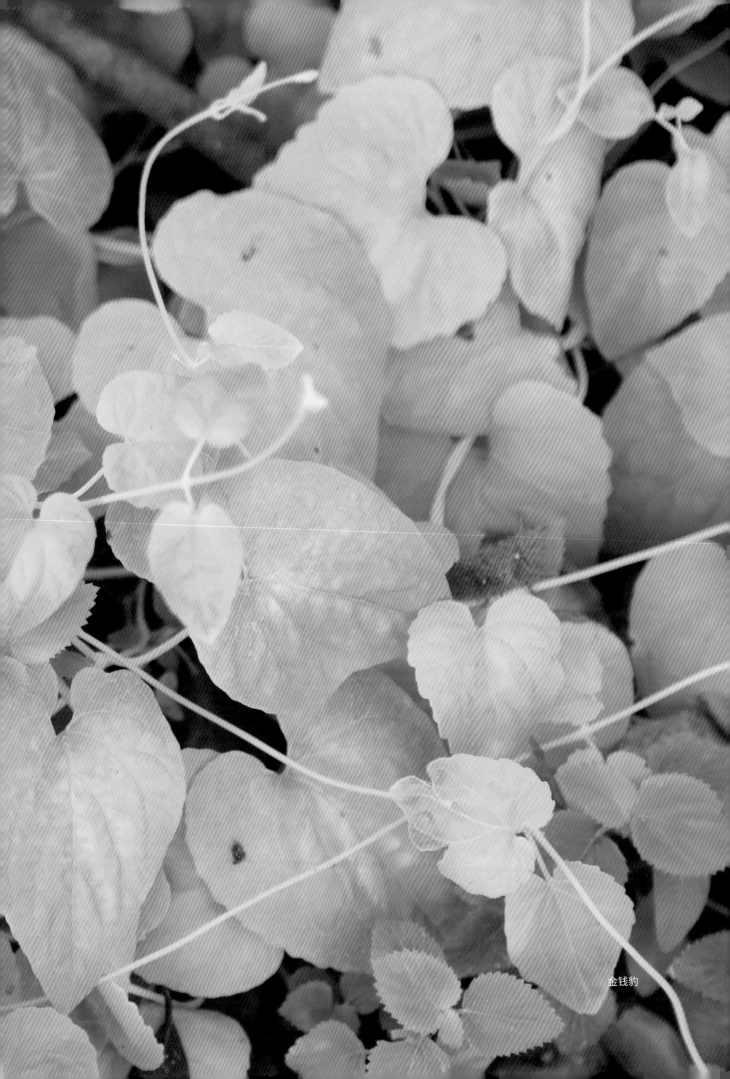
金钱豹

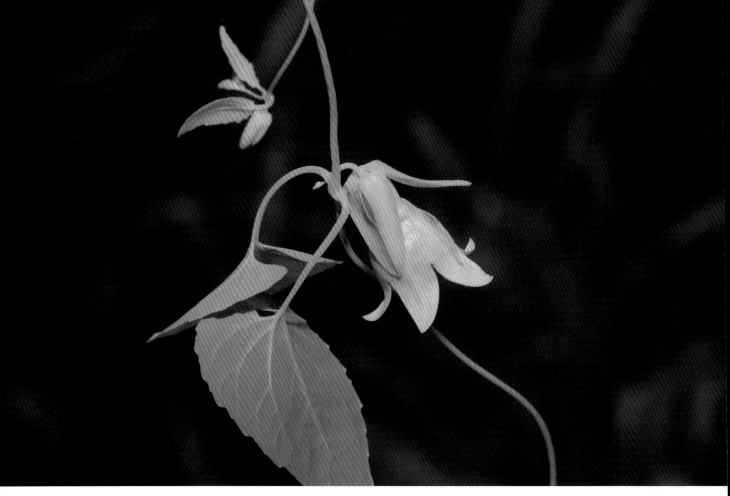

金钱豹

**生境分布** 生长于海拔 400 ~ 1800 m 的向阳丛林或草坡中。分布于江西、福建、浙江、湖北、湖南、广东、广西、四川、云南、贵州等地。

**采收加工** 秋季采挖根部，除去须根及杂质，洗净，晒干。

**药材鉴别** 根呈长圆柱形或圆锥形，稍弯曲，常分枝，长 8 ~ 15 cm，直径 1 ~ 1.5 cm。表面淡黄色至土黄色，有明显纵皱，下部常扭曲。质柔软，干燥者易折断，断面粗糙，皮部黄色，中柱类白色。气微，味微甜。

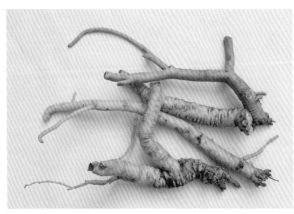

土党参药材　　　　　　　　　　　　　　　　　土党参药材

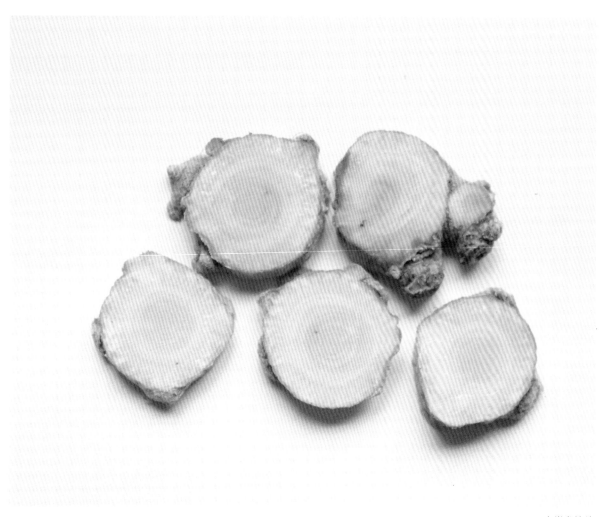

**性味归经** 味甜，性热。归冷经。

**功效主治** 补中益气，润肺生津，止血，通乳。主治虚劳内伤，肺虚咳嗽，脾虚泄泻，乳汁不多，小儿遗尿，小儿疳积。

**用法用量** 内服：煎汤，15～30 g。

**精选验方**

**1. 身体虚弱、气虚无力** 土党参、土人参各 10 g。水煎服。

**2. 咳血** 上党参、果上叶各 10 g，大叶紫珠 15 g。水煎服。

**3. 乳汁不通** 土党参、黄芪各 10 g，大枣 5 枚。炖猪脚服。

**4. 乳汁稀少** 土党参、四叶参、薜荔果（均鲜品）各 50 g。水煎服。

**5. 气虚乏力、脾虚泄泻** 土党参 25～50 g，山药、大枣各 9～15 g。水煎服。

**6. 肺虚咳嗽** 鲜土党参 50 g，百部 9 g。水煎服。

# 土人参

## TURENSHEN

**彝 药 名** | 窝阿笨。

**别　　名** | 土洋参、土高丽参。

**来　　源** | 为马齿苋科植物土人参 *Talinum paniculatum* (Jacq.) Gaertn. 的根。

**识别特征** | 一年生草本植物，高达 60 cm，肉质无毛。主根粗壮分枝，外表棕褐色。茎直立，有分枝，圆柱形，基部稍木质化。叶互生；倒卵或倒卵状长圆形，长 5 ~ 7 cm，宽 2.5 ~ 3.5 cm，先端渐尖或钝圆，全缘，基部渐狭而成短柄。圆锥花序顶生或侧生，二歧状分支；花小，两性，淡紫红色，直径约 6 mm；萼片 2，早落；花瓣 5，倒卵形或椭圆形；雄蕊 10 枚以上；子房球形，花柱线形，柱头 3 深裂，先端外展而微弯。蒴果近球形，直径约 4 mm，3 瓣裂，熟时灰褐色。种子多数，细小，扁圆形，黑色有光泽，表面具细腺点。花期 6 ~ 8 月，果期 9 ~ 10 月。

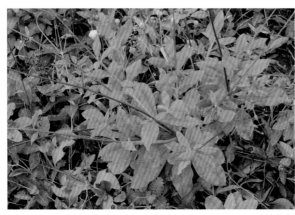 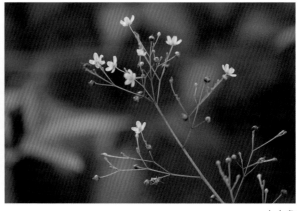

土人参　　　　　　　　　　　　　　　　　　　　　　　　　　土人参

**生境分布** | 生长于灌丛下肥沃土壤或村寨附近阴湿处。分布于浙江、江苏、安徽、福建、河南、广东、广西、四川、云南、贵州等地。

**采收加工** | 8 ~ 9 月采，洗净，除去细根，晒干或刮去表皮，蒸熟晒干。

**药材鉴别** | 根圆柱形或长纺锤形，分枝或不分枝，长 2 ~ 15 cm，直径 0.7 ~ 1.7 cm，

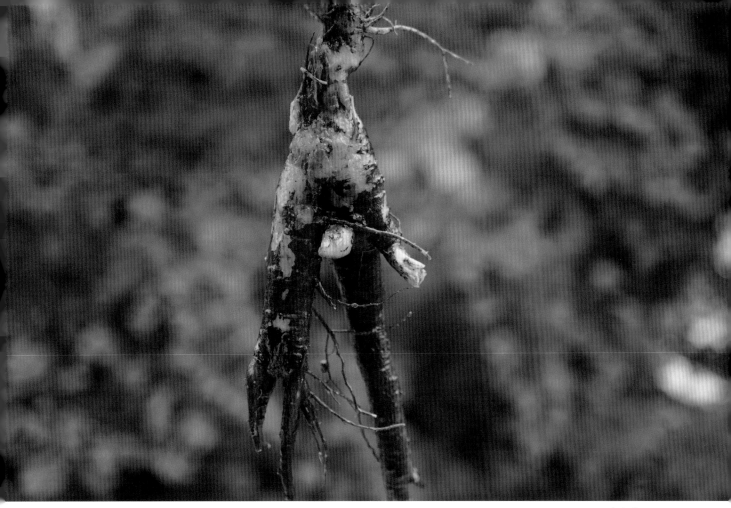

顶端具木质茎残基。表面灰黑色，有纵皱纹及点状突起的须根痕或细长须根。坚硬，易折断，断面类白色或黄白色有放射状纹理。除去栓皮并经蒸煮后表面为灰黄色半透明状，有点状须根痕及纵皱纹，隐约可见内部纵走的维管束。质坚硬，难折断，断面，呈角质状，中央常有大空腔。气特异，味甘苦、嚼之有黏滑感。

**性味归经** | 味甜，性热。归冷经。

**功效主治** | 补虚健脾，润肺止咳，调经。主治病后、产后虚弱，月经不调，老年多尿，小儿遗尿，虚热咳嗽，盗汗，自汗，带下，产妇乳汁不足，无名毒疮。

**用法用量** | 内服：煎汤，15～30g。外用：适量，捣烂外敷。

**精选验方** |

**1. 身体虚弱** 土人参15g。水煎服。

**2. 汗多** 土人参、大夜关门各15g。水煎服。

**3. 老年多尿、小儿遗尿** 土人参根、仙茅根各30g。水煎服。

**4. 无名毒疮** 土人参叶适量。捣烂，外敷患处。

**5. 外伤出血** 干品土人参适量。研末撒敷患处。

# 土知母

## TUZHIMU

**彝 药 名** | 坡茄。

**别　　名** | 鸢尾。

**来　　源** | 为鸢尾科植物鸢尾 *Iris tectorum* Maxim. 的根茎。

**识别特征** | 多年生草本植物，高 35 ～ 80 cm。植株基部围有老叶残留的膜质叶鞘及纤维。根茎较短，肥厚粗壮，叶基生；叶片剑形，长 15 ～ 50 cm，宽 1.5 ～ 3.5 cm，先端渐尖，基部鞘状，套叠排成 2 列，有数条不明显的纵脉。花茎高 20 ～ 40 cm，与叶近等长，中下部有 1 ～ 2 片茎生叶，顶端有 1 ～ 2 个分枝；苞片 2 ～ 3；花梗长 1 ～ 2 cm；花蓝紫色，直径达 10 cm，花被裂开片 6，2 轮排列，外轮裂片倒卵形或近圆形，外折，中脉具不整齐橘黄色的鸡冠状突起，内轮裂片较小，倒卵形，拱形直立，花被管长 3 ～ 4 cm；雄蕊 3，长 2.5 ～ 3 cm，花药黄色；子房下位，3 室，花柱分支 3，花瓣状，蓝色，覆盖着雄蕊，先端 2 裂，边缘流苏状。蒴果，

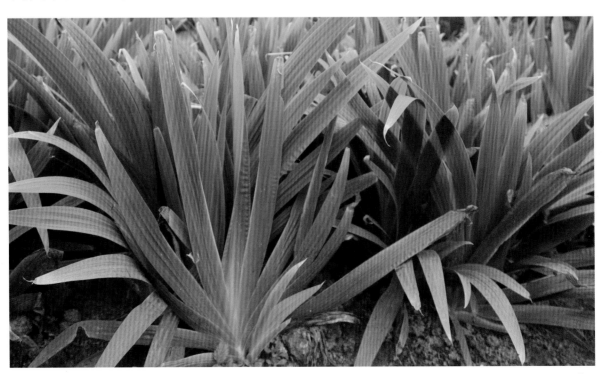

鸢尾

椭圆状或倒卵状，长 4 ~ 6 cm，直径 2 ~ 2.5 cm，有 6 条明显的肋；种子梨形，黑褐色，种皮皱。花期 4 ~ 5 月，果期 6 ~ 8 月。

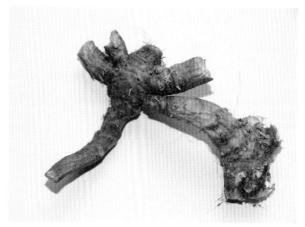

土知母药材

**生境分布** 生长于林缘、水边湿地及向阳坡地。分布于西南及山西、陕西、甘肃、江苏、安徽、浙江、江西、福建、湖北、湖南、广西、贵州等地。

**采收加工** 秋、冬季采挖，除去茎叶及须根，洗净，鲜用或晒干。

**药材鉴别** 干燥根茎呈不规则节结状有分枝，一端膨胀，另一端渐细，外被膜质叶片。表面棕黄色，粗皱，近根头部上侧有横向环纹，下侧有细根痕，呈圆点下陷。质坚、脆，易折断，断面略平坦，可见散在的小点（维管束）。气香，味微苦。

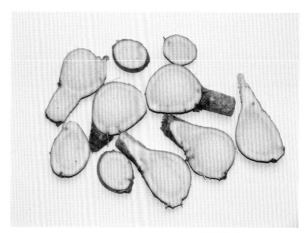

土知母饮片

**性味归经** 味苦、辛，性冷；小毒。归热经、快经。

**功效主治** 消积，泻热，利咽，通便。主治食积胀满，咽喉肿痛，便秘，牙龈肿痛，跌打伤肿，疮疖肿毒，蛇犬咬伤。

**用法用量** 内服：煎汤，1 ~ 3 g；磨汁或研末。外用：适量，捣敷。

**精选验方**

**1. 食积饱胀** ①土知母 3 g。研细，用白开水或对酒吞服。②土知母根适量。研粉。

**2. 食积、气积、血积** 土知母、刘寄奴各 9 g，薏苡仁根 15 g。水煎，以酒为引服；或研末，以酒调服。

**3. 胃口臭** 土知母、栀子各 9 g，鱼腥草 12 g。水煎服。

**4. 痞块** 土知母（去皮，酒浸透，晒干）研末。第 1 次用 9 g，合猪油煎鸡蛋吃；第 2 次用土知母、隔山消各 9 g。煎鸡蛋吃；第 3 次用土知母 9 g，隔山消、巴岩姜末各 6 g。煎鸡蛋吃。

**5. 肝硬化腹水** 土知母 3 g。生用切片，煎鸡蛋吃。吃后 1 小时可泻。

**6. 咳嗽** 土知母 3 g，大山羊 9 g。煎水，每日 3 次分服。

**7. 痈疮疖肿** 土知母适量。研粉，凉开水调敷。

土知母

# 兔耳风

## TUERFENG

**彝 药 名** | 锐头庙拉。

**别　　名** | 兔儿风、双股箭、小接骨丹、毛叶威灵仙。

**来　　源** | 为菊科植物杏香兔耳风 *Ainsliaea bonatii* Beauv. 的全草。

**识别特征** | 多年生草本植物，高
35 ～ 60 cm。根茎较粗壮，密被棕色茸毛。叶
基生，叶柄长 5 ～ 12 cm，有翅；叶片圆形或
卵状心形，长 5 ～ 10 cm，宽 4 ～ 9 cm，先
端圆钝或短渐尖，基部心形，边缘有骈体状
细齿或浅齿，脉细网状。头状花序排成长穗状，
有披针形苞叶，头状花序长约 1.5 cm，3 ～ 6
个密生于花茎上；总苞长约 1 cm，总苞片约
5 层，不等长，披针形，先端有凸尖，花冠粉
红色。瘦果长约 3 mm，具柔毛；冠毛羽毛状，
黄褐色，夏、秋季开花。

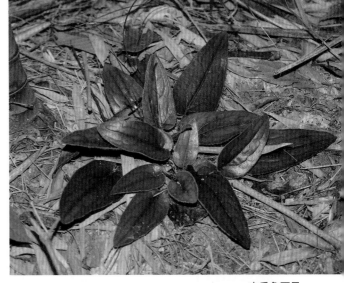

杏香兔耳风

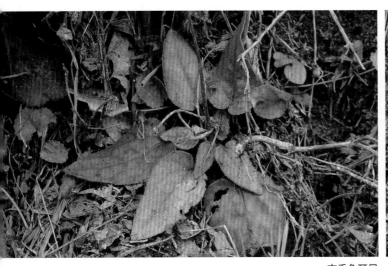

杏香兔耳风

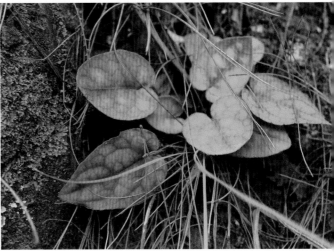

杏香兔耳风

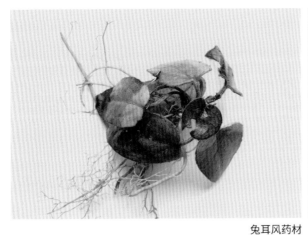

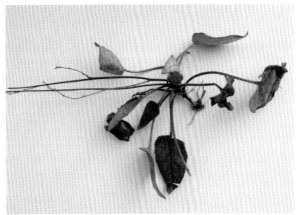

兔耳风药材　　　　　　　　　　　　　　　　　　兔耳风药材

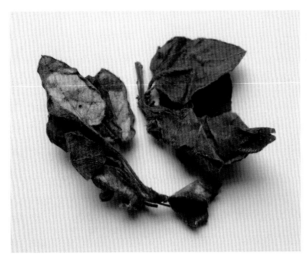

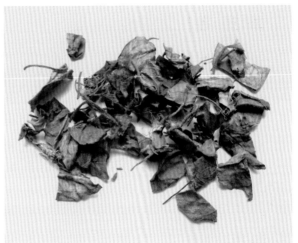

兔耳风药材　　　　　　　　　　　　　　　　　　兔耳风饮片

**生境分布** 生长于山坡路旁、山野丛林下。分布于贵州、四川、云南等地。

**采收加工** 秋后挖根，鲜用或切片晒干。

**性味归经** 味苦、微辛，性冷。归热经。

**功效主治** 祛风除湿，通络止痛。主治风湿痹痛，肢体麻木，跌打损伤，胃脘疼痛。

**用法用量** 内服：煎汤，10～15 g。外用：适量，鲜品捣烂外敷。

**精选验方**

**1. 风湿筋骨疼痛，跌打损伤** 兔耳风9～15 g。水煎服；或包疼痛处。

**2. 胃气痛** 兔耳风3～9 g。煎后加醋1匙服。

**3. 咳嗽** 兔耳风、吉祥草各20 g，桔梗10 g。煎水服。

**4. 外感头痛** 兔耳风15 g，土升麻10 g。水煎服。

**5. 九子疡** 兔耳风、九子连环草各适量。捣烂外敷。

**6. 背痈** 兔耳风适量。捣烂外敷。

兔耳风

# 菟丝子

## TUSIZI

**彝 药 名** 色日克月改欧如合。

**别　　名** 菟丝饼、炒菟丝子、盐菟丝子。

**来　　源** 为旋花科植物菟丝子 *Cuscuta chinensis* Lam. 的干燥成熟种子。

**识别特征** 一年生寄生草本，全株无毛。茎细，缠绕，黄色，无叶。花簇生于叶腋，苞片及小苞片鳞片状；花萼杯状，花冠白色，钟形，长为花萼的2倍；雄蕊花丝扁短，基部生有鳞片，矩圆形，边缘流苏状。蒴果扁球形，被花冠全部包住，盖裂。花期7～9月，果期8～10月。

**生境分布** 生长于田边、荒地及灌木丛中，常寄生于豆科等植物上。分布于河南、山东、山西以及东北辽阳、盖平等地。

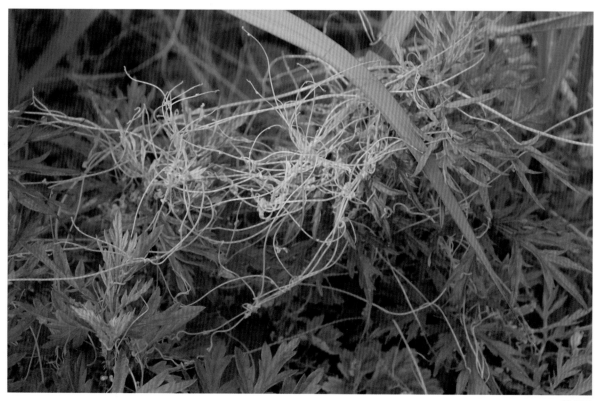

菟丝子

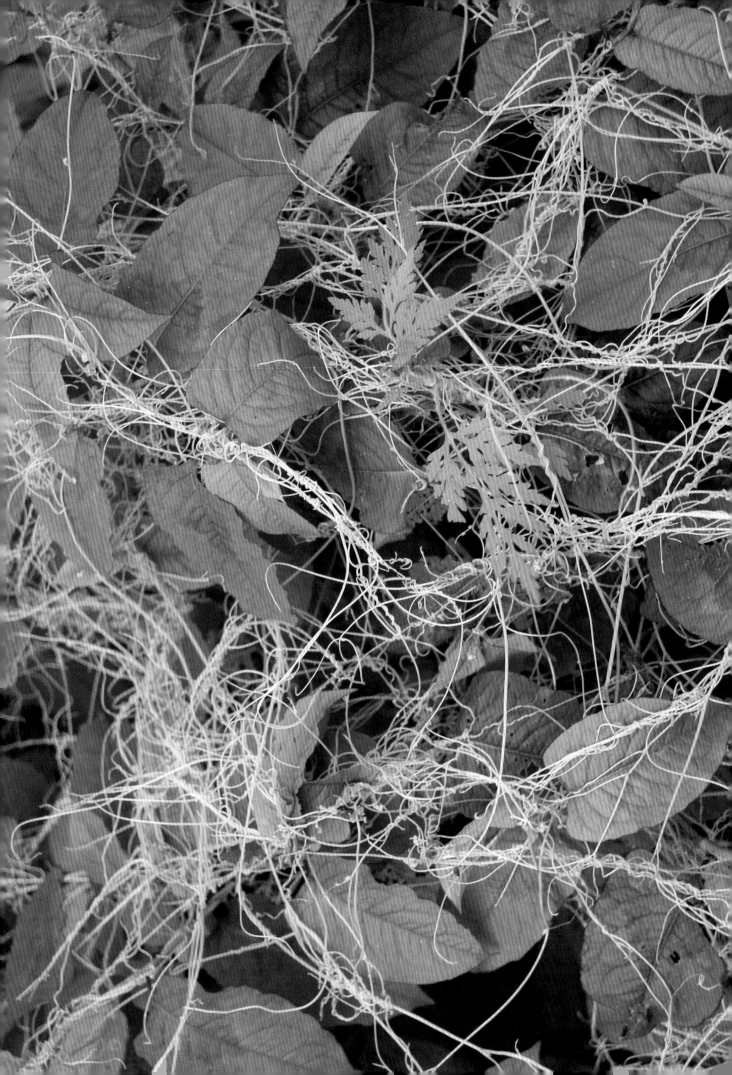

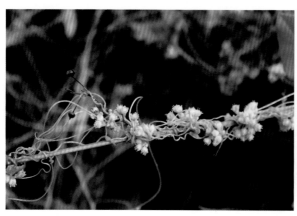

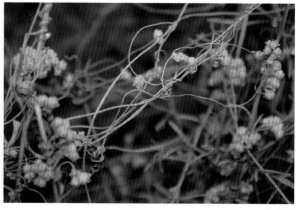

菟丝子　　　　　　　　　　　　　　　　　　　　　　菟丝子

**采收加工** ┃ 秋季种子成熟时割取其地上部分，晒干，打下种子，除去杂质。

**药材鉴别** ┃ 本品呈类球形，直径 1 ~ 1.5 mm。表面灰棕色或黄棕色。具细密突起的小点，一端有微凹的线形种脐。质坚实，不易以指甲压碎。气微，味淡。

**性味归经** ┃ 辛、甘，平。归肝、肾经。

**功效主治** ┃ 滋补肝肾，固精缩尿，安胎，明目，止泻。主治阳痿遗精，尿有余沥，遗尿尿频，腰膝酸软，目昏耳鸣，肾虚胎漏，胎动不安，脾肾虚泻，外治白癜风。

**药理作用** ┃ 可使心率降低，收缩振幅增加。有降压作用，并能抑制肠管运动，对离体子宫有兴奋作用。

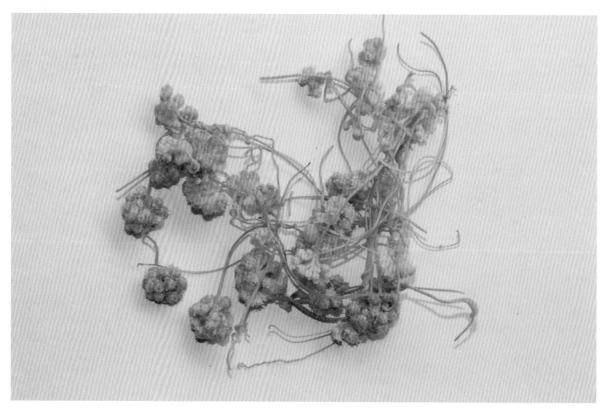

菟丝子药材

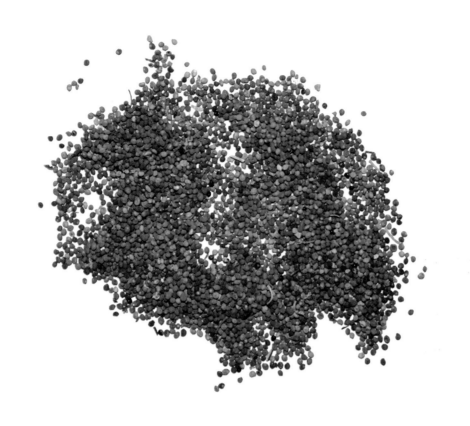

菟丝子饮片

**用法用量** ┃ 10 ~ 15 g，煎服；或入丸、散。

**精选验方** ┃

**1. 肾虚阳痿、遗精及小便频数**　菟丝子、枸杞子、覆盆子、五味子、车前子各9 g。水煎服。

**2. 乳汁不通**　菟丝子15 g。水煎服。

**3. 脾虚泄泻**　菟丝子15 g，生白术10 g。水煎服。

**4. 腰膝酸软、遗精早泄、小便频数、带下过多**　菟丝子适量，黑豆60粒，红枣5枚。水煎食服。

**5. 脾虚泄泻**　菟丝子15 g，生白术10 g。水煎服。

**6. 胃癌**　菟丝子、枸杞子、女贞子各15 g，生黄芪、太子参、鸡血藤各30 g，白术、茯苓各10 g。水煎取药汁，每日1剂，分2次服用。

**7. 气血虚弱型围产期痔疾**　菟丝子、党参、地榆、茯苓各12 g，黄芪15 g，白术、当归、白芍、熟地黄、阿胶（烊冲）、瓜蒌仁（打碎）、补骨脂、杜仲各10 g。水煎取药汁，口服，每日1剂。

**8. 小儿遗尿**　菟丝子7.5 g，五倍子5 g，五味子2.5 g，米醋适量。将前3味共研细末，用醋调成糊状，敷于脐部，然后用消毒纱布包扎，再用胶布固定，次日早晨取下。

**使用禁忌** ┃ 阴虚火旺、大便燥结、小便短赤者不宜服用。

# 望江南

## WANGJIANGNAN

**彝 药 名**｜锅拢浪。

**别　　名**｜帕浪门。

**来　　源**｜为豆科植物望江南 *Cassia occidentalis* L. 的根、茎、叶。

**识别特征**｜一年生半灌木状草本或多年生小灌木，高 1 ~ 2 m。茎直立，圆柱形，下部木质化，上部多分枝。双数羽状复叶互生；叶柄长 3 ~ 5 cm，柄上近基部有腺体 1 个；托叶卵状披针形；小叶 3 ~ 5 对，最下 1 对最小；小叶片卵形或卵状披针形，长 2 ~ 6 cm，宽 1 ~ 2 cm，先端尖或渐尖，基部近圆形，稍斜，全缘，边缘有细柔毛，小叶柄极短，上面密被细柔毛。伞房状总状花序腋生或顶生，花梗疏被细柔毛；苞片卵形，早落；花萼 5；花瓣 5，黄色，倒卵形或椭圆形，先端圆形或微凹，基部有短爪；雄蕊 10，上面 3 个为退化雄蕊；子房线形而扁，被白色长毛，花柱丝状，内弯，柱头截形。荚果扁平，线形，有横隔膜，淡棕色，被稀毛。种子卵形而一头稍尖，扁平，近中央微凹。花期 8 ~ 9 月，果期 10 月。

**生境分布**｜生长于低海拔的村寨附近、路旁、草丛或灌木丛中。全国大部分地区有栽培。

**采收加工**｜秋季采收茎叶，根四时可采，洗净晒干备用，鲜品随用随采。

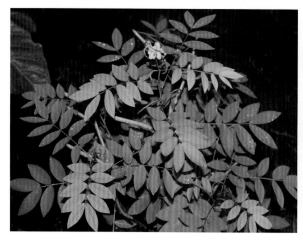

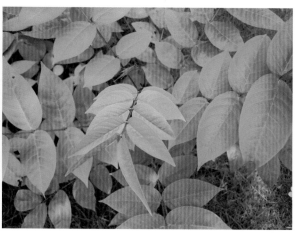

望江南　　　　　　　　　　　　　　　　　　　　　　　　　　　　　　望江南

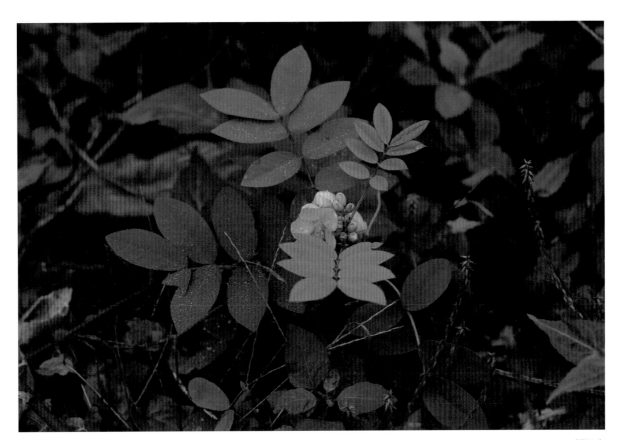

望江南

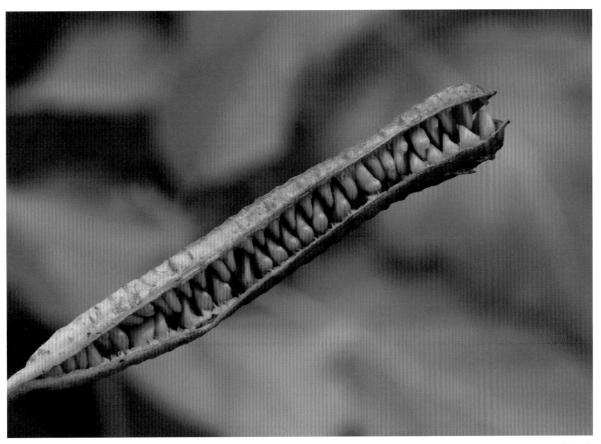

望江南

中国少数民族中药图鉴

彝族药卷

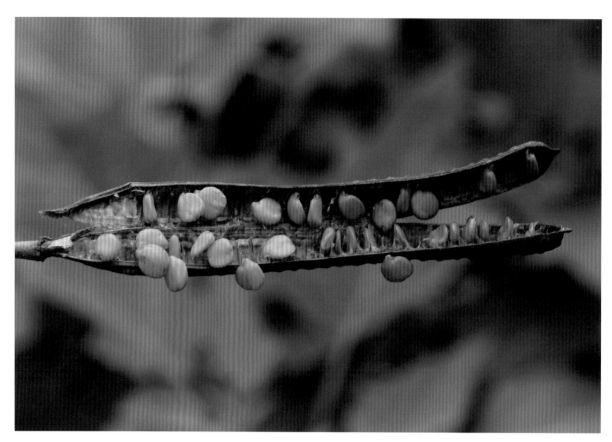

望江南

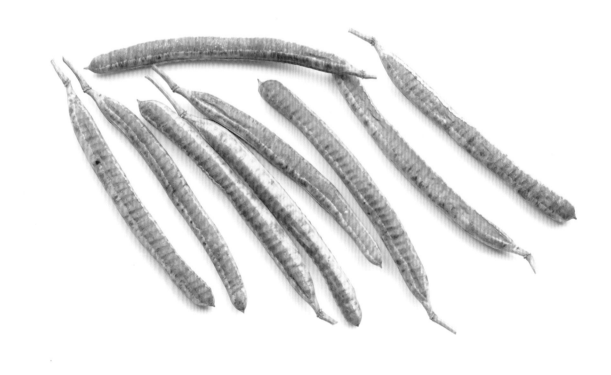

望江南

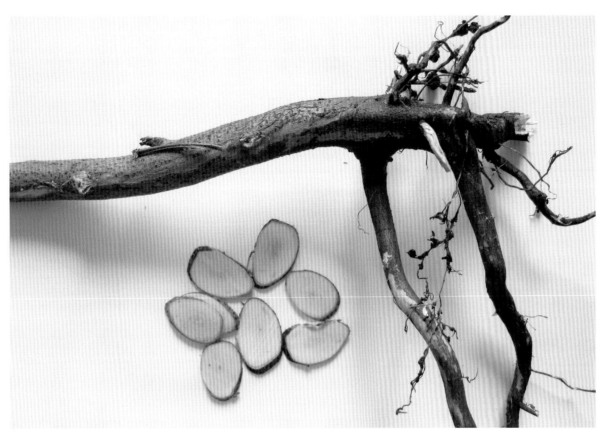

望江南根及根部切片

**化学成分** 根含金钟柏醇（occidentalol）Ⅰ、Ⅱ，大黄酚（chrysophanol），大黄素（emodin），品赛灵（pinselin），大黄素-8-甲醚（questin），计米大黄蒽酮（germichrysone），甲基计米决明蒽酮（methylgermitorosone），东非山扁豆醇（singueanol）Ⅰ，金钟柏素（occidentalii）A、B，叶含大黄酚及一种双蒽醌。

**性味归经** 味甜，性寒。归水、风塔。

**功效主治** 通气血，祛风除湿，消肿止痛。主治心慌心悸，头昏目眩，胃皖胀痛，风寒湿痹证，肢体关节酸痛，屈伸不利，跌打损伤。

**用法用量** 内服：煎汤，根 15 ～ 30 g，茎叶 10 ～ 20 g。

**精选验方**

**1. 心慌心悸，头昏目眩** 望江南叶、黑甘蔗芽各 15 g。煎汤内服。

**2. 胃皖胀痛** 望江南 9 g，盐酸果、红糖各 30 g，肖梵天花 3 g。水煎服。

**3. 风寒湿痹证，肢体关节酸痛，屈伸不利，跌打损伤** 望江南根、黑心树心各 20 g，苏木、定心藤、红花各 10 g。煎汤内服或泡酒服。

# 夏枯草

## XIAKUCAO

**彝 药 名** | 补洛色。

**别   名** | 吉如格、枯草穗。

**来   源** | 本品为唇形科多年生草本植物夏枯草 *Prunella vulgaris* L. 的全草或果穗。

**识别特征** | 多年生草本，有匍匐茎。直立茎方形，高约 40 cm，表面暗红色，有细柔毛。叶对生，卵形或椭圆状披针形，先端尖，基部楔形，全缘或有细疏锯齿，两面均披毛，下面有细点；基部叶有长柄。轮伞花序密集顶生成假穗状花序；花冠紫红色。小坚果 4 枚，卵形。花期 4～6 月，果期 4～8 月。

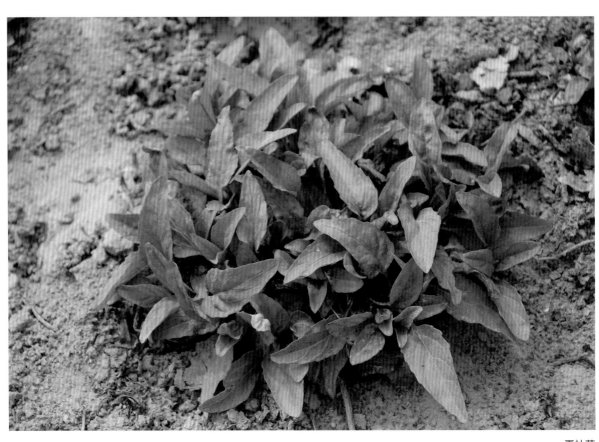

夏枯草

**生境分布│** 均为野生，多生长于路旁、草地、林边。分布于浙江、江苏、安徽、河南等省。

**采收加工│** 夏季当果穗半枯时采收，晒干入药。

**药材鉴别│** 本品呈圆柱形，略扁，淡棕色至棕红色，有短柄。苞片膜质，脉纹明显。每苞内有花3朵，萼片宿存。花瓣脱落，内有小坚果。质轻。气微，味淡。

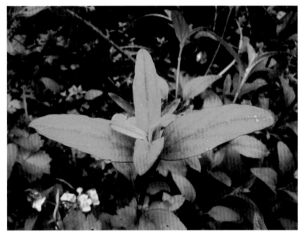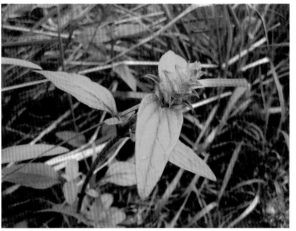

夏枯草　　　　　　　　　　　　　　　　　　　　　　　　　　　　　夏枯草

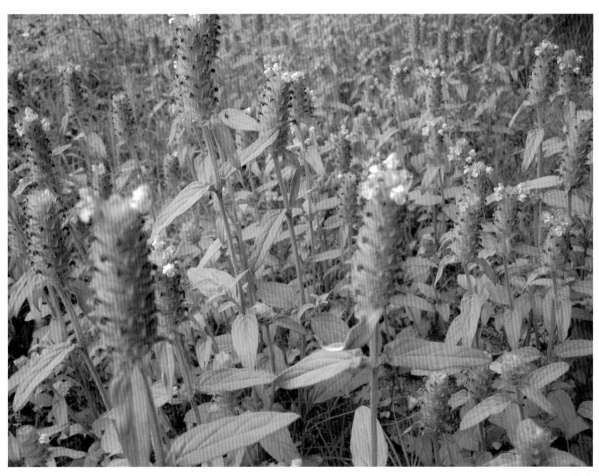

夏枯草

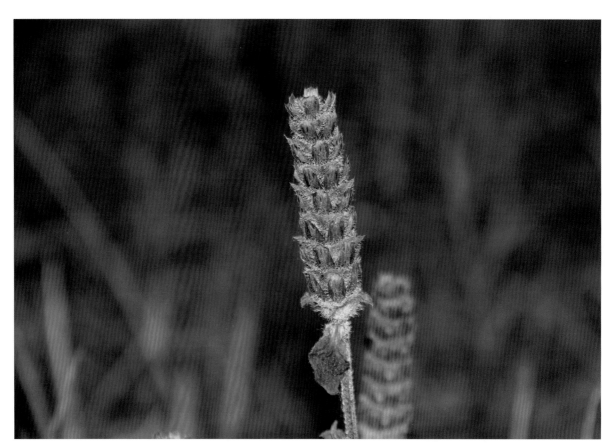

夏枯草

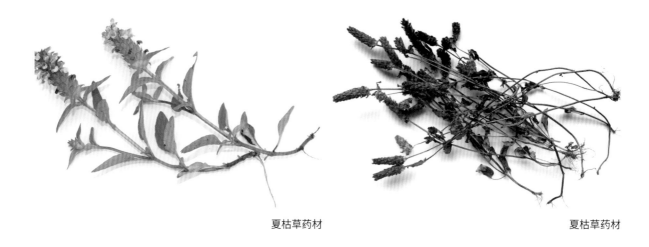

夏枯草药材          夏枯草药材

**性味归经** │ 辛、苦，寒。归肝、胆经。

**功效主治** │ 泻肝火，散郁结，清肝明目。本品苦寒泻热，辛能散结。主入肝经，能清肝火，散郁结，为治肝热痰火郁结之瘰疬、目珠疼痛之要药。

**用法用量** │ 10 ~ 15 g，煎服；或熬膏服。

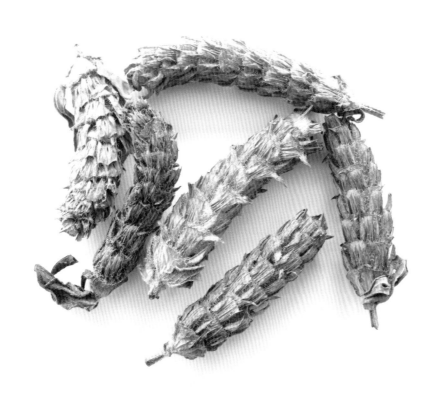

夏枯草药材

## 精选验方 |

**1.肝虚目痛（冷泪不止，畏光）** 夏枯草25 g，香附子50 g。共研为末，每服5 g，茶汤调下。

**2.黄疸型肝炎** 夏枯草、金钱草各30 g，丹参18 g。水煎，分3次服，连服7～15日，未愈，再服7日。

**3.跌打伤、刀伤** 夏枯草适量。在口中嚼碎后敷在伤处。

**4.巩膜炎** 夏枯草、野菊花各30 g。水煎，分2～3次服。

**5.长期失眠** 夏枯草15 g，百合30 g。加水煎2次，混合两煎所得药汁，每日1剂，分次服用。

**6.急慢性结膜炎** 夏枯草、菊花各18 g，山栀子15 g，蝉蜕9 g，甘草6 g。水煎服，每日2次。

**7.喉癌** 夏枯草、山豆根、龙葵各30 g，嫩薄荷3 g。水煎取药汁，每日1剂，分2次服用。

**8.小儿肺炎** 鲜夏枯草、鲜青蒿各30 g。共捣烂成糊状，敷于脐部。

**9.慢性阑尾炎** 夏枯草、红藤各30 g，枳壳、木香各15 g。水煎取药汁，口服，每日1剂。

**10.妊娠合并高血压综合征** 夏枯草、决明子、白糖各15 g，菊花10 g。水煎取汁，加入白糖，煮沸即可，随量饮用。

## 使用禁忌 | 脾胃虚弱者慎用。

夏枯草

# 仙鹤草

## XIANHECAO

**彝 药 名** | 锐巴。

**别　　名** | 老鹤嘴、毛脚茵、施州龙芽草。

**来　　源** | 为蔷薇科植物龙芽草 *Agrimonia pilosa* Ledeb. 的全草。

**识别特征** | 多年生草本植物，高 30 ~ 150 cm，全株被毛。单数羽状复叶，互生，小叶 3 ~ 4 对，无柄或有短柄，倒卵形，倒卵披针形或倒卵椭圆形，长 1.5 ~ 5 cm，宽 1 ~ 2.5 cm，先端急尖或圆钝，基部楔形至宽楔形，边缘有锯齿，上面被稀疏柔毛，下面脉上伏生柔毛，腺点明显；托叶近卵形或卵状披针形，边缘有锯齿或裂片，茎下部托叶常全缘。总状花序顶生，花序轴被毛，花梗长 1 ~ 5 mm；花直径 6 ~ 9 mm。萼片 5，花瓣 5，长圆形，黄色；雄蕊 5 ~ 15 枚；花柱 2，丝状，柱头头状。瘦果倒圆锥形，被疏柔毛，具宿存萼片。花、果期 5 ~ 12 月。

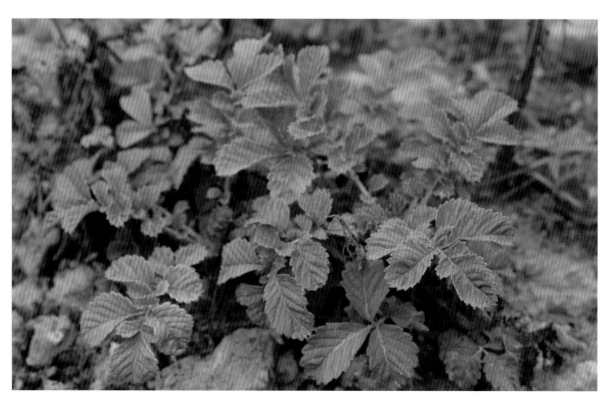

龙芽草

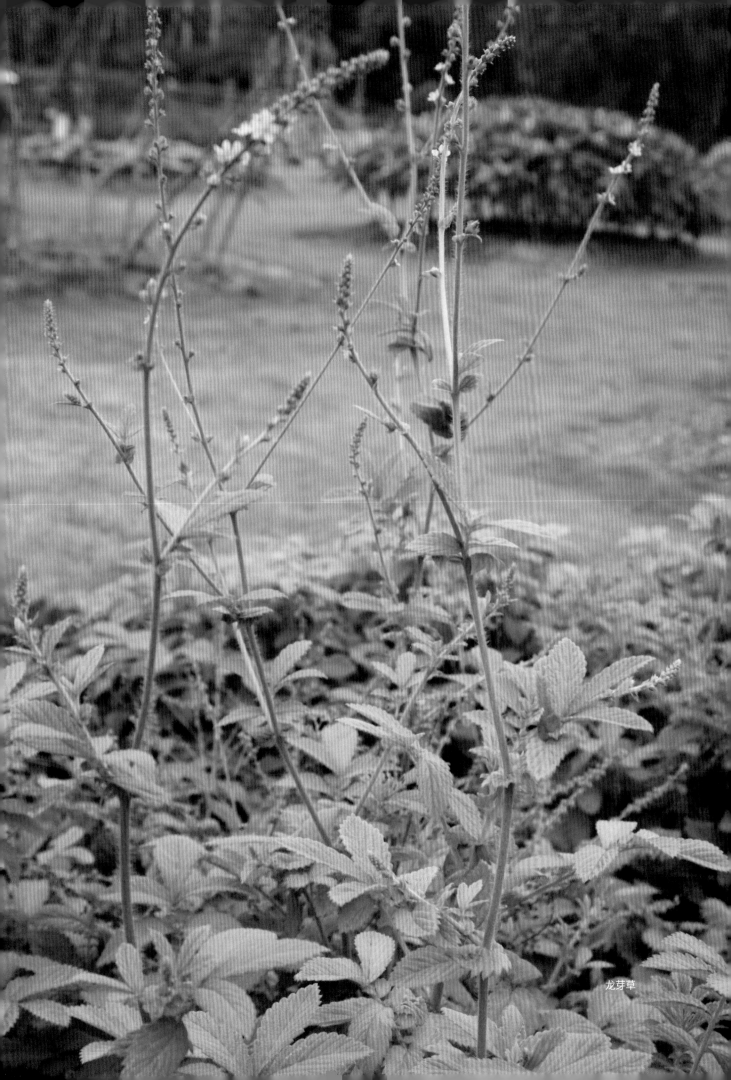

龙芽草

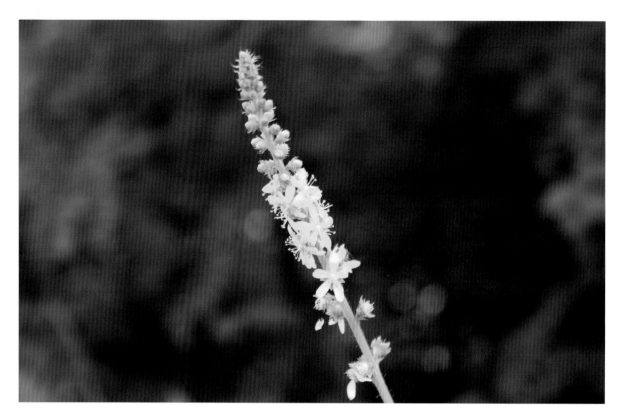

龙芽草花

**生境分布** | 生长于山野草坡、路旁、灌木丛、林缘及疏林下。我国各地均有分布。

**采收加工** | 栽种当年或第 2 年开花前枝叶茂盛时采收，割取全草，切段，晒干或鲜用。

**药材鉴别** | 全体被白色柔毛，长 50 ~ 100 cm，茎下部圆柱形，直径 0.4 ~ 0.6 cm，红棕色，上部方柱形，四面略凹陷，绿褐色，有纵沟及棱线，有节；体轻，质硬，易折断，断面中空。单数羽状复叶互生，暗绿色，皱缩卷曲；质脆，易碎；叶片大小不等，相间生于叶轴上，顶端小叶较大，完整小叶片展平后呈卵形或长椭圆形，先端尖，基部楔形，边缘有锯齿；托叶 2，抱茎，斜卵形。总状花序细长，花萼下部呈筒状，萼筒上部有钩刺，先端 5 裂，花瓣黄色。气微，味微苦。

**性味归经** | 味苦、涩，性冷。归热经。

**功效主治** | 收敛止血，止泻，杀虫。主治咯血，吐血，衄血，尿血，便血，腹泻，痢疾，滴虫性阴道炎。

**用法用量** | 内服：煎汤，10 ~ 30 g。外用：适量，捣烂外敷。

**精选验方** |

**1. 咯血，吐血** ①仙鹤草 15 g，茅草根 50 g，地骨皮 10 g。水煎服。②仙鹤草 50 g，仙桃草 15 g，委陵菜根 25 g。煎水内服。

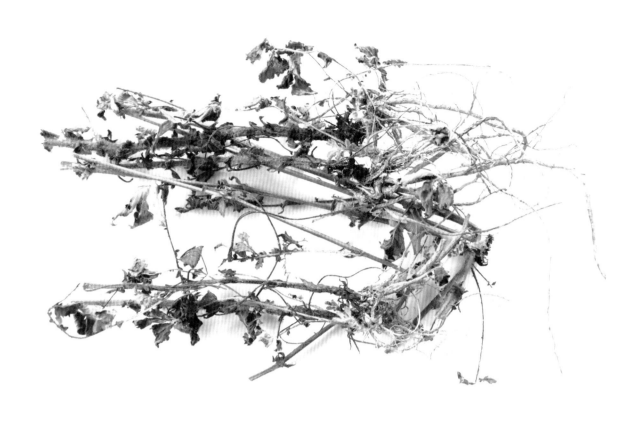

仙鹤草药材

**2. 腹泻** ①仙鹤草 15 g。水煎服。②仙鹤草 30 g，苦参、海金沙各 10 g，红糖 5 g。煎水内服。

**3. 疟疾，每日发作，胸腹饱胀** 仙鹤草 9 g。研成细末，于疟发前烧酒吞服，连用 3 剂。

**4. 小儿食积** 仙鹤草 15 ～ 20 g（去根及茎上的粗皮），猪肝 120 g。同煮至肝熟，去渣，饮汤食肝。

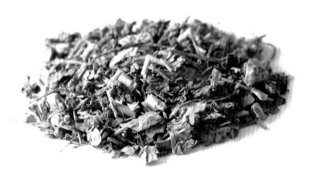

仙鹤草饮片

**5. 外伤出血** 鲜仙鹤草适量。捣烂外敷。

**6. 美尼尔综合征** 仙鹤草 60 g。加水 500 ml 煎至 300 ml，每次服 100 ml，每日 3 次，连服 3 ～ 5 日。

**7. 糖尿病** 仙鹤草 60 g。水煎服。

**8. 滴虫性阴道炎** 鲜仙鹤草茎叶适量。煎煮成 200% 浓缩液，用时洗净阴道，将浓缩液涂于阴道壁上，再塞以饱蘸药液的带线大棉球，3 ～ 4 小时后取出。每日 1 次，7 日为 1 个疗程。

**使用禁忌｜** 忌吃酸、辣、蛋类食物。

仙鹤草

319

# 徐长卿

## XUCHANGQING

**彝 药 名** 加嘎陇给。

**别　　名** 寮刁竹、逍遥竹、遥竹逍、了刁竹、一枝香。

**来　　源** 为萝藦科植物徐长卿 *Cynanchum paniculatum*（Bunge）Kitag. 的根及根茎，或带根全草。

**识别特征** 多年生直立草本植物，高达 1 m。根细呈须状，具特殊香气。茎细而刚直，不分支，无毛或被微毛。叶对生，无柄；叶片披针形至线形，长 4 ～ 13 cm，宽 5 ～ 15 mm，先端渐尖，基部渐窄，两面无毛或上面具疏柔毛，叶缘稍反卷，有边毛；主脉突起。圆锥聚伞花序，生近顶端叶腋，有花 10 余朵；花萼 5 深裂，卵状披针形；花冠黄绿色，5 深裂，广卵形；雄蕊 5，相连成筒状，花药 2 室；子房上位，由 2 枚离生心皮组成，花柱 2，柱头五角形。菁葵果呈角状，单生，长约 6 cm，表面淡褐色。种子多数，卵形而扁，暗褐色，先端有一簇白色细长毛。花期 5 ～ 7 月，果期 9 ～ 12 月。

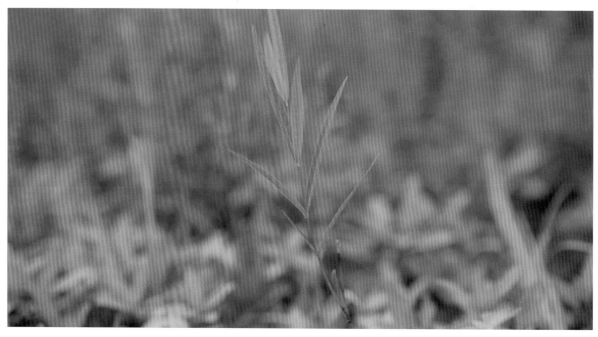

徐长卿

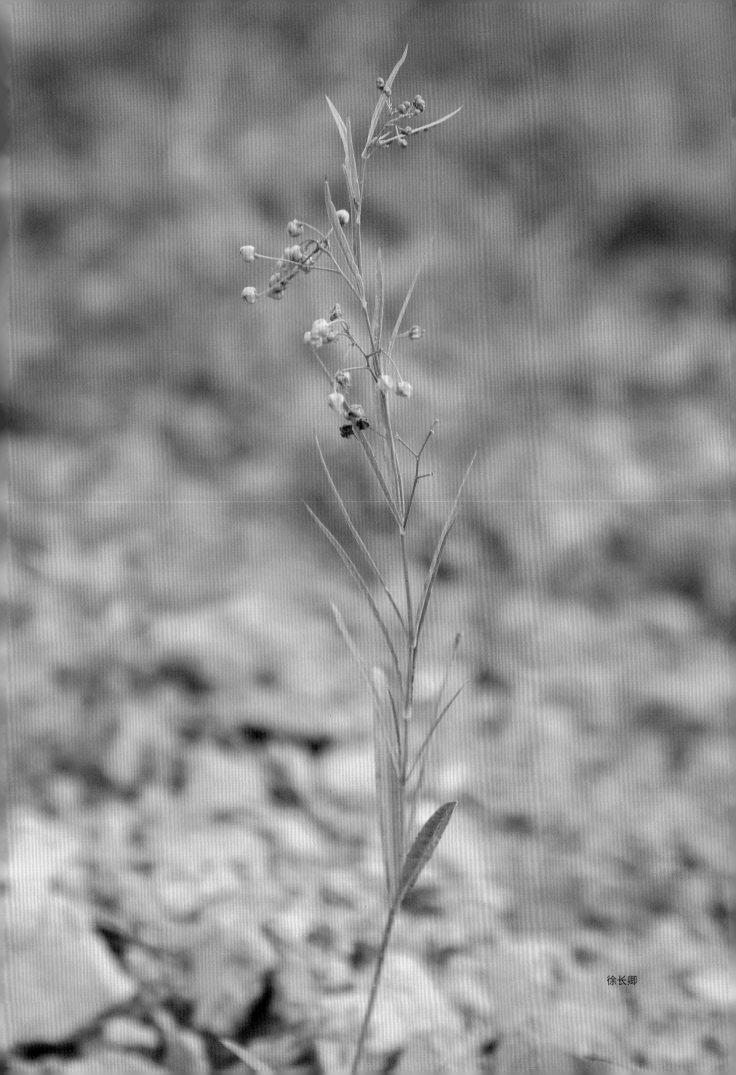

徐长卿

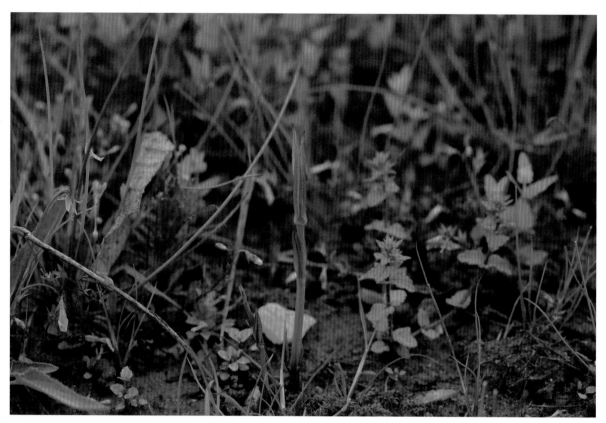

徐长卿

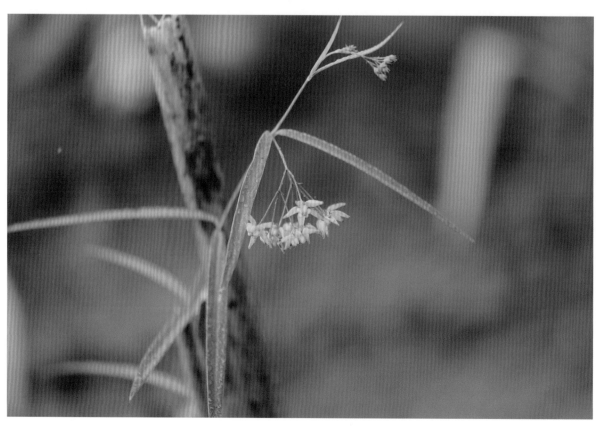

徐长卿

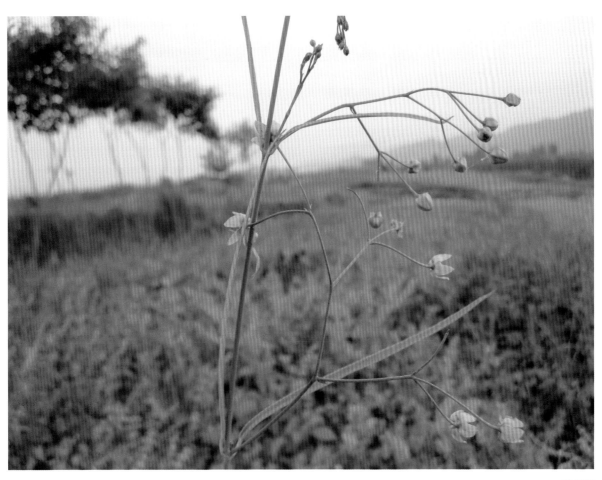

徐长卿

**生境分布** 生长于向阳坡的草丛中。分布于东北、中南、西南及内蒙古、河北、陕西、甘肃等地。

**采收加工** 夏、秋两季采收。根茎及根：除去地上部分，洗净，晒干。全草：晒至半干，扎成把阴干。

**药材鉴别** 根茎：不规则柱状，有盘结，长0.5～3.5 cm，直径2～4 mm；有的顶端附圆柱形残茎，长1～2 cm，断面中空。根簇生于根茎节处，圆柱形，细长而弯曲，长10～16 cm，直径1～1.5 cm，表面淡黄棕色至淡棕色，具微细纵皱纹，并有纤细须根；质脆，易折断，断面粉性，皮部类白色或黄白色，形成层环淡棕色，木部细小。气香，味微辛、凉。全草：带有根部，茎单一或少有分枝，长20～60 cm，直径1～2 mm；表面淡黄绿色，基部略带淡紫色，具细纵纹或被毛；质稍脆，折断面纤维性。叶对生，叶片扭曲，易破碎，完整者长披针形，表面淡黄绿色，具短柄或几无柄。

**性味归经** 味香、麻，性热。归冷经、快经、半边经。

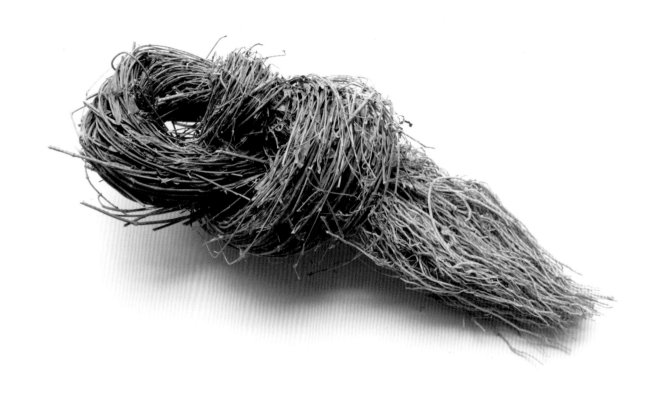

徐长卿（全草）药材

**功效主治** 祛风除湿，行气活血，祛痛止痒，解毒消肿。主治风湿痹痛，腰痛，脘腹疼痛，牙痛，跌仆肿痛，小便不利，泄泻，痢疾，湿疹，荨麻疹，毒蛇咬伤。

**用法用量** 内服：煎汤，3～10g，不宜久煎；研末，1～2g；或入丸剂、浸酒。

**精选验方**

**1.慢性腰痛** 徐长卿、虎杖各9g，红四块瓦5g。共研末，每次0.6～1g，每日2～3次，温开水吞服。

**2.血虚经闭** 徐长卿6～9g。煨甜酒内服或炖肉吃；或研末吞服3g。

**3.月经过多** 徐长卿、马蹄草、月月红、朱砂莲各6g，海螵蛸3g。共为末，每用酒吞服3g。

**4.肺热，盗汗，咳嗽** 徐长卿、鹿含草各6g。研成细末，混合成散剂，对汽水或蒸肉，1次服用，连用3剂。

**5.腿肚生疮** 徐长卿全草适量。捣烂敷。

**6.带状疱疹，接触性皮炎，顽固性荨麻疹，风湿性皮炎** 徐长卿6～12g。水煎服，并煎汤洗患处。

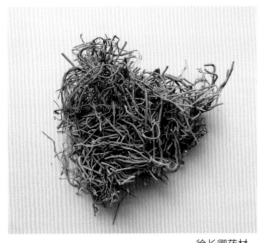

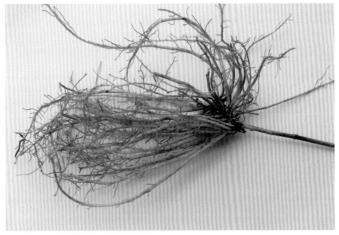

徐长卿药材　　　　　　　　　　　　　　　徐长卿（全草）药材

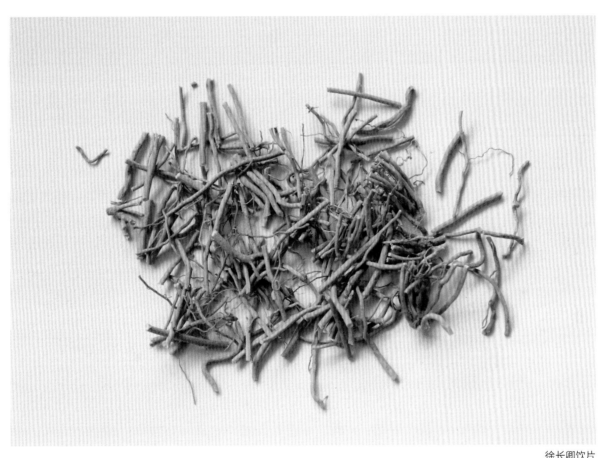

徐长卿饮片

**7. 神经衰弱**　用徐长卿全草分别制成散剂、丸剂（蜜丸）和胶囊。散剂每次 10 ～ 15 g，每日 2 次；丸剂（每丸含生药 5 g），每次 2 丸，每日 2 次；胶囊，每个 0.5 g，每服 10 个，每日 2 次，约 20 日为 1 个疗程。

**8. 银屑病**　徐长卿根制成注射液（每 1 ml 含生药结晶 40 mg）。每次 4 ml 肌肉注射，每日 2 次，皮损轻者 20 日为 1 个疗程，重者 40 日为 1 个疗程，一般不超过 2 个疗程。

**9. 慢性气管炎**　徐长卿煎剂或片剂口服。

**使用禁忌** ｜ 体弱者慎服。

# 岩白菜

## YANBAICAI

**彝 药 名** | 达果。

**别　　名** | 乌巴拉贝达、那朵豆、贝扎拉、堆厘。

**来　　源** | 为虎耳草科植物岩白菜 *Bergeria purpurascens* (Hook. f. et Thoms.) Engl. 的根及根茎。

**识别特征** | 多年生常绿草本，高可达 50 cm。根状茎粗如手指，节间短，每节有扩大成鞘的叶柄基部残余物宿存，干后呈黑褐色。叶基生，肉质而厚，有柄，叶片倒卵形或长椭圆形，长 10 ~ 15 cm，宽 3.5 ~ 7 cm，先端钝圆，基部渐窄或楔形，边缘微呈波状或细牙齿状，上面深绿，有光泽，下面黄绿色。蝎尾状聚伞花序着生于花葶上部，有 6 ~ 7 朵花，常下垂；花萼宽钟状，在中部以上 5 裂；花瓣 5，紫色或暗紫色；雄蕊 10 个。蓇葖果直立。花、果期 6 ~ 8 月。

**生境分布** | 生长于海拔 3800 ~ 4000 m 的林下、灌丛、亚高山草甸或石隙中。分布于西藏东部、四川西南部、云南西北部。

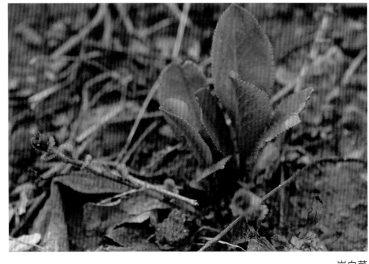

岩白菜

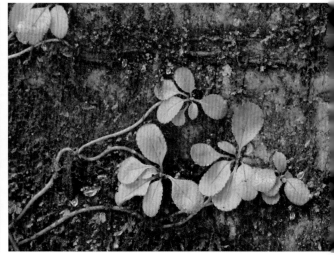

岩白菜

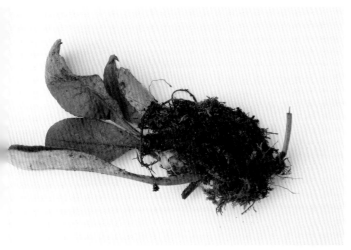

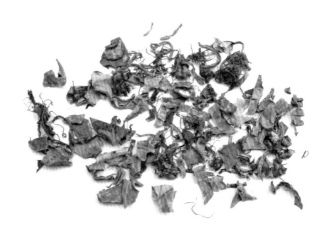

岩白菜药材　　　　　　　　　　　　　　　　　岩白菜饮片

**采收加工** | 9 ～ 10 月挖根，就近以流水洗去污泥，除去粗皮，切片，晾干即成。

**药材鉴别** | 根茎呈类圆柱形，略弯曲。长 10 ～ 30 cm，直径 0.6 ～ 2 cm。表面棕灰色至黑褐色，具密集或微疏而稍隆起的环节，节间长 1 ～ 6 ～ 11 mm，节上有棕黑色鳞片残存，并有皱缩条纹及凹点状或突起的根痕。质坚实而脆，易折断。断面显粉质，类白色或棕黄色，近边缘有一环维管束小点，一侧点稍大，另一侧稍小。以粗壮、质坚、断面白色为佳；色深者质次，黑色枯朽者不可用。气微，味苦涩。

**性味归经** | 味辛、涩，性寒。

**功效主治** | 清热解毒，消肿。主治瘟病，肺热，中毒及四肢肿胀等症。

**用法用量** | 内服：煎汤，3 ～ 9 g；研末，0.6 ～ 1.2 g。

**精选验方** |

**1. 肺水肿**　岩白菜、甘草、草红花、石灰华各 100 g，杉叶藻 75 g，熊胆 15 g，降香 50 g。除熊胆外上六味捣罗为细散，过筛备用。将熊胆研磨成细粉以开水浸泡，用浸泡液将上备用粉末泛丸，早、晚以 25 g 煎汤服用。

**2. 喉病、音哑等症**　岩白菜、白檀香各 15 g，广木香、当归各 10 g，灰蒿根 12.5 g，丁香 8 g。以上六味捣罗为细散，过筛，粉末 5 g 与高山白花龙胆、甘草各 20 g，取相混物 3 g 煎汤，服上清液。

**3. 六腑血和赤巴病，笛乱，痢疾等肠道传染病**　十三味渣鹏散：岩白菜 14 g，渣驯膏 23 g，诃子、草乌各 5 g，榜嘎 20 g，木香 10 g，豆蔻、藏菖蒲、唐古特青兰各 9 g，红花、黑冰片各 6 g。共为细粉，加入另研的熊胆 5 g，麝香 3 g，研极细粉混匀，口服，每次 1.5 ～ 2 g，每日 2 次。

**4. 肺胀疡**　九味檀香丸：岩白菜 150 g，檀香、降香各 125 g，石灰华、无茎芥各 200 g，白葡萄干 70 g，甘草、丁香各 50 g，红花 120 g。共为细粉，水泛丸重约 1 g，每次 2 ～ 3 丸，每日 3 次。

岩白菜

# 盐肤木

## YANFUMU

**彝 药 名** | 锅麻坡。

**别　　名** | 麻坡、盐麸树、酸桶、肤木、盐肤子木。

**来　　源** | 为漆树科植物盐肤木 *Rhus chinensis* Mill. 的根、果实和叶。

**识别特征** | 落叶灌木或小乔木，高 2 ～ 10 m。树皮灰褐色，有无数皮孔和三角形的叶痕，冬芽有灰黄色的绒毛。单数羽状复叶，互生，具小叶 7 ～ 13 片，总叶柄和叶轴有显著的窄翅，小叶无柄，卵形至卵状椭圆形，长 5 ～ 14 cm，宽 2.5 ～ 9 cm，先端急尖，基部圆形至楔形，边缘有粗而圆的锯齿，下面具棕褐色柔毛。圆锥花序顶生，花序梗密生棕褐色柔毛；花

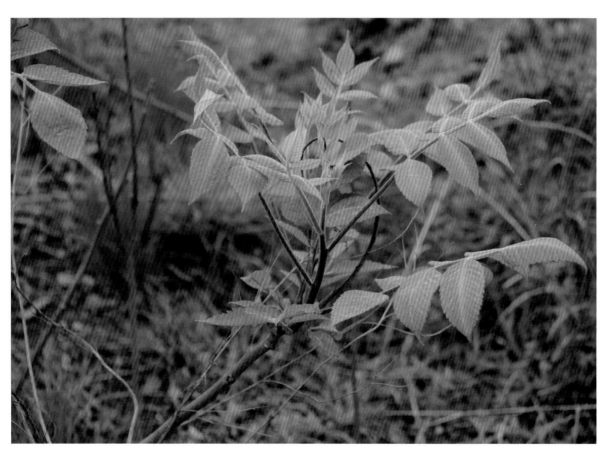

盐肤木

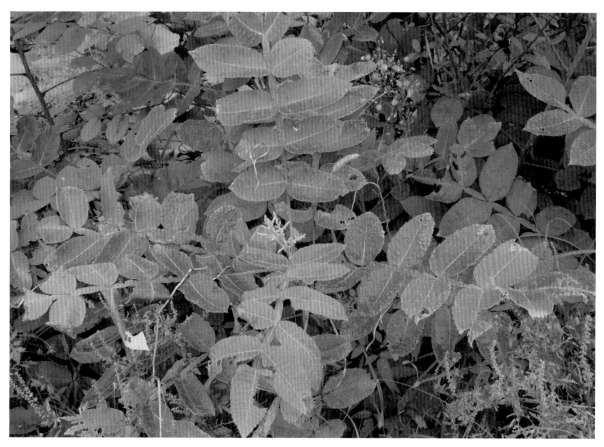

盐肤木

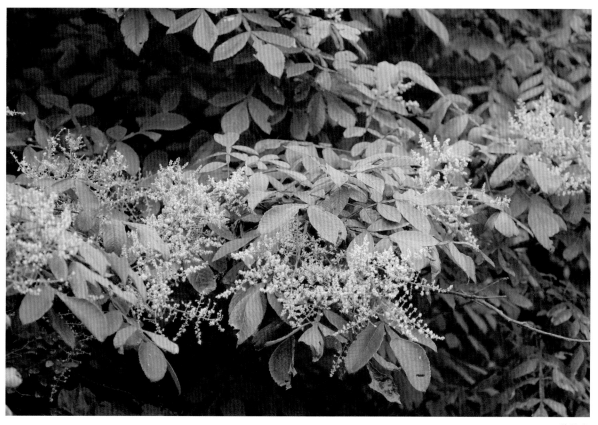

盐肤木

盐肤木

329

小，杂性；两性花的萼片5，广卵形，先端钝；花瓣5，乳白色，倒卵状长椭圆形，边缘内侧基部具柔毛；雄蕊5，花药黄色，丁字着生；雌蕊较雄蕊短，子房上位，花柱3，柱头头状；雄花略小，中央有退化子房。核果近扁圆形，横茎约5 mm，红色，被短细柔毛。花期8～9月，果期10月。

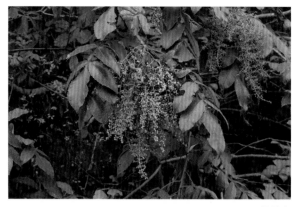

盐肤木

**生境分布** | 生长于海拔200～2700 m 的深箐沟、向阳山坡、溪边疏林、灌木丛和荒地。除青海、新疆外，全国各地均有分布。

**采收加工** | 根全年可采，切片晒干；叶夏、秋两季采收，晒干备用。果实秋季成熟时采收，鲜用或晒干。

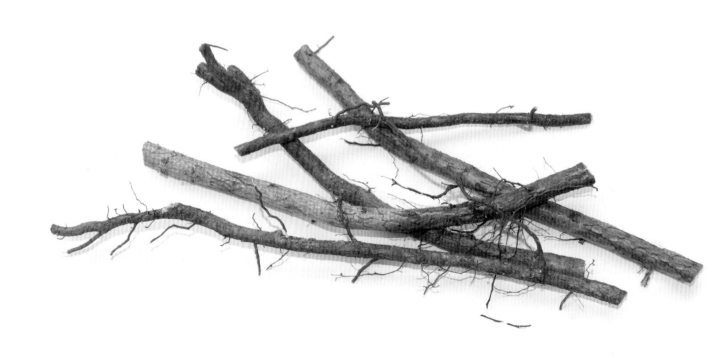

盐肤木根药材

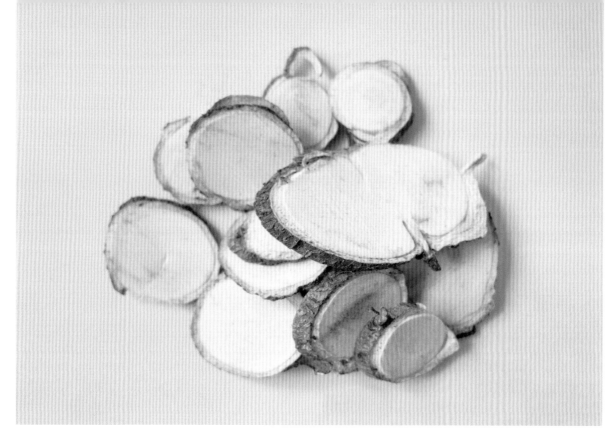

**化学成分** | 根茎中含 3，7，4'-三羟基黄酮（3，7，4'-trihydroxyflavone），3，7，3'，4'-四羟基黄酮（3，7，3'，4-tetrahydroxyflavone），7-羟基-6-甲氧基香豆素（7-hydroxy-6-methoxycoumarin），没食子酸（gallic acid），没食子酸乙酯（ethylgallate），水黄皮黄素（pongapin），四甲氧基非瑟素（tetramethoxyfisetin），去甲氧基小黄皮精（demethoxykanugin），二苯甲酰甲烷（dibenzoylmethane），椭圆叶崖豆藤酮（ovalitenone），槲皮素（quercetin），β-谷甾辞（β-sitosterol）。叶含槲皮甘（quercitrin），没食子酸甲酯（methyl gallate），并没食子酸（ellagic acid），3，25-环氧模绕醇酸（semimoronic acid），盐肤木酸（semialatic acid）。

**性味归经** | 味酸、咸，性凉。归水、风、土塔。

**功效主治** | 清火解毒，杀虫止痒，消肿止痛，理气。主治咽喉肿痛，口舌生疮，皮肤红疹瘙痒，胃脘胀痛。

**用法用量** | 内服：煎汤，根、果 20～30 g。外用：鲜叶适量，煎水洗患处。

**精选验方** |

**1. 咽喉肿痛，口舌生疮** 盐肤木根、水林果根各 20 g。水煎服。

**2. 皮肤红疹瘙痒** 盐肤木鲜叶适量。煎水外洗患处。

**3. 胃脘胀痛** 盐肤木果 30 g，望江南种子 9 g，肖梵天花根 10 g，红糖 20 g。水煎服。

盐肤木

# 羊齿天门冬

## YANGCHITIANMENDONG

**彝 药 名** | 几龙累。

**别　　名** | 百部、月牙一枝蒿、滇百部、小百部。

**来　　源** | 为百合科植物羊齿天门冬 *Asparagus filicinus* Buch.-Ham.ex D. Don 的块根。

**识别特征** | 多年生直立草本，高 40 ~ 100 cm。根茎短，丛生多数圆柱形肉质块根，长 4 ~ 8 cm，两端狭，先端成长尾状，具少数须根，外皮淡褐色，干后具皱纹；茎圆柱形，中空，下部分枝多，上部节间较短，具纵棱。叶小，退化成鳞片状，腋内簇生 3 ~ 5 枚绿色叶状枝，形似月牙，故名"月牙一枝蒿"，1 枚较大，长约 6 mm，宽约 1 mm，先端尖而略弯，中脉明显，绿色有光泽，花杂性，单生或成对生长于叶腋；花梗细，长 10 ~ 15 mm，中部有一关节；花小，直径约 2 mm；花被钟状，6 裂，白绿色；雄蕊 6，着生长于裂片的基部；雌蕊 1，子房 3 室。浆果球形，直径 5 ~ 7 mm，成熟时红黑色；果柄细，长约 1.5 cm，中部有关节突出。花期 7 ~ 8 月，果期 9 ~ 11 月。

**生境分布** | 生长于海拔 700 ~ 3500 m 的疏林、灌木丛、草坡、荒地。主产四川、云南；山西西南部、河南、陕西、甘肃南部，湖北、湖南、贵州亦有分布。

**采收加工** | 春、秋二季挖取块根，洗净晒干备用。

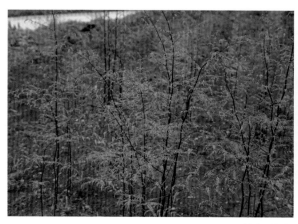
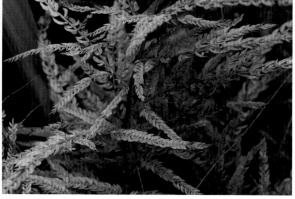

羊齿天门冬　　　　　　　　　　　　　　　　　　羊齿天门冬

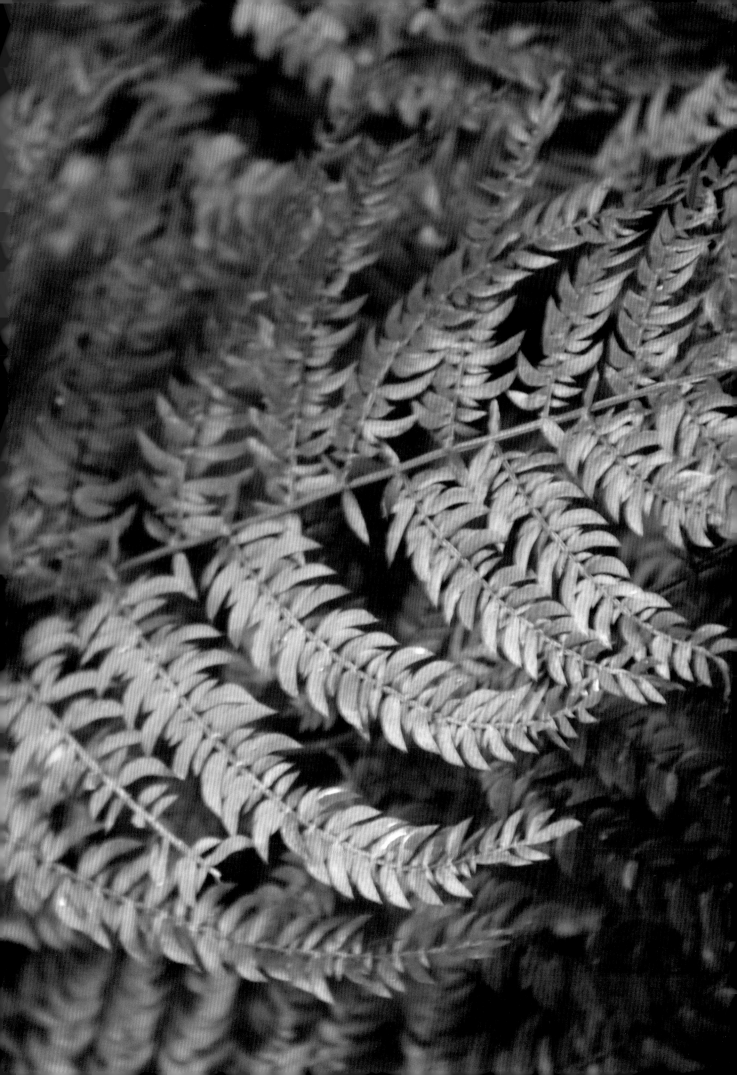

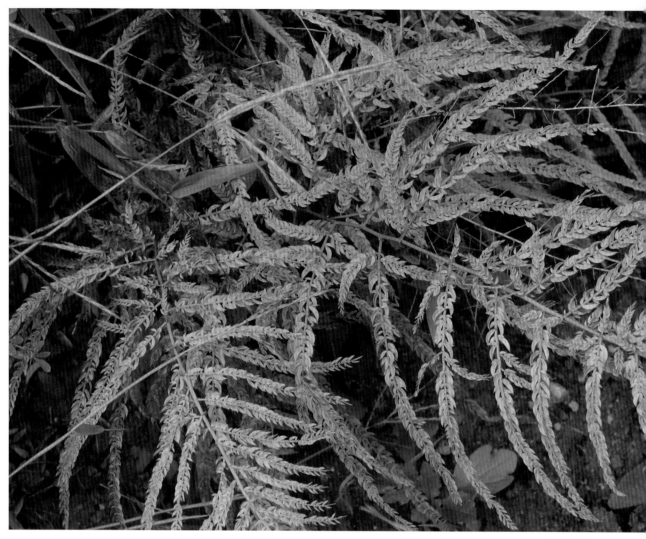

羊齿天门冬

**药材鉴别** | 根茎有芦秆及较短的干枯残茎，块根丛生。每条块根纺锤形，两头尖，长3 ~ 7 cm，直径7 ~ 12 mm；表面皱缩，灰棕色或棕褐色，质坚脆，易折断，中空，未充分干燥的内心白色，肉质。气微酸，味带麻。

**化学成分** | 块根含羊齿天冬苷（aspafilioside）A、B、C，22-甲氧基天门冬皂苷 IV（22-methoxy-Asp IV），β-蜕皮素（β-ecdysone）。还含门冬氨酸（aspartic acid），丝氨酸（serine），谷氨酸（glutamic acid）等16种氨基酸及钙、锰、铁、钴、铜、锌、铅、铬等微量元素。又含大量黏液质，经缓和水解得到黏多糖和多糖两部分；前者由甘露糖（mannose）和葡萄糖醛酸（glucuronic acid）组成，后者由果糖（fructose），甘露糖和葡萄糖（glucose）按2：9：8的摩尔比组成。

**性味归经** | 味甜、苦，气微腥，性平。归水塔。

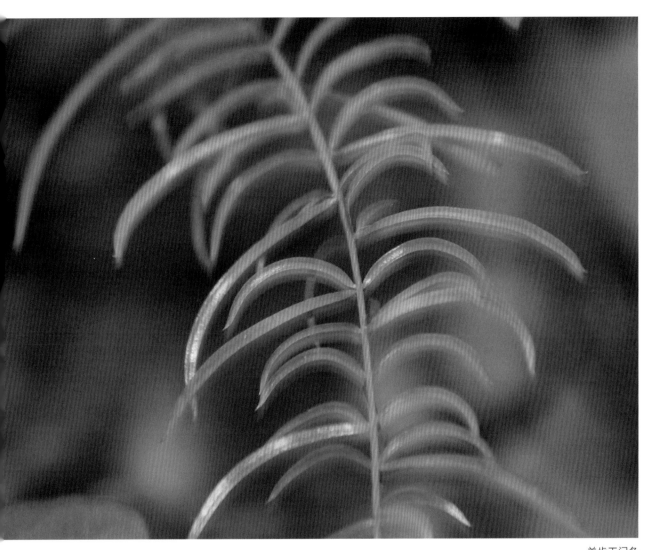

羊齿天门冬

**功效主治** 清火解毒，补水润肺，止咳化痰。主治咳嗽痰多，咽喉肿痛，小便热涩疼痛，头昏目眩。

**用法用量** 内服：煎汤，10～20 g。

**精选验方**

**1. 咳嗽痰多，咽喉肿痛** 羊齿天门冬 20 g。煎汤内服。

**2. 小便热涩疼痛** 羊齿天门冬、倒心盾翅藤各 20 g。煎汤内服。

**3. 头昏目眩** 羊齿天门冬 20 g，黑种草籽 3 g。煎汤送服。

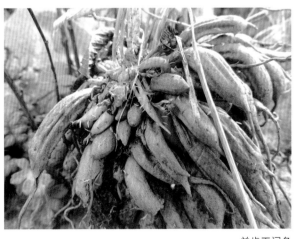

羊齿天门冬

羊齿天门冬

# 羊耳菊

## YANGERJU

**彝 药 名**｜ 俄巴沙补。

**别　　名**｜ 牙浪弄。

**来　　源**｜ 为菊科植物羊耳菊 *Inula cappa*（Buch.-Ham.）DC. 的根和全草。

**识别特征**｜ 亚灌木，高 1 ~ 2 m。全株被污白色或浅褐色绢状或绵状密茸毛；茎直立，圆柱形，被绵毛，少分枝，有纵细沟。叶互生，无柄或有短柄，长椭圆形，先端急尖或渐尖，基部楔形，边缘稍有小齿，上面绿色，有腺点，被粗毛，背面被厚绢毛或灰白色绵毛。头状花序多个密集于长的总梗上，在枝顶排成圆锥状；总苞卵形，苞片短，密被毛；花黄色，外围舌状花雌性，舌状花冠先端为 3 裂，中央管状花两性，先端 5 裂；雄蕊 5，花药基部矢形，有长尾。瘦果，圆柱形，有棱，被白色长绢毛。花、果期 6 ~ 12 月。

**生境分布**｜ 生长于海拔 300 ~ 2600 m 的阔叶林下、向阳山坡草地或灌木丛中。分布于江西、福建、湖南、四川、广东、海南、广西和云南等地。

**采收加工**｜ 夏、秋两季采割全草，春、秋两季挖根，洗净鲜用或晒干备用。

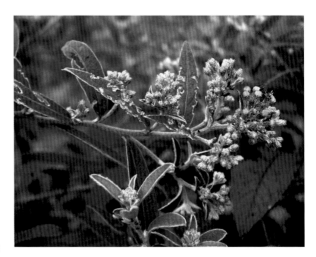

羊耳菊

**药材鉴别**｜ 根圆柱形，长 5 ~ 30 cm，直径可达 1.5 cm，有分枝，表面深褐色，断面黄白色，粗的根中间黑色。茎圆柱形，少分枝，直径 0.3 ~ 1 cm，表面黄绿色或黄棕色，密被短茸毛。单叶互生，叶片椭圆形或披针形，长 7 ~ 16 cm，宽 1 ~ 5 cm，深绿色，上面密被糙毛，下面密被银灰色绒毛，先端钝或急尖，基部圆形或近楔形，边缘具齿；叶柄短。头状花序集成聚伞状复总状花序，腋生，花小，边缘为舌状花，中央为管状花。瘦果长圆柱形，有冠毛。气微、味苦、微甜。

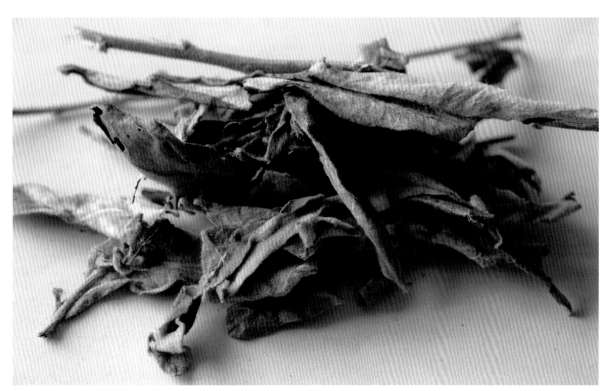

**化学成分** 皮含羽扇豆醇（lupeol），β–谷甾醇（β-sitosterol），齐墩果酸（oleanolic acid），油酸（oleic acid），棕榈酸（palmitic acid），辛酸（caprylic acid）等。地上部分含 L- 肌醇 -1，2，3，5- 四当归酸酯（L-inositol-1，2，3，5-tetraangelate），百里香酚（thymol），β–金合欢烯（β-far-nesene），角鲨烯（squalene）。全草含 7，5'–二甲氧基 -3，5-2'- 三羟基黄酮（7，5'-dimethoxy-3，5'，2'-trihydroxyflavone）等黄酮类化合物。

**药理作用** 羊耳菊煎剂给小鼠腹腔注射对氨水喷雾引咳有止咳作用，但无祛痰及平喘作用。

**性味归经** 味微苦，气臭，性平。归水、风塔。

**功效主治** 除风散寒，行气止呕，止汗，止泻，止血。主治多汗症，腹痛腹泻，赤白下痢，崩漏，风寒感冒，头痛头昏，恶心咽吐，小儿高热。

**用法用量** 内服：煎汤，10 ～ 20 g；或根适量，磨汁。

**精选验方**

**1. 多汗症** 羊耳菊根 30 g。煎汤，红糖适量为引，内服。

**2. 腹痛腹泻，赤白下痢** 羊耳菊根 20 g，金花果 10 g，煎汤内服。

**3. 崩漏** 羊耳菊根 30 g，香附 15 g。煎汤内服。

**4. 风寒感冒，头痛头昏，恶心咽吐，小儿高热** 羊耳菊根、腊肠树果实各适量。磨入米汤，内服。

# 野苦瓜

## YEKUGUA

**彝 药 名** | 斯克。

**来　　源** | 为葫芦科植物苦瓜 *Momordica charantia* L. 的果实和叶。

**识别特征** | 一年生攀援草本。多分枝，有细柔毛，卷须不分枝。叶大，肾状圆形，长宽各 5 ~ 12 cm，通常 5 ~ 7 深裂，裂片卵状椭圆形，基部收缩，边缘具波状齿，两面近于光滑或有毛；叶柄长 3 ~ 6 cm。花雌雄同株。雄花单生，有柄，长 5 ~ 15 cm；中部或基部有苞片，苞片肾状圆心形，宽 5 ~ 15 mm，全缘；萼钟形，5 裂，裂片卵状披针形，先端短尖，长 4 ~ 6 mm；花冠黄色，5 裂，裂片卵状椭圆形，长 1.2 ~ 2 cm，先端钝圆或微凹；雄蕊 3，贴

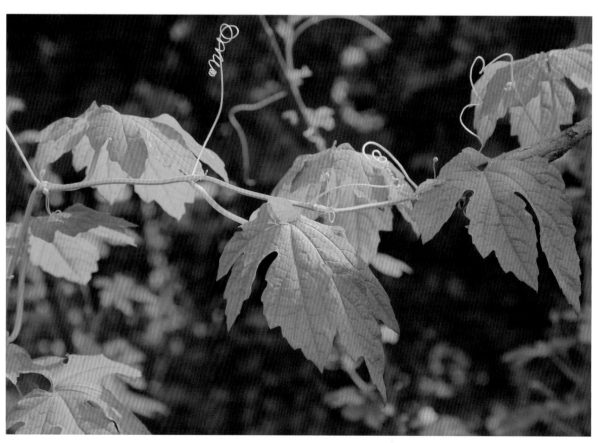

苦瓜

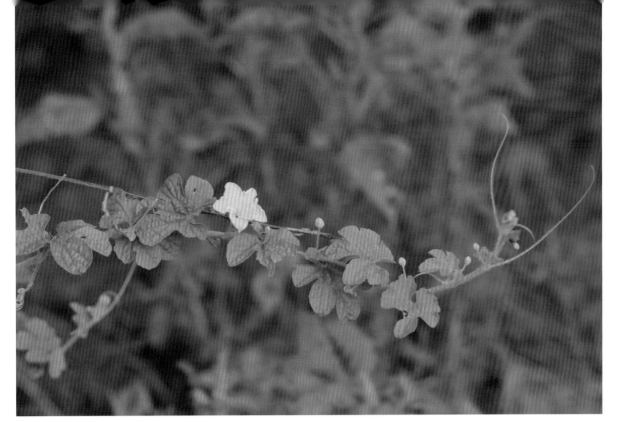

苦瓜

生长于萼筒喉部。雌花单生，有柄，长 5 ～ 10 cm；基部有苞片；子房纺锤形，具刺瘤，先端有喙，花柱细长，柱头 3 枚，胚珠多数。果实长椭圆形、卵形或两端均狭窄，长 8 ～ 30 cm，全体具钝圆不整齐的瘤状突起，成熟时橘黄色，自顶端 3 瓣开裂。种子椭圆形，扁平，长 10 ～ 15 mm，两端均具角状齿，两面均有凸凹不平的条纹，包于红色肉质的假种皮内。花期 6 ～ 7 月，果期 9 ～ 10 月。

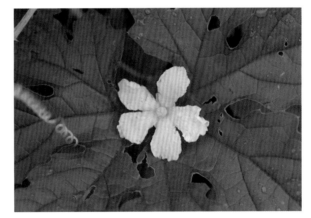

苦瓜

**生境分布 |** 全国各地均有栽培。

**采收加工 |** 采叶鲜用；秋季采果切片，晒干备用，或用鲜品。

**药材鉴别 |** 干燥的苦瓜片呈椭圆形或矩圆形，厚 2 ～ 8 mm，长 3 ～ 15 cm，宽 0.4 ～ 2 cm，全体皱缩，弯曲，果皮浅灰棕色，粗糙，有纵皱或瘤状突起，中间有时夹有种子或种子脱落后留下的孔洞，质脆，易断。气微，味苦。

**化学成分 |** 果实含由 β－谷甾醇－β－D－葡萄糖苷（β-sitosterol-β-D-glucoside）和 5，25－豆甾二烯醇－葡萄糖苷（5，25-stig-mastadien-3β-ol-β-D-glucoside）等分子混合的苦瓜混苷（charantin），还含 5－羟色胺（serotonin），苯丙氨酸（phenylalanine），α－氨基丁酸（α-aminobutyric acid）等多种氨基酸，还含半乳糖醛酸（galacturonic acid），类脂（lipid）。

野苦瓜

339

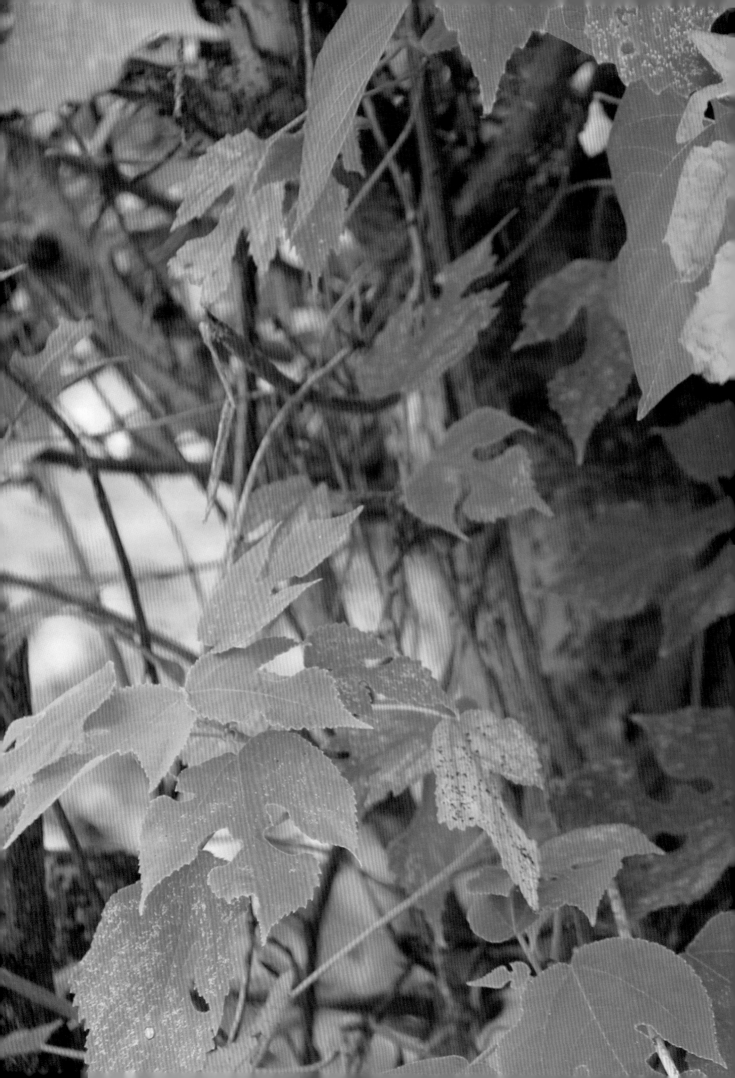

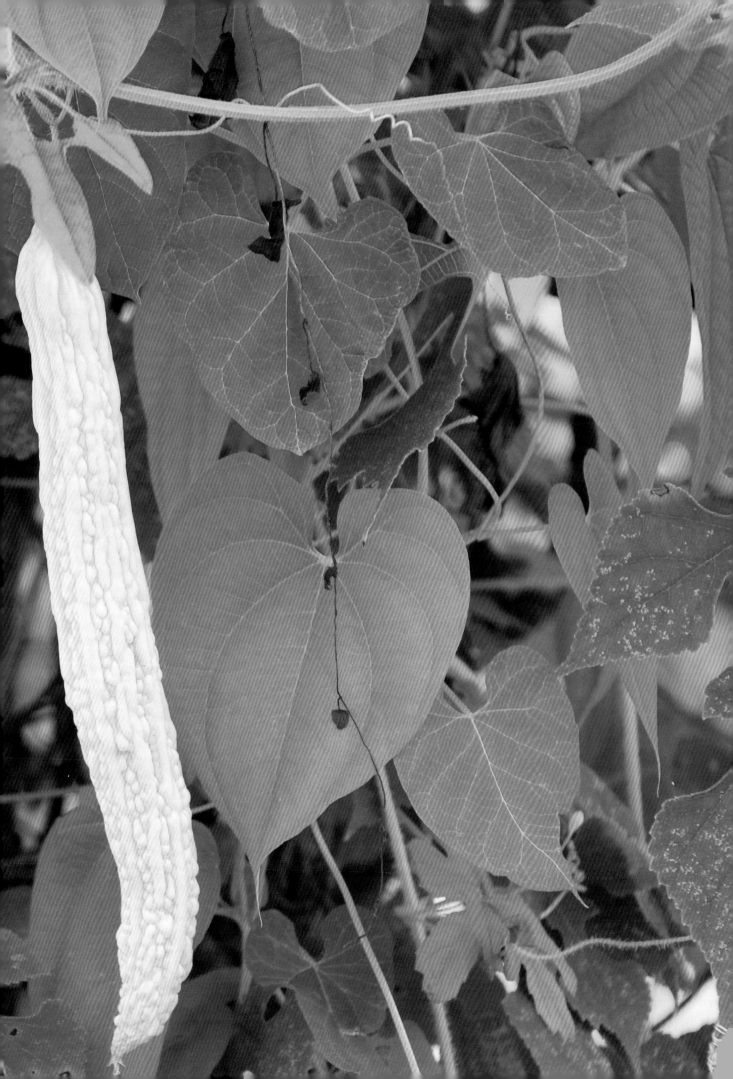

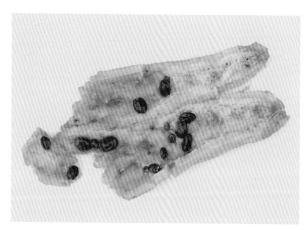

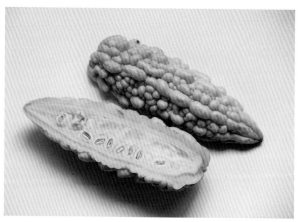

苦瓜药材　　　　　　　　　　　　　　　　　　　　　　苦瓜药材

## 药理作用 |

**1. 降血糖作用**　正常饥饿大鼠服苦瓜果汁 250 mg/ 只，120 min 后血糖显著降低。苦瓜汁无皂苷甲醇提取物对链脲菌素诱导的糖尿病大鼠的饥饿血糖和葡萄糖负荷后血糖均有明显降低作用。苦瓜果肉中可能含有非皂苷元降糖化合物，其降糖作用可能通过改善 β - 细胞的胰岛素分泌或改善胰岛素的作用。四氧嘧啶诱发的糖尿病大鼠，每日服苦瓜果实粉的丙酮提取物 15 ~ 30 d，可使血糖和血清胆固醇水平降低到正常范围。用药 30 d 后，即使停药 15 d，血糖也不增加。四氧嘧啶诱发的糖尿病大鼠口服苦瓜果实提取物 4 g/kg，共 20 d，不仅血糖降低，而且白内障的发生较迟。

**2. 抗癌作用**　在体外，苦瓜果实粗提蛋白质对淋巴瘤细胞具有细胞毒作用，也能防止小鼠接种白血病细胞引起的肿瘤。苦瓜水提物在体外对阻断大鼠前列腺癌的生长，也可阻断胸腺嘧啶脱氧核苷掺入 DNA，可抑制细胞周期 G2 与 M 相，肿瘤内升高的鸟苷酸环化酶活性受抑制，肿瘤内 cGMP 水平也降低。

**3. 抗病毒作用**　含有鸟苷酸环化酶抑制成分的苦瓜水提物具有抗病毒作用。苦瓜中所含能使核糖体失活的蛋白质（RJP），在体外对感染单纯疱疹病毒 -1（HSV-1）或脊髓灰质炎病毒 -I 的人类上皮细胞 -2 具有明显的抗病毒作用。从果实中分离的一种人类免疫缺陷病毒（HIV）的新抑制剂（MAP30）可剂量依赖性抑制无细胞 HIV-1 的感染和复制。

**4. 其他作用**　犬每日服苦瓜果实醇提物 1.75 g，共 60 d，可使睾丸重量明显减轻，副睾重量未有改变，细精管缺乏精细胞，睾丸中 RNA、蛋白质、唾液酸和酸性磷酸酶均减少，可产生不育。用微核试验证明苦瓜绿色果实含有抗突变有效成分。

## 性味归经 |
味苦，性寒。归水塔。

## 功效主治 |
清火解毒，消肿止痛，敛疮排脓。主治小儿高热不退，咽喉肿痛，口舌生疮，疔疮痈疖脓肿。

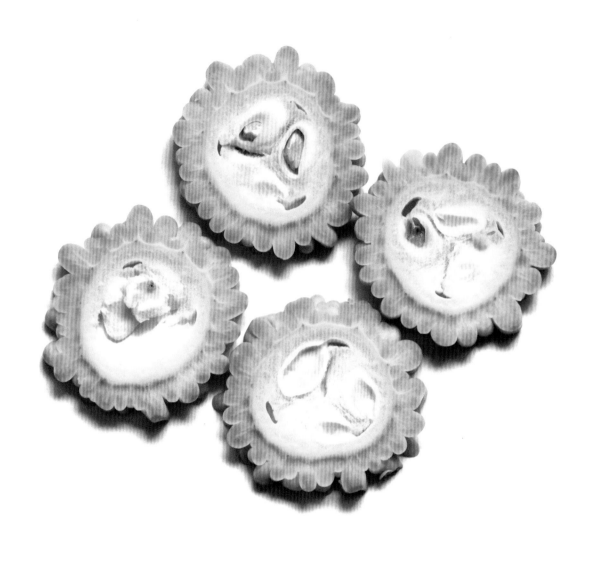

苦瓜饮片

**用法用量** | 内服：煎汤，果实 10 ~ 20 g。外用：鲜叶适量，捣汁擦；或果实适量，舂细泡酒擦。

**精选验方** |

**1. 小儿高热不退** 野苦瓜、酢浆草、黑种草籽各适量。舂细加酒浸泡，取药液外擦患儿额部、颈部。

**2. 咽喉肿痛，口舌生疮** 野苦瓜 20 g，五宝药散 10 g。水煎服。

**3. 疔疮痈疖脓肿** 野苦瓜鲜叶适量，捣烂包敷患处。

野苦瓜

# 叶下珠

## YEXIAZHU

**彝 药 名** | 芽害巴。

**别　　名** | 珍珠草。

**来　　源** | 为大戟科植物叶下珠 *Phyllanthus urinaria* L. 的全草。

**识别特征** | 一年生小草本，高 10 ~ 40 cm。茎直立，分枝，通常带赤红色。单叶互生，呈 2 列，极似羽状复叶，具短柄或近于无柄；叶片长椭圆形，长 5 ~ 18 mm，宽 2 ~ 6 mm，先端斜尖或钝或有小凸尖，基部圆形或稍偏斜，全缘，仅下面近边缘处有毛。花单性，雌雄同株，无花瓣；雄花 2 ~ 3 朵，簇生长于叶腋，萼片 6，雄蕊、花盘腺体 6，分离，与萼片互生，无退化子房；雌花单生长于叶腋。蒴果扁球状，无果柄，径约 3 mm，红棕色，表面有小凸刺或小瘤体。种子三角状卵形，淡褐色，有横纹。花期 6 ~ 8 月，果期 9 ~ 10 月。

**生境分布** | 生长于海拔 100 ~ 1900 m 的田边草丛、旷地、山坡路旁。分布于江苏、浙江、江西、福建、湖南、广东、广西和云南等地。

**采收加工** | 夏、秋两季采收全草，拣去杂质，晒干或鲜用。

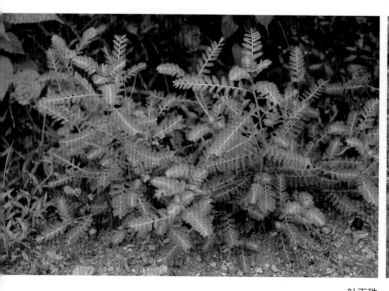

叶下珠

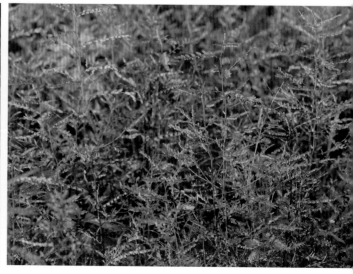

叶下珠

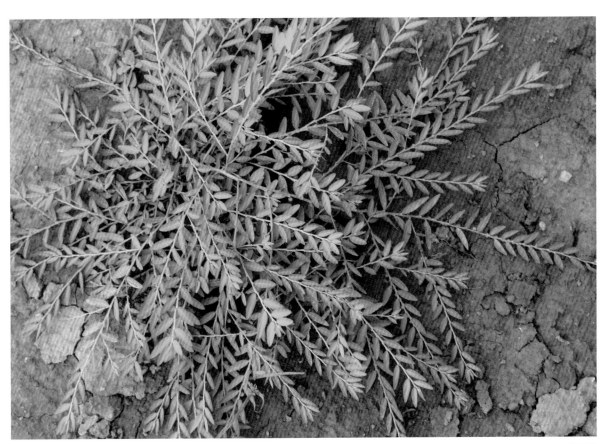

叶下珠

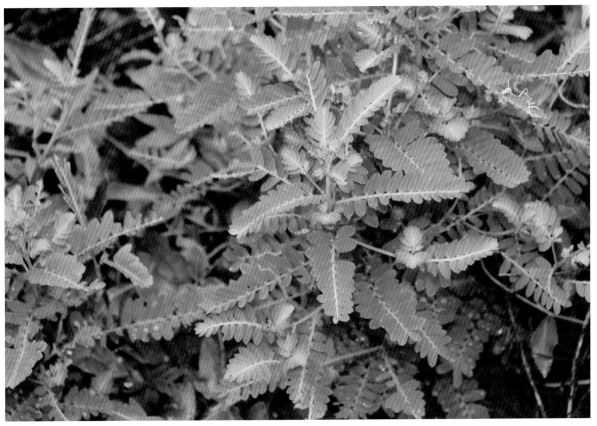

叶下珠

345

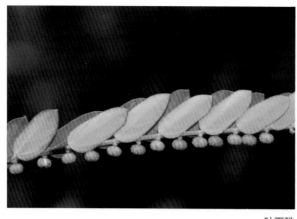

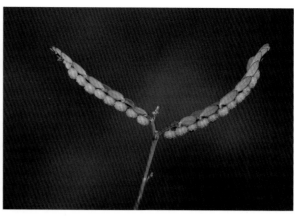

叶下珠　　　　　　　　　　　　　　　　　　　　　　　叶下珠

**化学成分** 全草含并没食子酸（ellagic acid），3，4，3'－三－O－甲基并没食子酸（3，4，3'-tri-O-methylellagic acid），琥珀酸（succinic acid），阿魏酸（ferulic acid），β－谷甾醇－β－D－葡萄糖苷（β-sitosterol-β-D-glucoside），没食子酸（gallic acid），三十烷醇（triacontanol），β－谷甾醇（β-sitosterol），三十烷酸（triacontanoic acid），豆甾醇（stigmasterol），羽扇豆醇（lupeol），三十二烷酸（dotriacontanoic acid），豆甾醇－3－O－β－D－葡萄糖苷（stigmasterol-3-O-β-D-glucoside）。

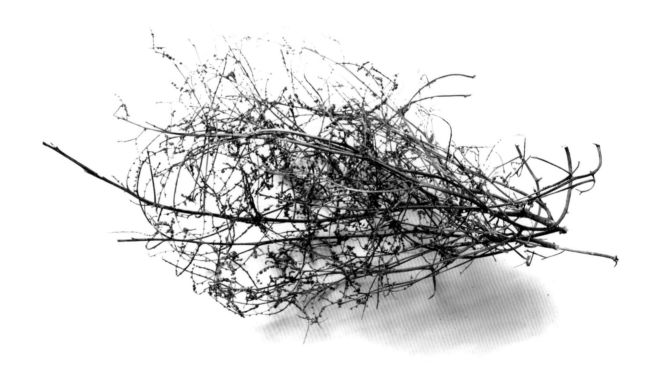

叶下珠药材

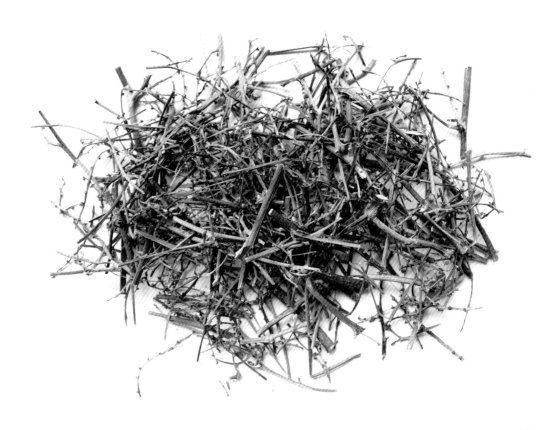

叶下珠饮片

**药理作用**

**1. 保肝作用** 给感染鸭乙肝病毒（DHBV）的重庆麻鸭灌服珍珠草煎剂，使鸭血清脱氧核糖核酸（DNA）滴度明显下降；珍珠草有效成分可降低血清中 DHBV DNA 和 DNA 多聚酶，对小鼠肝损伤有明显防治作用。

**2. 抗菌作用** 100% 叶下珠煎剂对金黄色葡萄球菌、大肠杆菌均有抑制作用。

**性味归经** 味甘，性凉。归水、土塔。

**功效主治** 清火解毒，利尿排石，凉血止血，涩肠止泻。主治小便热涩疼痛，尿路结石，外伤出血，腹痛腹泻，赤白下痢。

**用法用量** 内服：煎汤，10 ~ 15 g。外用：鲜品适量，捣烂敷。

**精选验方**

**1. 小便热涩疼痛，尿路结石** 叶下珠 15 g，野芦谷根 20 g。水煎服。

**2. 外伤出血** 叶下珠鲜品适量。捣烂外敷患处。

**3. 腹痛腹泻，赤白下痢** 叶下珠 15 g。水煎服。

叶
下
珠

# 一支箭

## YIZHIJIAN

**彝 药 名** ｜ 蛙敲捞。

**别　　名** ｜ 钝头瓶尔小草、心叶一支箭、独叶一支箭。

**来　　源** ｜ 为瓶尔小草科植物瓶尔小草 *Ophioglossum vulgatum* L. 的带根全草。

**识别特征** ｜ 多年生小草本，植株高 20 cm。根茎圆柱形，短而直立；茎丛生，肉质粗根。具总梗 1 ～ 3 个，长 10 ～ 20 cm，营养叶 1 枚，肉质，由总柄 5 ～ 10 cm 处生出，狭或长圆状卵形，顶端钝圆或锐尖，全缘，基部长楔形而下延，无柄。孢子囊穗呈柱状，自总柄顶出，柄长 6 ～ 15 cm，先端具突尖，有营养叶；孢子囊扁球形，无柄，熟时横裂；孢子呈球状四面体。

**生境分布** ｜ 生长于海拔 350 ～ 3000 m 的潮湿草地、灌木林中或田边。分布于长江中下游以南各地。

**采收加工** ｜ 春、夏季采挖带根全草，去泥土，洗净，晒干或鲜用。

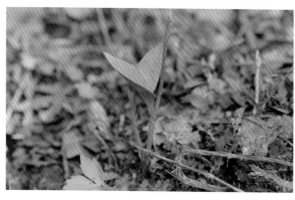
瓶尔小草

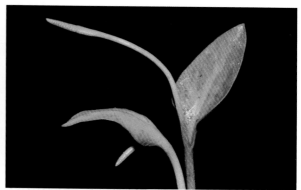
瓶尔小草

**药材鉴别** ｜ 全体呈蜷缩状。根茎短。根多数，具纵沟，深棕色。叶通常 1 枚，总柄长 9 ～ 20 cm。营养叶从总柄基部以上 6 ～ 9 cm 处生出，皱缩，展开后呈卵状长圆形或狭卵形，长 3 ～ 6 cm，宽 2 ～ 3 cm，先端钝或稍急尖，基部楔形下延，微肉质，两面均淡褐黄色，叶脉网状。

孢子叶线形，自总柄顶端生出。孢子囊穗长 2.5 ~ 3.5 cm，先端尖，孢子囊排成 2 列，无柄。质地柔韧，不易折断。气微，味淡。

**性味归经** | 味甜，性冷。归热经。

**功效主治** | 清热解毒，活血祛瘀，止痛。主治痈肿疮毒，疗疮，毒蛇咬伤，烧烫伤，瘀滞腹痛，跌打损伤，胃痛，小儿高热。

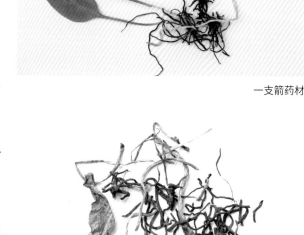

一支箭药材

**用法用量** | 内服：煎汤，15 ~ 30 g。外用：适量鲜品捣烂；或煎水洗；或研末调敷。

**精选验方** |

**1. 毒蛇咬伤** 一支箭鲜品适量，捣烂外敷；或一支箭 15 g，吞服。

**2. 跌打损伤** 一支箭 5 g，吞服。

**3. 胃痛** 一支箭、通关散各 30 g，共研细粉，每服 1 g。

**4. 小儿高热** ①一支箭 20 g，九头狮子草 10 g。水煎服。②一支箭 3 ~ 9 g。水煎服，每日 2 次。

一支箭饮片

**5. 疮痈肿毒** 一支箭适量，醋或蜂蜜调匀外敷。

**6. 蛇风症** 一支箭、羊屎条各 5 g，伸筋草 10 g。水煎服，治脚后翻。

**7. 新旧伤痛** 一支箭根、五加皮、六厘麻、白花丹各 10 g，二郎箭 13 g，三百棒 3 g，四块瓦、七叶莲、八爪金龙、九龙盘、十大功劳、红刺老包各 16 g。上药共研末，制成水丸，伤痛时，用酒吞服 3 g。

**8. 肺炎** 一支箭 15 g，水煎服。

**9. 胃热痛，肺结核潮热** 一支箭全草 15 ~ 30 g，水煎服；或用全草 30 g。研细粉，开水冲服。

**10. 疗疮** 一支箭 15 g，水煎服，渣敷患处。

**11. 毒蛇咬伤** ①一支箭 15 g。水煎服。另取鲜药适量，捣烂敷患处。也可用一支箭十粉 3 g，每日分 3 次，用酒送服。另取 3 g 调酒，由上而下搽伤口周围，勿搽伤口。②独叶一支箭加鸡蛋清调敷伤口周围，留伤口出毒。

**12. 小儿疳积** 一支箭、使君子各 6 g，鸡内金 3 g。水煎服。

# 益母草

## YIMUCAO

**彝 药 名** | 莫尔补。

**别　　名** | 茺蔚、坤草、益母蒿、阿木塔图、西莫梯格勒。

**来　　源** | 为唇形科植物益母草 *Leonurus japonicus* Houtt. 的全草。

**识别特征** | 一年或二年生草本植物。茎直立，方形，单一或分枝，高 100 cm。叶对生，叶形多种，一年生植物基生叶具长柄，叶片略呈圆形，直径 4～8 cm，叶缘 5～9 浅裂，裂片具 2～3 钝齿，基部心形；茎中部的叶有短柄，3 全裂；最上部的叶不分裂，线形，近无柄，上下两面均被短柔毛。花序上的叶呈条状披针形，全缘；轮伞花序，下部有刺状苞片；花萼筒状钟形，齿 5，前 2 齿长；花冠粉红色或淡紫色，花冠筒内有毛环，檐部 2 唇形，下唇 3 裂，中裂片倒心形；雄蕊 4，子房 4，柱头 2 裂。坚果 3 棱形。花期 6～8 月，果期 7～9 月。

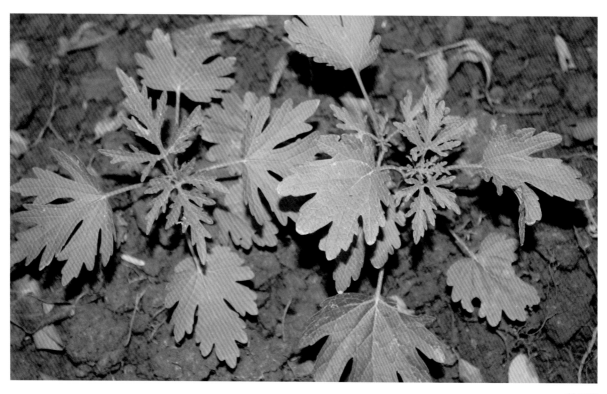

益母草

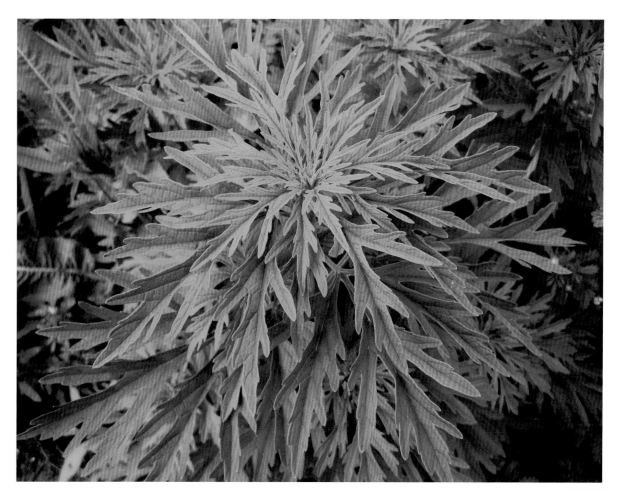

益母草

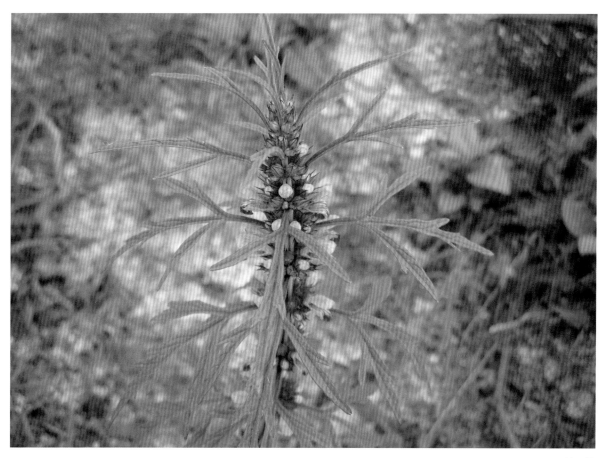

益母草

益母草

351

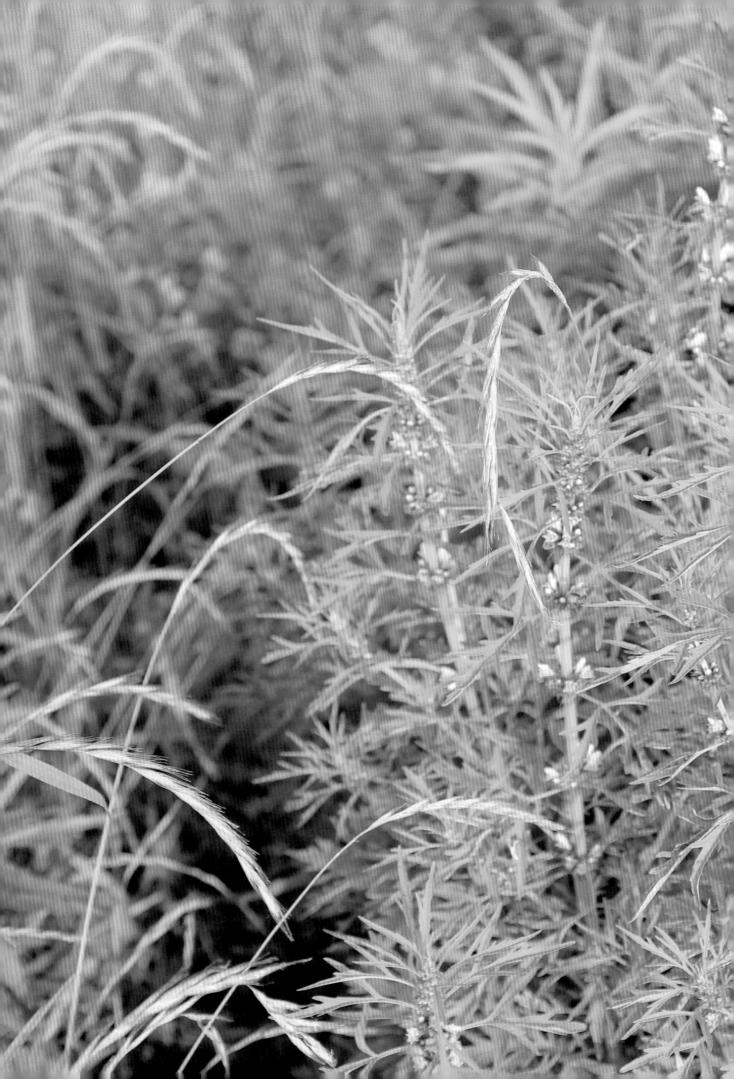

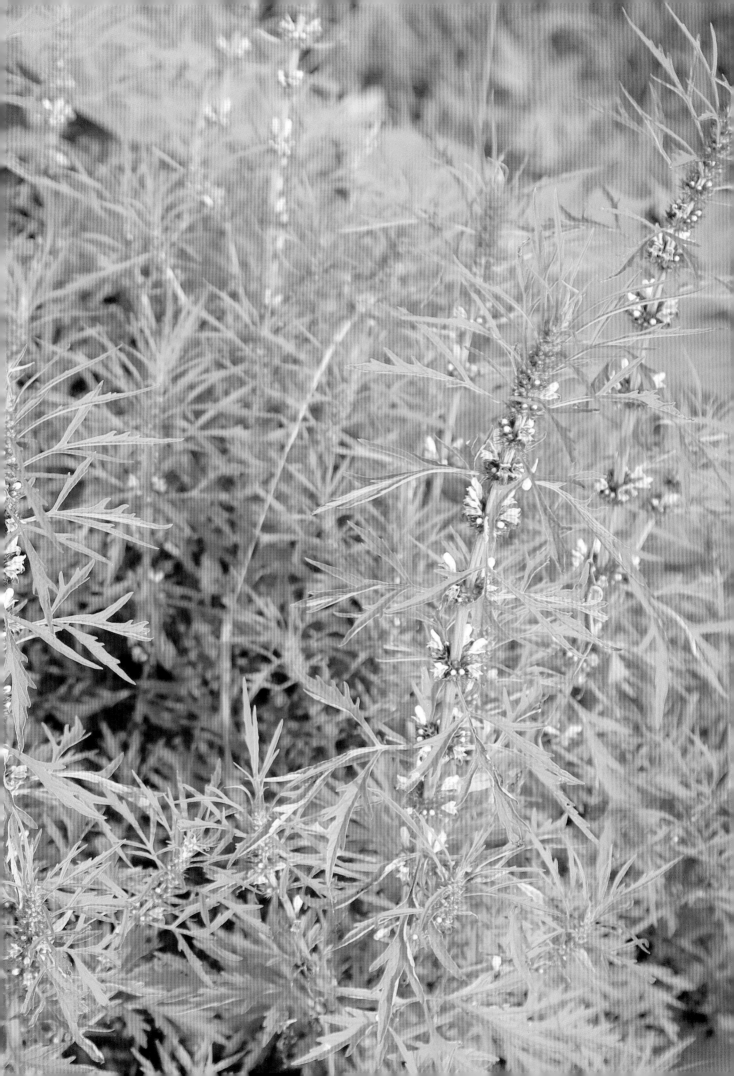

**生境分布** ┃ 生长于山野荒地、田埂、草地、溪边等处。分布于全国各地。

**采收加工** ┃ 夏季生长茂盛而花未全开时，割取地上部分，鲜用或晒干备用。

**药材鉴别** ┃ 茎呈方柱形，上部多分枝，四面凹下成纵沟，长 30 ~ 60 cm，直径约 0.5 cm；表面灰绿色或黄绿色；体轻，质韧，断面中部有髓。叶交互对生，有柄；叶片灰绿色，多皱缩、破碎，易脱落；完整者下部叶掌状 3 裂，上部叶羽状深裂或浅裂成 3 片，裂片全缘或具少数锯齿。轮伞花序腋生，小花淡紫色，花萼筒状，花冠二唇形。气微，味微苦。

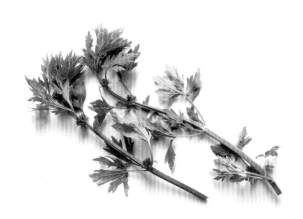 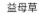 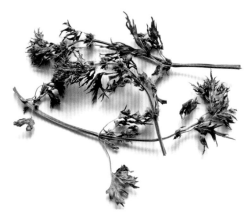

益母草 益母草药材

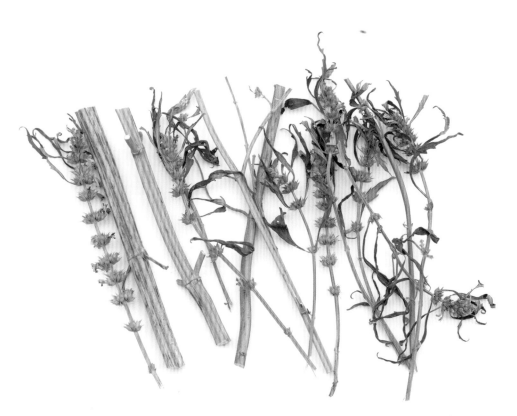

益母草药材

**性味归经** 味苦、辛，性微冷。归热经。

**功效主治** 活血调经，利尿消肿。主治月经不调，痛经，经闭，恶露不尽，水肿尿少，急性肾炎水肿。

**用法用量** 内服：煎汤 10～15 g；或煎青；或入丸、散。外用：适量，煎水洗；或鲜草捣烂外敷。

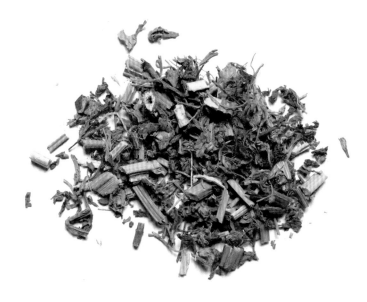

益母草饮片

## 精选验方

**1. 月经不调** 益母草 15 g，对叶莲 10 g。水煎服。

**2. 痛经** 益母草 30 g。水煎服。

**3. 白带过多** 益母草 15 g，夜关门、香椿皮各 10 g。水煎服。

**4. 产前产后诸病** 益母草适量。煎水服。

**5. 月经不调** ①益母草、元宝草、马鞭草、小血藤各 15 g。水煎服。②益母草、仙鹤草各 30 g。水煎浓汁服。

**6. 经期腹痛** 益母草、艾叶各 5 g，土牛膝、香附子、五花血藤各 3 g。煎水服，每日 3 次。

**7. 月经不调** 益母草、红糖各 10 g，胡椒 2 g。前二药煨水后，加红糖服。

**8. 促进子宫收缩（产后 3 日）** 益母草约 500 g。煎水，加红糖服，每日 3 次。

**9. 月经过多** 益母草、大乌泡根、白糖各 10 g。煨水服。

**10. 产后血瘀痛、恶露不止** 益母草 20 g，棕榈子（炒黑）5 g。煨水服。

**11. 经来腹痛头晕** 益母草 3 g，小血藤、连钱草、紫苏各 2 g，月季花、红花各 1 g。泡酒 250 ml，每日 2 次，每次 5 ml。

**12. 经闭** 益母草、算盘子根各 6 g，徐长卿、红牛膝、泽兰各 5 g。泡酒 500 ml，早、晚各服 10 ml。

**13. 骨折** 鲜益母草、鲜酢浆草各等量。捣烂，加白酒适量，炒热包患处。

**14. 子宫功能性出血** 益母草片内服。每日相当于生药 15 g，可于 15～30 日止血。

**使用禁忌** 阴虚血少、月经过多、瞳仁散大者均禁服。

# 薏苡仁

## YIYIREN

**彝 药 名** | 真豆。

**别　　名** | 五谷子。

**来　　源** | 为禾本科植物薏苡 *Coix lachryma-jobi* L. 的干燥成熟种仁。

**识别特征** | 一年生或多年生草本植物，高 1 ~ 1.5 m，须根粗壮，直径约 3 mm，黄白色。秆直立，约具 10 节，中空，单叶互生，叶片条状披针形，长 10 ~ 40 cm，宽 1.5 ~ 3 cm，先端渐尖，基部长匙状、抱茎；边缘粗糙，叶面光滑，中脉显著，凸于叶背，叶鞘光滑，叶舌质硬，长约 1 mm。总状花序，腋生，由上部叶鞘内抽出，雄小穗着生于花序上部，呈瓦状排列，雌小穗包藏于骨质总苞中，着生于花序下部。果实卵状球形，质坚而脆，由总苞发育而成，内有乳白色颖果 1 粒。花期 7 ~ 9 月，果期 9 ~ 10 月。

**生境分布** | 栽培或生长于荒地、河边、沟边或阴湿山谷。分布在全国大部分地区。

**采收加工** | 秋季采挖，洗净，晒干或鲜用。

**药材鉴别** | 根圆柱形或不规则形，灰黄色或灰棕色。外表具纵皱纹及须根痕，易剥离。切断面灰黄色或浅棕色，可见众多完整或破裂的小孔排列成环状。根茎灰黄色或棕黄色，具多数残根和茎基。质坚。气微，味淡。

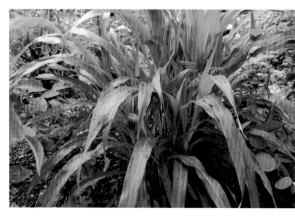
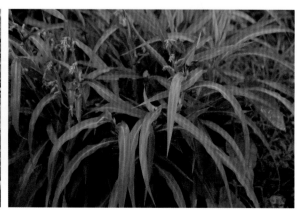

薏苡　　　　　　　　　　　　　　　　　　薏苡

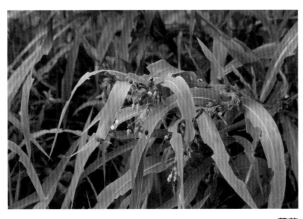
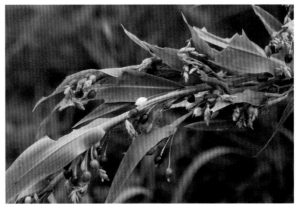

薏苡 薏苡

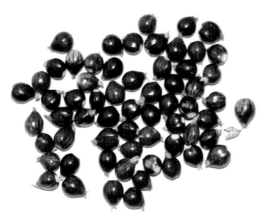
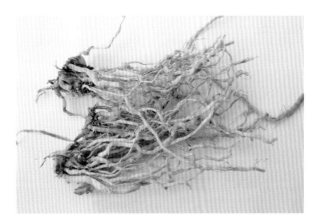

薏苡仁药材 薏苡仁药材

**性味归经** | 味甜、淡，性冷。归热经。

**功效主治** | 清热，利湿，消积，健脾，杀虫。主治黄疸，水肿，淋病，尿路结石，风湿，脚气，经闭，白带过多，蛔虫病。

**用法用量** | 内服：煎汤，干品 10 ~ 30 g，鲜品 30 ~ 60 g。

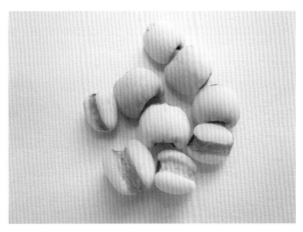

薏苡仁饮片

**精选验方** |

**1. 水肿** ①薏苡仁 60 ~ 120 g，红牛膝 6 g。炖肉或煎水服。②薏苡仁、石韦各 30 g，水灯心 20 g。水煎服。

**2. 风湿** 薏苡仁 60 g，水麻柳根 30 g。水煎服。

**3. 驱蛔虫** 薏苡仁 30 g。水煎服，连服 2 ~ 3 日。服药期间忌食酸、涩食物。

# 罂粟壳

## YINGSUKE

**彝 药 名** 叶丕。

**别　　名** 御米壳、炙米壳。

**来　　源** 为罂粟科植物罂粟 *Papaver somniferum* L. 的干燥成熟果壳。

**识别特征** 一年生草木，株高 60 ~ 100 cm，茎平滑，被有白粉。叶互生，灰绿色，无柄，抱茎，长椭圆形。花芽常下垂，单生，开时直立，花大而美丽，萼片 2 枚，绿色，早落；花瓣 4 枚，白色、粉红色或紫色。果长椭圆形或壶形，约半个拳头大小，黄褐色或淡褐色，平滑，具纵纹。花期 4 ~ 6 月，果期 6 ~ 8 月。

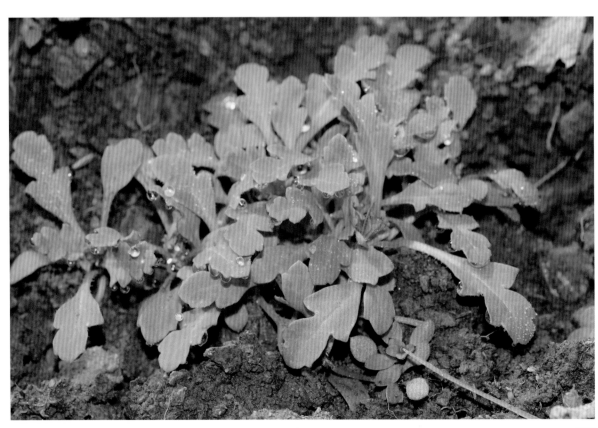

罂粟

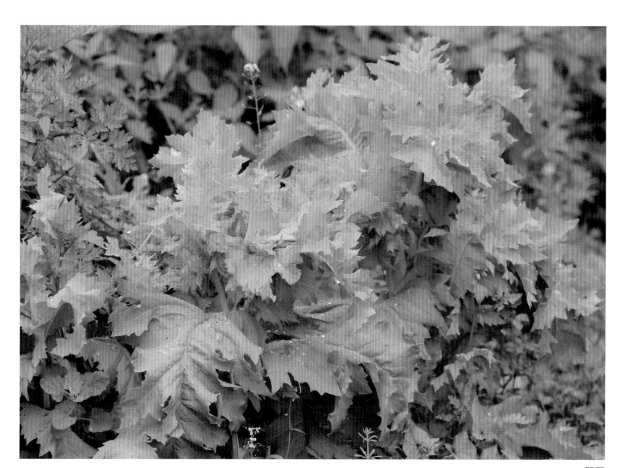

罂粟

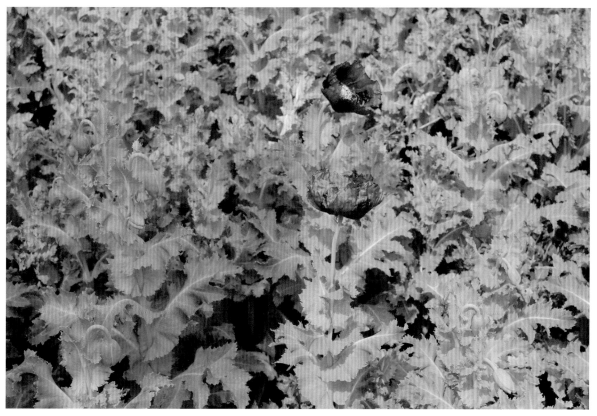

罂粟壳

罂粟

359

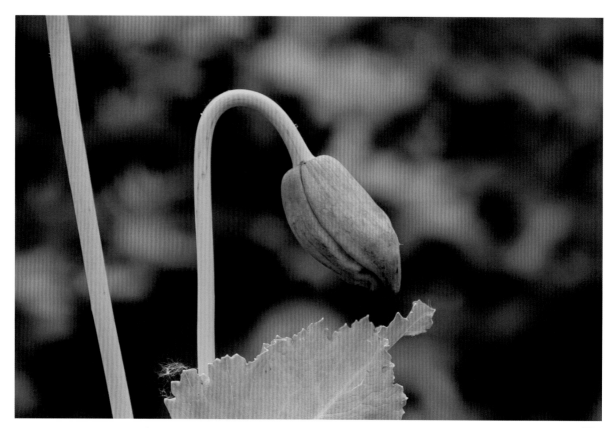

罂粟

**生境分布**｜ 原分布于外国，我国部分地区的药物种植场有少量栽培药用。

**采收加工**｜ 夏季果实成熟时采收，去蒂、种子、筋膜，切丝晒干，备用。

**药材鉴别**｜ 本品为不规则的丝或块。外表黄白色、浅棕色至淡紫色，平滑，偶见残留柱头。内表淡黄色，有的具棕黄色的假隔膜。气微清香，味微苦。

**性味归经**｜ 酸、涩，平。归肺、肾、大肠经。

**功效主治**｜ 敛肺止咳，涩肠，定痛。主治久咳，久泻，久痢，脱肛，便血，心腹筋骨诸痛，滑精，多尿，白带。

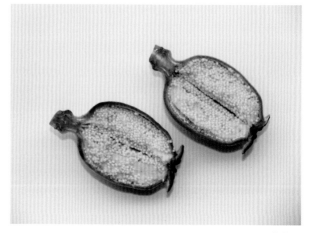

罂粟壳药材

**药理作用**｜ 本品有镇痛、镇咳作用，可使胃肠道及其括约肌张力提高，消化液分泌减少，从而起止泻作用。

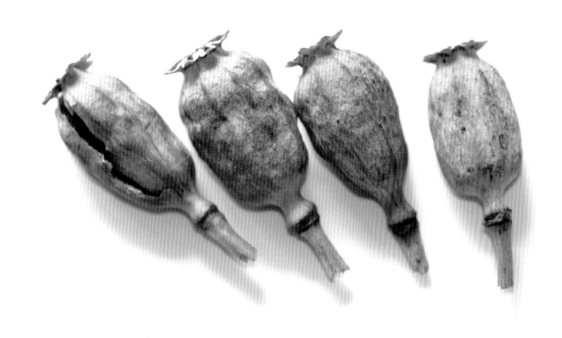

罂粟壳药材

**用法用量** 3～9 g，煎服。止咳宜蜜炙用，止泻、止痛宜醋炒。

**精选验方**

**1. 久咳不止** 罂粟壳适量。研粉，每次3 g，每日2次。

**2. 水泄不止** 罂粟壳（去蒂膜）1枚，乌梅肉、大枣肉各10枚。水煎服。

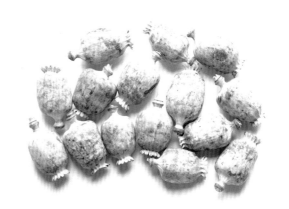

罂粟壳药材

**3. 肺虚久咳、自汗** 罂粟壳6 g，乌梅10 g。将罂粟壳研粉，用乌梅水煎，分2次服。

**4. 慢性胃肠炎、结肠炎、消化不良** 罂粟壳5 g，山药、金银花各15 g。罂粟壳水煎取液，后两种炒焙研粉混匀，入罂粟壳水煎液，每日内分4次服。

**5. 白血病** 罂粟壳6 g，川芎、板蓝根、铁扁担各15 g，猪殃殃48 g。水煎取药汁，每日1剂，分4次服用。

**6. 坐骨神经痛** 罂粟壳、元胡各15 g，生白芍、炙甘草各50 g。水煎取药汁，每日1剂，分2次服用。

**使用禁忌** 本品不可过量或持久使用。

# 余甘子

## YUGANZI

**彝 药 名** | 瓦斯呷。

**别　　名** | 巴丹、贡寒、余甘果、余柑子、油柑子、油甘果、油甘子。

**来　　源** | 本品系藏族习用药材，为大戟科植物余甘子 *Phyllanthus emblica* L. 的干燥成熟果实。

**识别特征** | 小枝被锈色短柔毛。叶互生，两列，条状长圆形，革质，全缘。花小，黄色，有短梗，簇生长于下部的叶腋。蒴果肉质，扁球形。种子稍带红色。花期3～4月，果期8～9月。

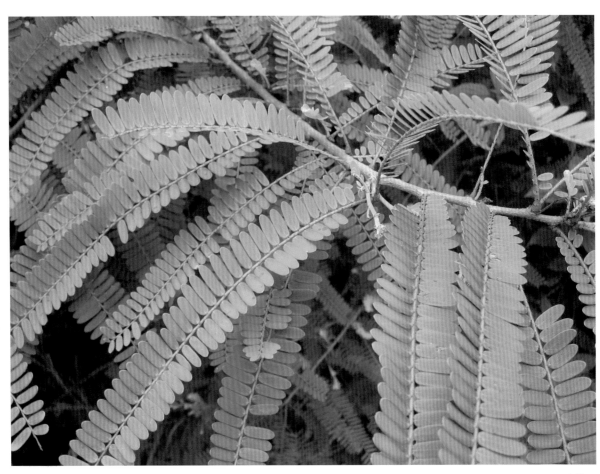

余甘子

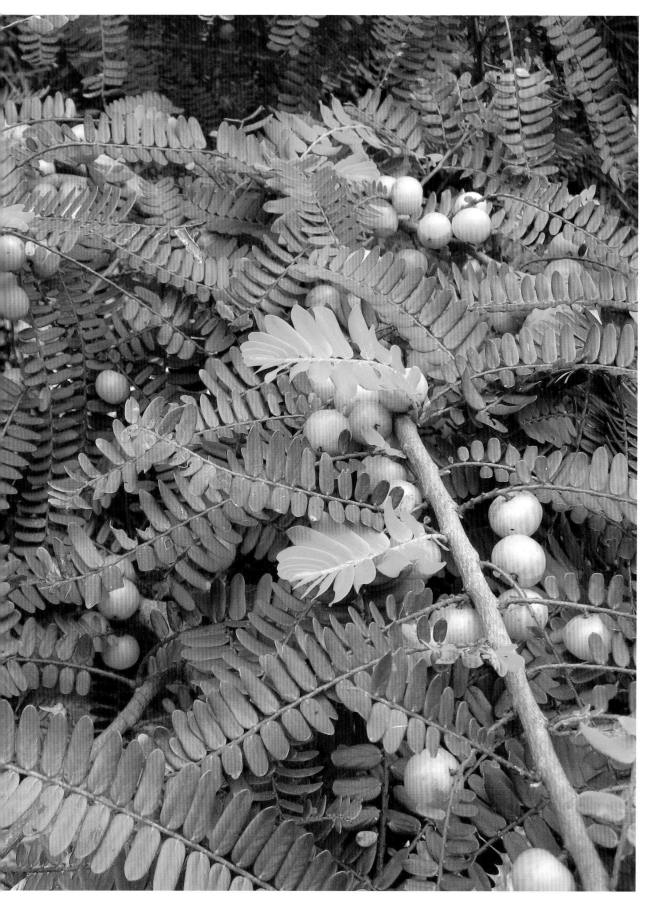

余甘子

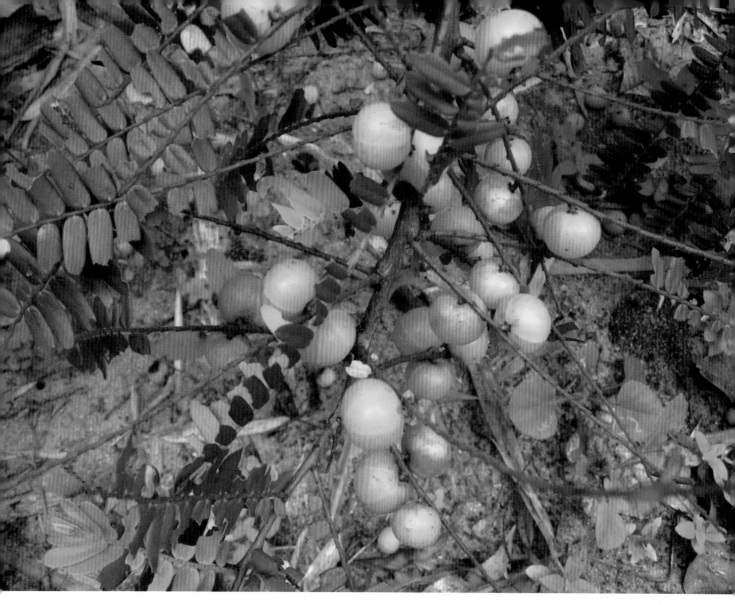

余甘子

**生境分布** | 一般在年平均气温 20℃ 左右生长良好，0℃ 左右即有受冻现象。野生余甘子分布在云南、广西、福建、海南、台湾、四川、贵州等地，江西、湖南、浙江等省部分地区也有分布。

**采收加工** | 冬季至次春果实成熟时采收，除去杂质，干燥。

**药材鉴别** | 本品呈球形或扁球形。表面棕褐色至墨绿色，有浅黄色突起，呈颗粒状。

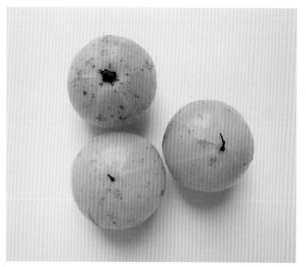

余甘子药材

外果皮质硬而脆。内果皮黄白色，表面略具 6 棱。种子近三棱形，棕色。气微，味酸涩，微甜。

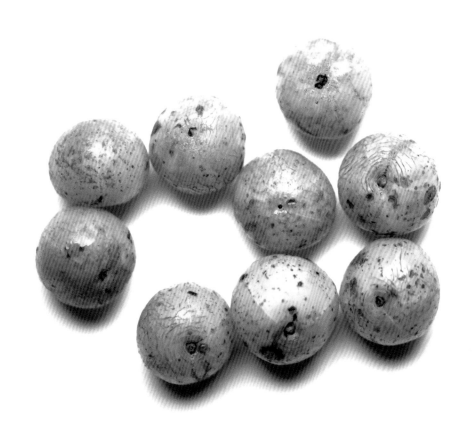

余甘子

**性味归经** ┃ 甘、酸、涩，凉。归肺、胃经。

**功效主治** ┃ 清热凉血，消食健胃，生津止咳。用于血热血瘀、消化不良、腹胀、咳嗽、喉痛、口干。

**用法用量** ┃ 内服：3～9g，多入丸、散服。

**精选验方** ┃

**1. 感冒发热, 咳嗽, 咽喉痛, 口干烦渴, 维生素C缺乏症** 鲜余甘子果 10～30 个。水煎服。

**2. 白喉** 余甘子 500 g，玄参、甘草各 50 g。冷开水泡至起霜花，取霜用棉纸铺开晒干后，加马尾龙胆粉 6 g，冰片 0.5 g，炒白果仁粉 15 g，吹喉用。

**3. 哮喘** 余甘子 20 个。先煮猪心肺，去浮沫，再加橄榄煮熟连汤吃。

**4. 河豚中毒** 余甘子适量。生吃吞汁，并可治鱼骨哽喉。

**使用禁忌** ┃ 脾胃虚寒者慎服。

# 鱼腥草

## YUXINGCAO

**彝 药 名** | 字乌。

**别　　名** | 肺形草、臭草。

**来　　源** | 为三白草科植物蕺菜 *Houttuynia cordata* Thunb. 的全草。

**识别特征** | 多年生草本植物，高 15 ~ 50 cm。根茎发达，圆形，节具须根；茎下部伏地，无毛或被疏毛。叶互生，心形或宽卵形，长 3 ~ 9 cm，宽 4 ~ 6 cm，先端渐尖，基部心形，全缘，有细腺点，下面常紫色，两面脉上被柔毛；叶柄长 1 ~ 4 cm，被疏毛；托叶膜质，条形，长约 2.5 cm，下部与叶柄合生，边缘被细毛。穗状花序生于茎的上端，与叶对生，长约 2 cm；总苞片 4 枚，长方倒卵形，大小不一，白色；花小而密，无花被，具 1 小的披针形苞片；雄蕊 3，花丝下部与子房合生；雌蕊 1，由 3 个下部合生的心皮组成，子房上位，花柱 3，分离。蒴果卵圆形，顶端开裂；种子多数，卵形。花期 5 ~ 6 月，果期 10 ~ 11 月。

**生境分布** | 生长于田边、阴湿地或水边。分布于西北、华北、华中及长江以南各地。

**采收加工** | 栽种当年或第二年夏、秋两季采收带根全草，洗净晒干。鲜用随时可采。

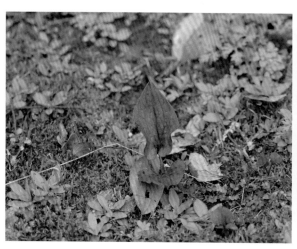

蕺菜

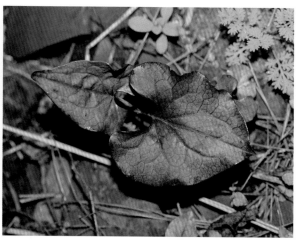

蕺菜

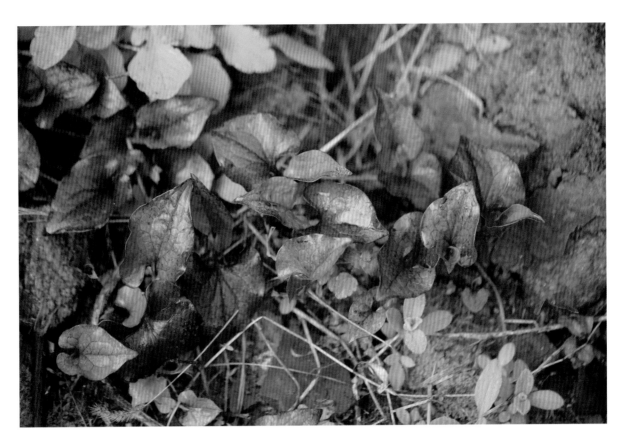

蕺菜

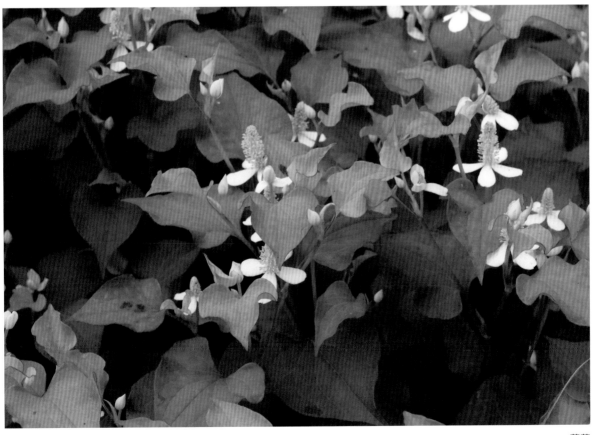

蕺菜

鱼腥草

367

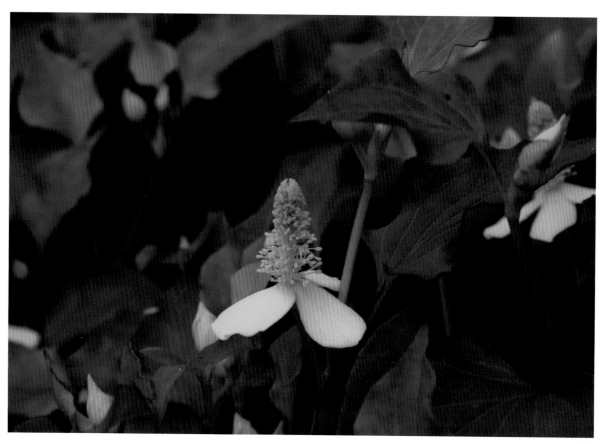

蕺菜

**药材鉴别 |** 茎扁圆形，皱缩而弯曲，长 20 ~ 30 cm；表面黄棕色，具纵棱，节明显，下部节处有须根残存；质脆，易折断。叶展平后呈心形，长 3 ~ 5 cm，宽 3 ~ 4.5 cm；上面暗绿色或黄绿色，下面绿褐色或灰棕色；叶柄细长，下部与叶柄合生为叶鞘。穗状花序顶生、搓碎有鱼腥气，味微涩。以叶多、色绿、有花穗、鱼腥气浓者为佳。

**性味归经 |** 味甜、酸、辛，性冷。归热经。

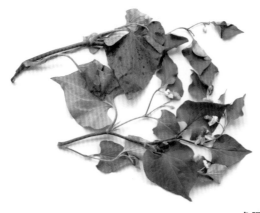

鱼腥草药材

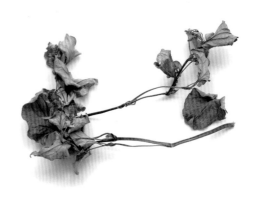

鱼腥草药材

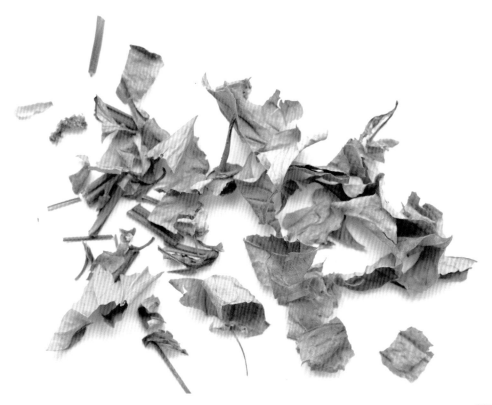

鱼腥草饮片

**功效主治** 清热解毒，消痈排脓，利尿消肿。主治肺痈吐脓，痰热喘咳，喉蛾，热痢，痈肿疮毒，热淋。

**用法用量** 内服：煎汤，10 ～ 30 g，不宜久煎；或鲜品捣汁，用量加倍。外用：适用捣烂外敷或煎汤熏洗。

**精选验方**

**1. 发烧、胸痛、咳嗽** 鱼腥草 20 g，金银花、桔梗各 15 g，阎王刺 10 g。水煎服。

**2. 痨咳，盗汗** 鱼腥草叶 63 g，猪肚（猪胃）1 个。将鱼腥草叶放在猪肚内，炖烂。汤肉齐服，分 3 次服，每日 1 剂，连用 3 剂。

**3. 无名肿毒** 鱼腥草 60 g。捣茸包患处。

**4. 胎动不安** 鱼腥草、苎麻根各 30 g。煨水服。

**5. 食积腹胀** 鱼腥草、刺梨根各 30 g。水煎服。

**6. 肺脓疡** 鱼腥草 15 g。煎水内服，每日 1 剂。

**7. 肺结核** ①鱼腥草、罗汉松果、黄花香果各适量。碾末，开水送服，每日 4 次。②鱼腥草 30 g，三颗针 6 g，夏枯草 10 g。水煎服。

**8. 小儿肺脓疡** 鲜鱼腥草 50 g。水煎内服，每日 1 剂，另配中药煎剂：银花、薏苡仁、芦根各 6 ～ 12 g，黄芩 3 ～ 6 g，桔梗、杏仁各 5 ～ 10 g。水煎分 3 次服。

# 郁金

## YUJIN

**彝 药 名** | 祖然巴德。

**别　　名** | 玉金、川郁金、广郁金。

**来　　源** | 为姜科多年生草本植物温郁金 *Curcuma wcenyujin* Y. H. Chen et C. Ling、姜黄 *Curcuma longa* L.、广西莪术 *Curcuma kwangsiensis* S. G. Lee et C. F. Liang 或蓬莪术 *Curcuma phaeocaulis* Val. 的干燥块根。

**识别特征** | 多年生宿根草本。根粗壮，末端膨大呈长卵形块根。块茎卵圆状，侧生，根茎圆柱状，断面黄色。叶基生，叶柄长约 5 cm，基部的叶柄短，或近于无柄，具叶耳；叶片长圆形，长 15～37 cm，宽 7～10 cm，先端尾尖，基部圆形或三角形。穗状花序，长约 13 cm；总花梗长 7～15 cm；具鞘状叶，基部苞片阔卵圆形，小花数朵，生于苞片内，顶端苞片较狭，腋内无花；花萼白色筒状，不规则 3 齿裂；花冠管呈漏斗状，裂片 3，粉白色，上面 1 枚较大，两侧裂片长圆形；侧生退化雄蕊长圆形，药隔矩形，花丝扁阔；子房被伏毛，花柱丝状，光滑或被疏毛，基部有 2 棒状附属物，柱头略呈 2 唇形，具缘毛。花期 4～6 月，极少秋季开花。

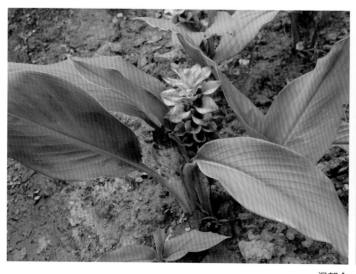
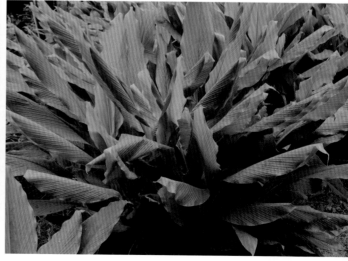

温郁金　　　　　　　　　　　　　　　　温郁金

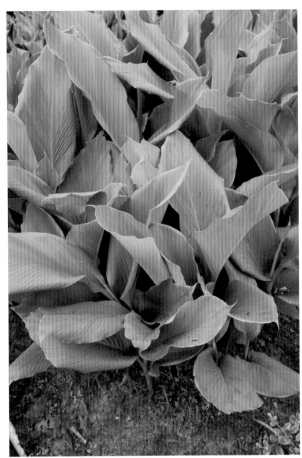

温郁金

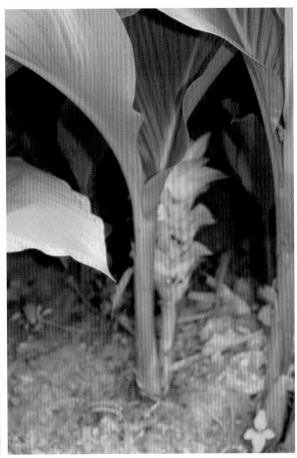

温郁金

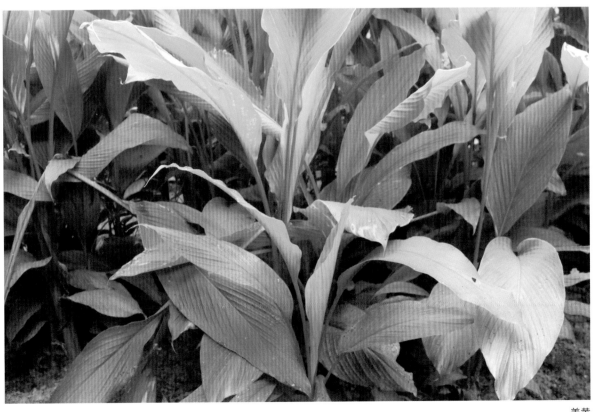

姜黄

郁
金

371

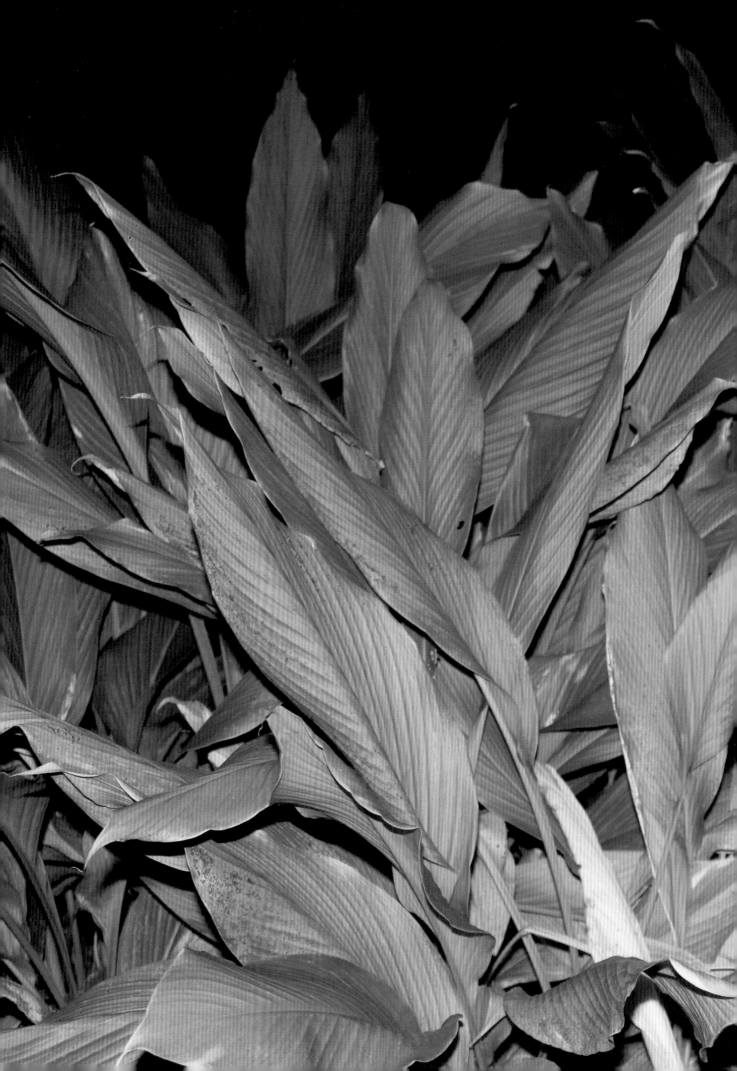

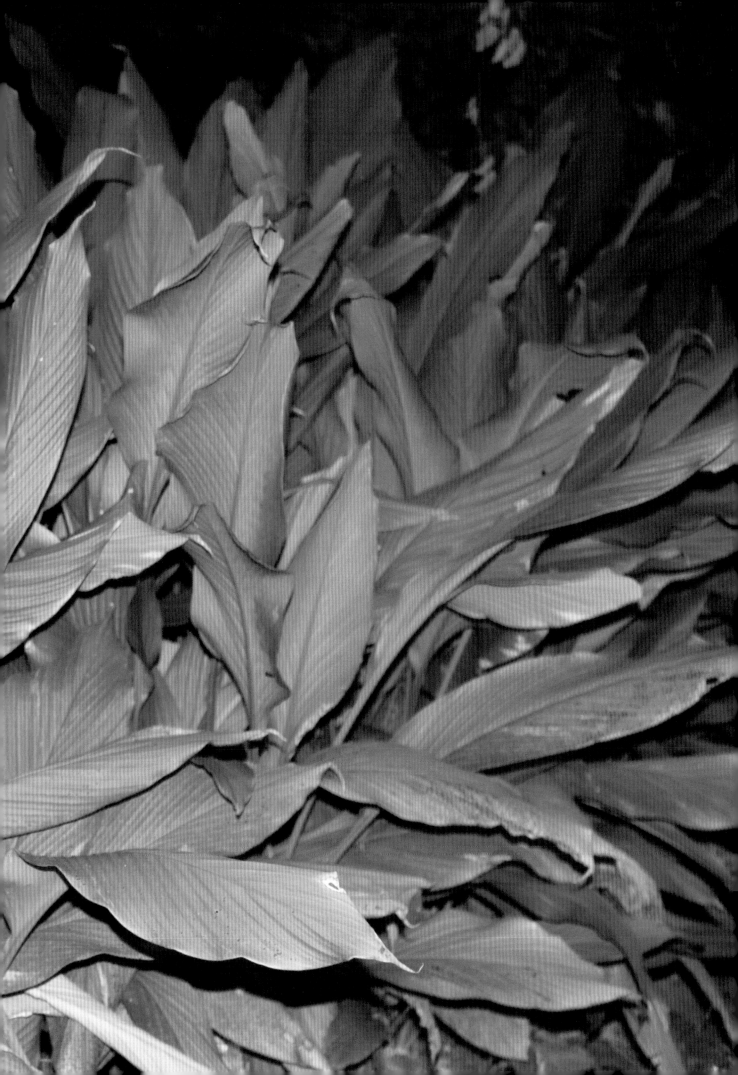

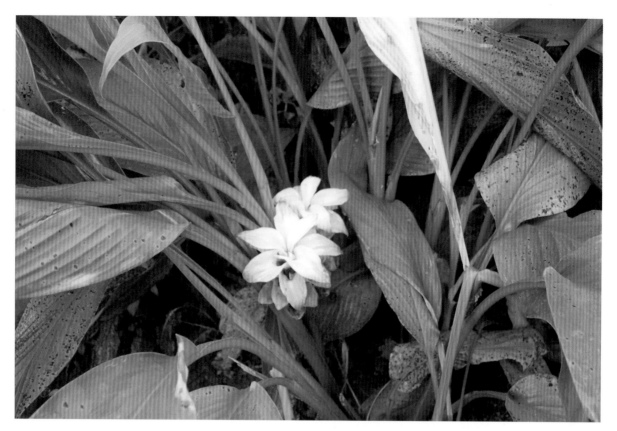

姜黄

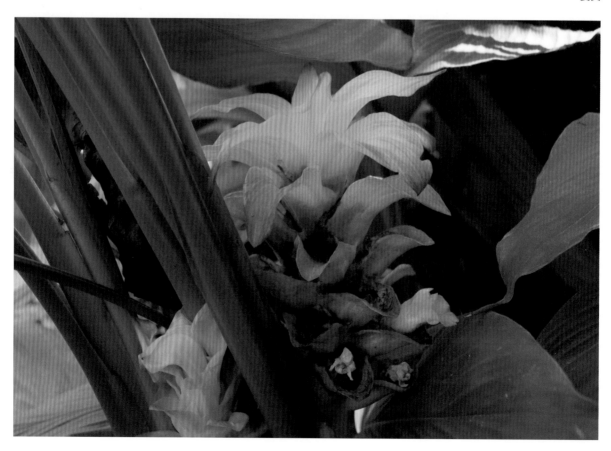

姜黄

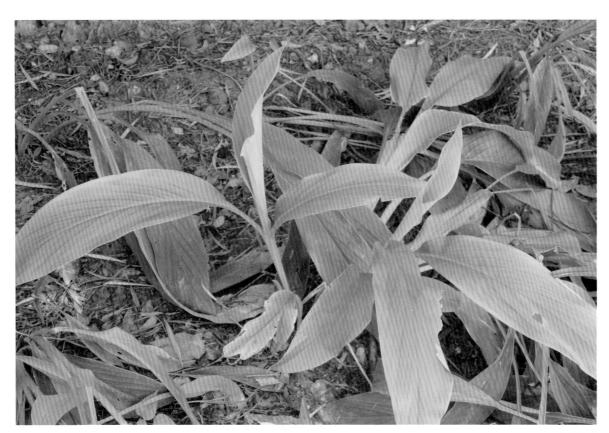

广西莪术

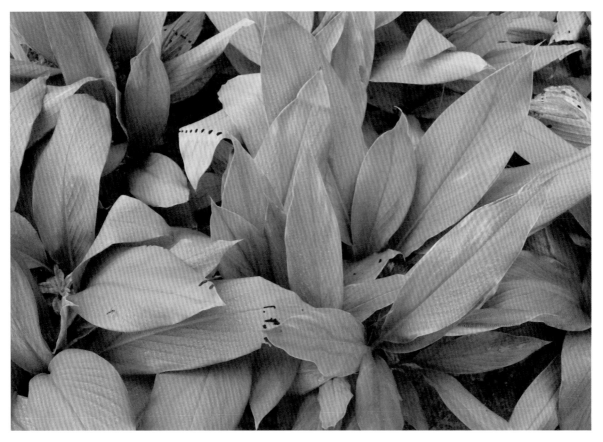

广西莪术

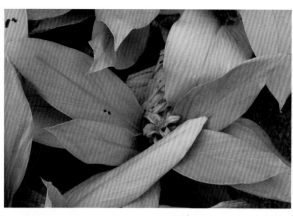

广西莪术

广西莪术

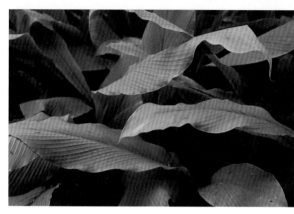

蓬莪术

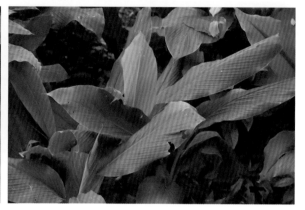

蓬莪术

**生境分布** | 生长于林下或栽培。分布于浙江、四川等地。

**采收加工** | 冬季茎叶枯萎后采挖，摘取块根，除去细根，蒸或煮至透心，干燥。切片或打碎，生用，或矾水炒用。

**药材鉴别** | 本品呈椭圆形、卵圆形或长条形薄片。外表皮灰黄色、灰褐色至浅棕色，带白色丝状纹理。切面灰棕色、橙黄色至灰黑色，光滑，半透明，正中有一环纹，角质样。气微香，味微苦。

**性味归经** | 辛、苦，寒。归肝、胆、心经。

**功效主治** | 活血行气，解郁止痛，清心凉血，利胆退黄。本品味辛能散能行，既活血又行气解郁而止痛。性寒归肝胆、心经，能清热利胆退黄，顺气降火而凉血止血，解郁开窍而有清心之功。

**药理作用** | 姜黄素能促进胆汁分泌与排泄，对肝脏损伤有保护作用；对实验动物的主动脉、冠状动脉及分支内膜斑块的形成有减轻作用。本品可抑制存在胆囊中的微生物，有镇痛、抗炎作用。

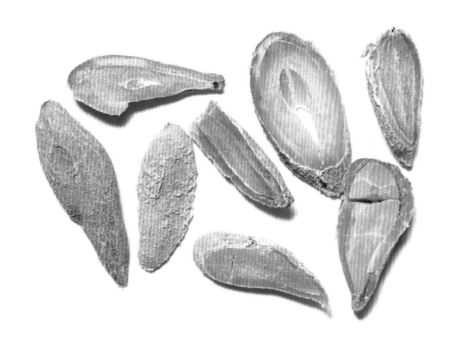

郁金饮片

**用法用量** | 5 ~ 12 g，煎服；研末服，2 ~ 5 g。

**精选验方** |

**1. 冠心病心绞痛** 郁金、薤白、茯苓、白芍、元胡、甘草各15 g，木香5 g，枳实、桂枝、厚朴、川芎各12 g。水煎3次，每日2次。

**2. 低蛋白血症** 郁金、丹参、黄芪各20 ~ 60 g，大枣、当归、五味子、连翘、木香各15 g，三七10 g，鳖甲15 ~ 45 g。随症加减，水煎或制蜜丸每次10 g。

**3. 脑外伤综合征** 郁金、陈皮、当归、桃仁、牛膝各10 g，赤芍、生地黄各15 g，川芎、柴胡各7 g，红花2 g。随症加减，每日1剂，水煎服。

**4. 中风** 郁金、菖蒲、远志各15 g，丹参30 g。鼻饲、灌肠、口服等多种途径给药。

**5. 癫痫** 郁金21 g，白矾9 g，天竺黄、琥珀各6 g，朱砂、薄荷各3 g。研细末过100目筛，装胶囊，成人每服3 g，小儿1.5 ~ 2 g，每日3次，3周见效者继用，直至不发病，然后渐减药量再服1个月左右。

**6. 自汗症** 郁金30 g，五倍子9 g。共研细末，每次用10 ~ 15 g，蜂蜜调成药饼2块，贴两乳头，纱布固定，每日换药1次。

**7. 中耳炎** 郁金1枚。蘸麻油少许，磨取浓汁，再放冰片0.03 g调匀，拭净患耳内脓液后滴之，每日3次，一般用广郁金1枚即愈。

**8. 脑血栓形成** 郁金、水蛭、川芎各适量。按2：1.5：3的比例混合粉碎制片，每片重0.3 g，每日6片分3次服，7日为1个疗程，连服8个疗程。

**使用禁忌** | 畏丁香。

郁
金

# 竹叶花椒

## ZHUYEHUAJIAO

**彝 药 名** | 比西。

**别　　名** | 山花椒、搜山虎、野花椒、臭花椒、三叶花椒。

**来　　源** | 为芸香科植物竹叶花椒 *Zanthoxylum planispinum* Sieb.et Zucc. 的果实。

**识别特征** | 灌木或小乔木，高达 4 m。枝有直出的皮刺，老枝上的皮刺基部木栓化，奇数羽状复叶互生；叶轴具翼，小叶片 3 ~ 5，对生，纸质，披针形或椭圆状披针形，长 5 ~ 9 cm，基部楔形，边缘有细小圆齿，主脉上具针刺，侧脉不明显，表面无毛，散生腺点，几无小叶柄。聚伞状圆锥花序，腋生，长 2 ~ 6 cm；花被片 6 ~ 8，雌花心皮 2 ~ 4，通常 1 ~ 2 个发育。果实表面有突起的腺点。种子卵形，黑色，有光泽，花期 3 ~ 5 月，果期 8 ~ 10 月。

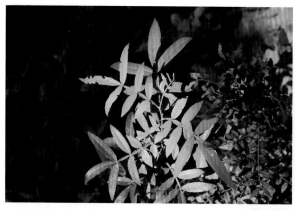
竹叶花椒

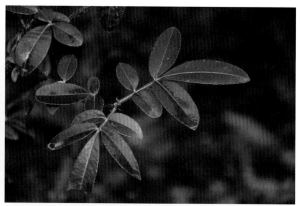
竹叶花椒

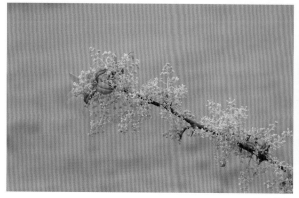
竹叶花椒

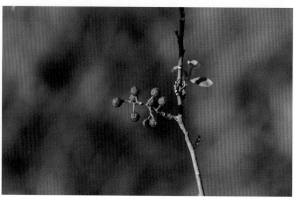
竹叶花椒

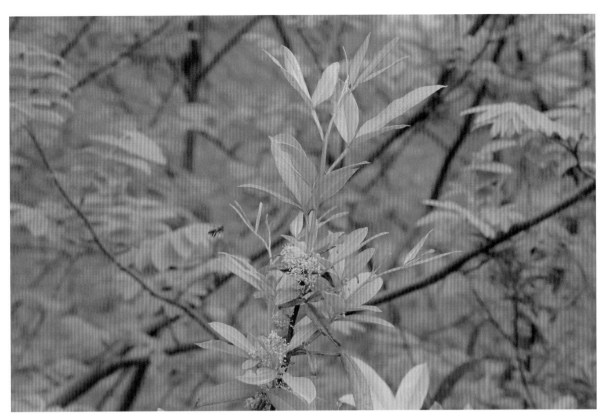

竹叶花椒（竹叶椒）

**生境分布** | 生长于海拔2300 m以下的山坡疏林、灌木丛中及路旁。分布于华东、中南、西南及陕西、甘肃、台湾等地。

**采收加工** | 秋季采收，除去杂质，阴干。

**药材鉴别** | 球形小分果1～2，顶端具细小喙尖，基部无未发育离生心皮，外表面红棕色至褐红色，稀疏散布明显。内果皮光滑，淡黄色，薄革质。密布小疣点。果实成熟时珠柄与内果皮基部相连，果皮质较脆。气香，味麻而凉。

**性味归经** | 味辛、香、麻，微苦，性热；小毒。归冷经。

**功效主治** | 温中燥湿，散寒止痛，驱虫止痒。主治脘腹冷痛，寒湿吐泻，蛔厥腹痛，龋齿牙痛，湿疹，疥癣。

**用法用量** | 内服：煎汤，6～9 g；研末，1～3 g。外用：适量，煎水洗或含漱；或酒精浸泡外搽；或研末塞入龋齿洞中；或鲜品捣烂外敷。

**精选验方** |

**1. 蛔虫腹痛** 竹叶花椒果6 g，马鞭草、蒲公英各15 g。水煎服。

**2. 虚寒胃痛** 竹叶花椒果6 g，生姜9 g。水煎服。

竹叶花椒

# 苎麻

## ZHUMA

**彝 药 名** | 办藤。

**别　　名** | 天青地白草、川绵葱、野苎麻、天名精、白苎麻、山麻。

**来　　源** | 为荨麻科植物苎麻 *Boehmeria nivea* （L.）Gaud. 的根和叶。

**识别特征** | 多年生草本，高达 2 m。茎直立，分枝，有柔毛。单叶互生，阔卵形或卵圆形，长 7 ~ 15 cm，宽 6 ~ 14 cm，先端渐尖，边缘有粗锯齿，基部浑圆或阔楔形，上面绿色，粗糙，下面除叶脉外全部密被白色绵毛；托叶锥尖形，脱落；叶柄有柔毛。花单性，雌雄同株，花小成束，为腋生的圆锥花序；雄花黄白色，花被 4 片，雄蕊 4；雌花淡绿色，花被 4 片，紧抱子房，花柱 1。瘦果细小，椭圆形，长约 1.5 mm，集合成小球状，上有毛，花柱突出，花期 6 ~ 8 月，果期 9 ~ 11 月。

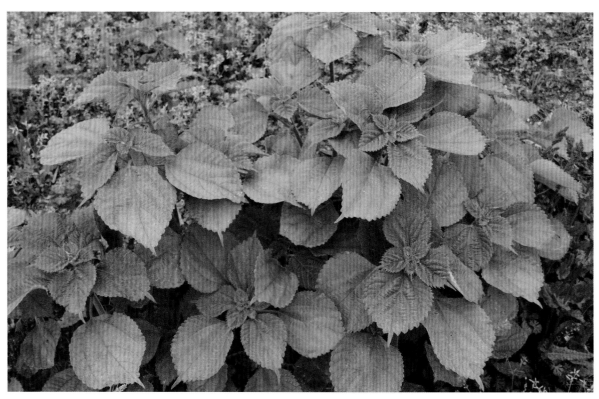

苎麻

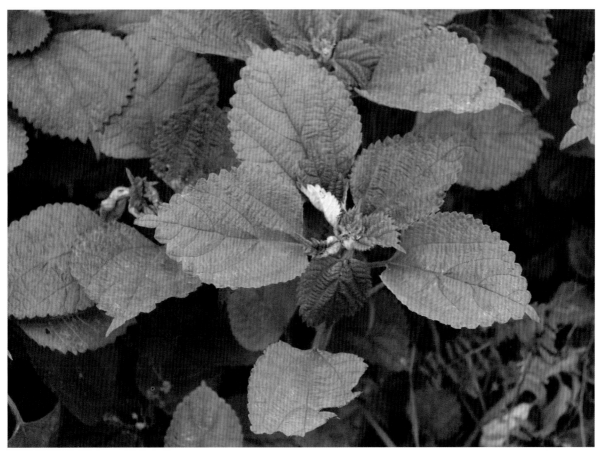

苎麻

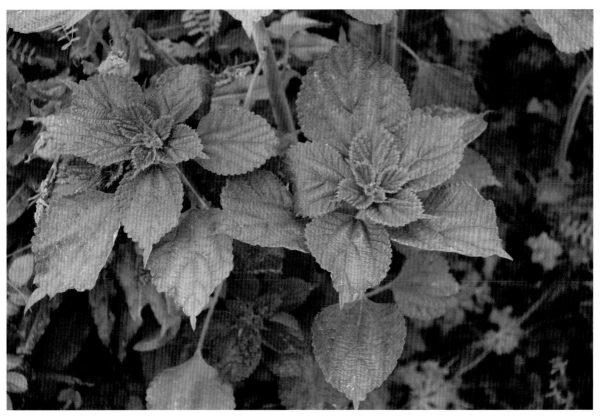

苎麻

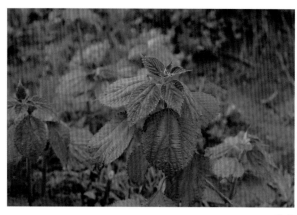

苎麻

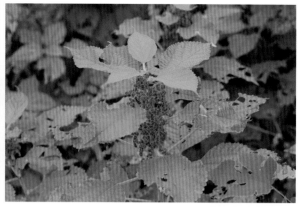

苎麻

**生境分布** | 生长于山坡、路边。分布于云南、贵州、广西、广东、福建、江西、台湾、浙江、湖北、四川及甘肃、陕西、河南等地，野生或栽培。

**采收加工** | 全年可采，洗净鲜用或晒干备用。

**药材鉴别** | 根略呈纺锤形，稍膨大，长约 10 cm，直径 1 ~ 1.3 cm；表面灰棕色，有纵皱纹及横长皮孔，有时皮孔横向连接；断面粉性，无髓。气微，味淡，有黏性。

**化学成分** | 根含绿原酸（chlorogenic acid），在稀酸中加热可得到咖啡酸（caffeic acid）和奎宁酸（quinic acid）。叶含芸香苷（rutin），野漆树苷（rhoifolin），鲜叶含叶黄素（lutein），α - 和 β - 胡萝卜素（carotene），干燥叶含叶黄素，β - 胡萝卜素，谷氨酸（glutamic acid）。

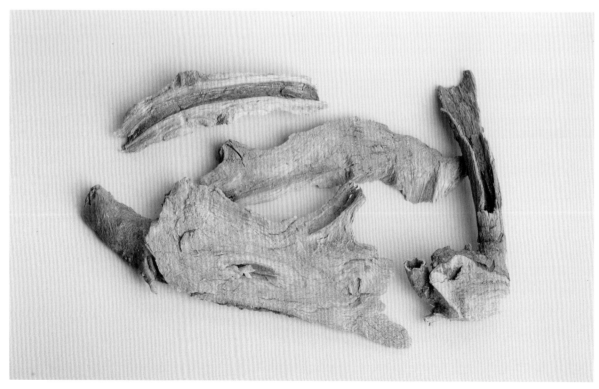

苎麻根药材

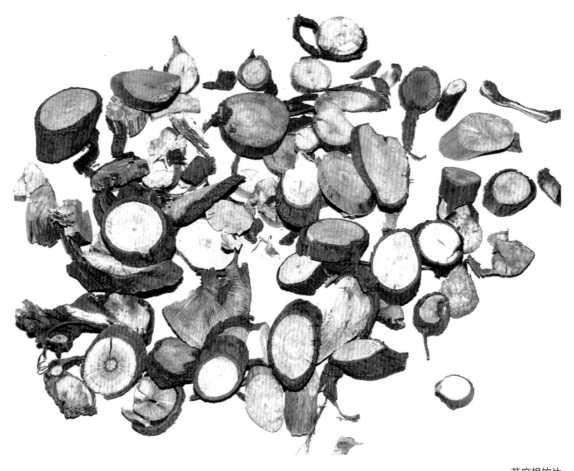

苎麻根饮片

**性味归经** 味甘，性凉。归水、风塔。

**功效主治** 根：清热解毒，利尿；叶：止血止痛，解毒，消肿。主治口舌生疮，腰痛，尿血，便血，脾肿大，蛇咬伤，产后气血虚。

**药理作用** 止血作用 用野苎麻的提取物浸泡大、小鼠尾端的人工创面，可使出血量减少，出血时间缩短。如给小鼠口服或腹腔注射，也可得到同样的效果。家兔肌内注射提取物后，凝血时间缩短、但血小板计数未见明显变化。用浸有提取物的药棉覆盖于大鼠的肝、肾伤口，未见明显的止血作用。

**用法用量** 内服：煎汤，根、叶各 20 ～ 30 g。外用：适量，叶捣烂敷；或根磨水搽。

**精选验方**

1. **口舌生疮** 苎麻根和叶 30 g。煎汤，含漱。

2. **腰痛，尿血，便血** 苎麻根 20 g。煎汤内服。

3. **脾肿大** 苎麻叶适量。捣烂，炒热，包敷患处。

4. **蛇咬伤** 苎麻根适量。磨于水，擦伤口。

5. **产后气血虚** 苎麻根 20 g，胡椒、小姜、荜茇各 5 g。捣细粉，置黑鸡腹内，煮熟，服食。

苎<br>麻

# 紫丹参

## ZIDANSHEN

**彝 药 名** | 乌兰。

**别　　名** | 热贡、赤参、热贡巴、酒丹参。

**来　　源** | 本品为唇形科多年生草本植物丹参 *Salvia miltiorrhiza* Bge. 的干燥根及根茎。

**识别特征** | 多年生草本，高 20 ～ 80 cm，全株密被柔毛及腺毛，根细长、圆柱形，外皮砖红色。茎四棱形，多分枝。叶对生，有长柄，奇数羽状复叶，小叶通常 3 ～ 5 片，卵形或长卵形，顶生的较大，边缘有浅钝锯齿，上面稍皱缩，下面毛较密。总状轮伞花序顶生或腋生，花冠唇形，蓝紫色，上唇稍长，盔状镰形。花期 5 ～ 10 月，果期 6 ～ 11 月。

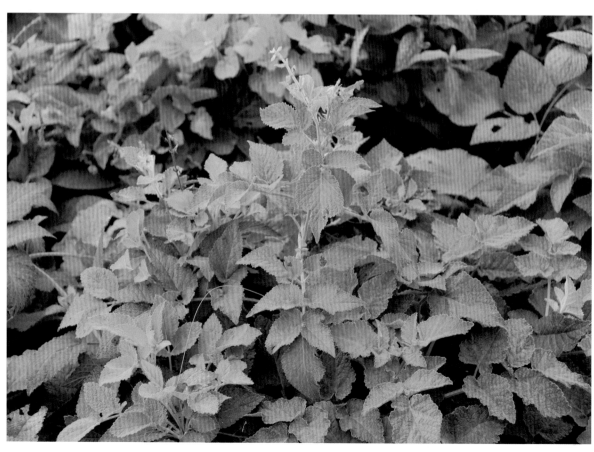

丹参

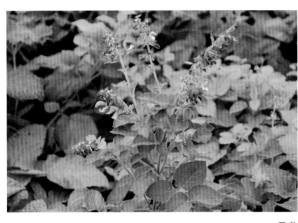
丹参

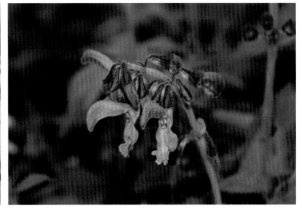
丹参

**生境分布**｜生长于气候温暖湿润、日照充足的地方。全国大部分地区均有生产。分布于河北、安徽、江苏、四川等地。

**采收加工**｜秋季采挖，除去茎叶，洗净泥土，润透后切片，晒干。生用或酒炒用。

**药材鉴别**｜本品呈类圆形或椭圆形的厚片。外表皮棕红色或暗棕红色，粗糙，可见纵皱纹。切面红黄色或黄棕色，可见散在黄白色筋脉点，呈放射状排列，中心略黄，外表皮暗红棕色。气微，味微苦涩。

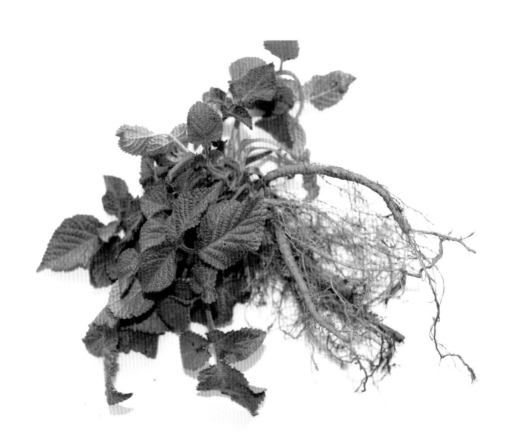
丹参

中国少数民族中药图鉴

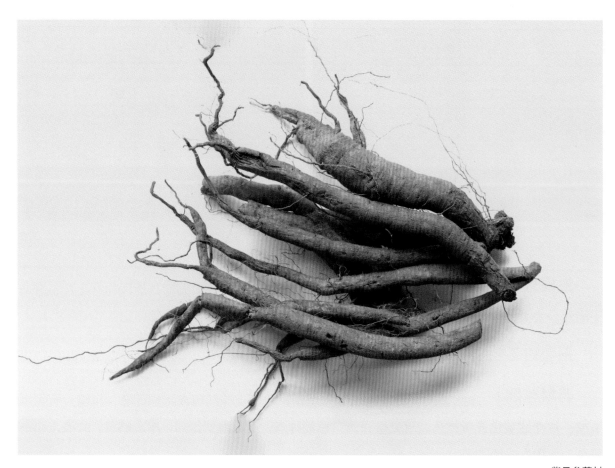

紫丹参药材

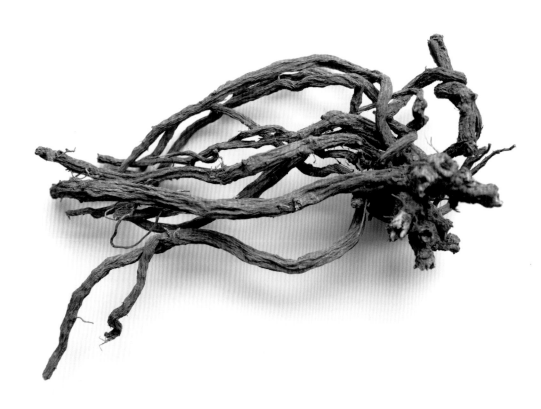

紫丹参药材

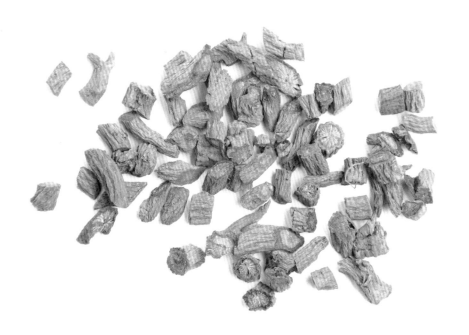

紫丹参饮片

**性味归经** | 苦,微寒。归心、心包、肝经。

**功效主治** | 活血祛瘀,凉血消痈,安神。本品苦能降泄,微寒清热,入心、肝二经走血分,故有凉血、活血之功;瘀热去则痈肿消,故又有消痈之能。

**用法用量** | 5~15 g,煎服。活血化瘀宜酒炙用。

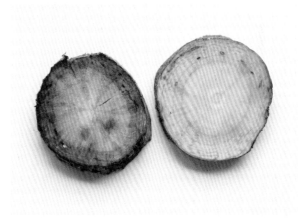

紫丹参饮片

**精选验方** |

**1. 慢性肝炎、肝脾肿大** 丹参、板蓝根各 15 g,郁金 12 g。水煎服。

**2. 慢性胃炎、胃及十二指肠溃疡、胃神经官能症(对于气滞血瘀,上腹疼痛者)** 丹参 30 g,檀香、砂仁各 5 g。水煎服。

**3. 盆腔炎** 丹参溶液 15 ml。直流电导入,每日 1 次,15 次为 1 个疗程。

**4. 复发性口疮** 丹参 30 g。水煎服,每日 1 剂。每周前 5 日服药,停药 2 日,连续 2 周为 1 个疗程。

**5. 血管性头痛** 丹参 30 g,钩藤、牛膝、僵蚕(可用当归代之)、川芎、白芷各 9 g。水煎服。

**6. 癫痫(对于青少年初发癫痫,属气滞血瘀者)** 丹参、乌药各 100 g。每日 1 剂,水煎服,连服 3~5 日。

**7. 月经不调、腹痛、腰背痛** 丹参适量。研细末,每服 6 g,每日 2 次。

**使用禁忌** | 反藜芦。

紫丹参

# 紫萁贯众

## ZIQIGUANZHONG

**彝 药 名** ┃ 比子。

**别　　名** ┃ 紫蕨、薇菜、水骨菜、高脚贯众。

**来　　源** ┃ 为紫萁科植物紫萁 *Osmunda japonica* Thunb. 的根茎及叶柄残基。

**识别特征** ┃ 多年生草本植物，高 30 ~ 80 cm。根状茎粗壮，横卧或斜升。叶二型，幼时密被茸毛；不育叶片三角状阔卵形，长 30 ~ 50 cm，宽 25 ~ 40 cm，顶部以下 2 回羽状，小羽片矩圆形或矩圆状披针形，先端钝或短尖，基部圆形或宽楔形，边缘有匀密的微钝锯齿。能育叶强度收缩，小羽片条形，长 1.5 ~ 2 cm，沿主脉两侧密生孢子囊，形成长大深棕色的孢子囊穗，成熟后枯萎。

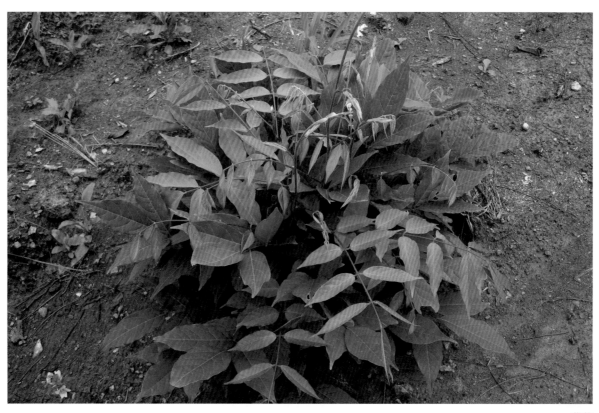

紫萁

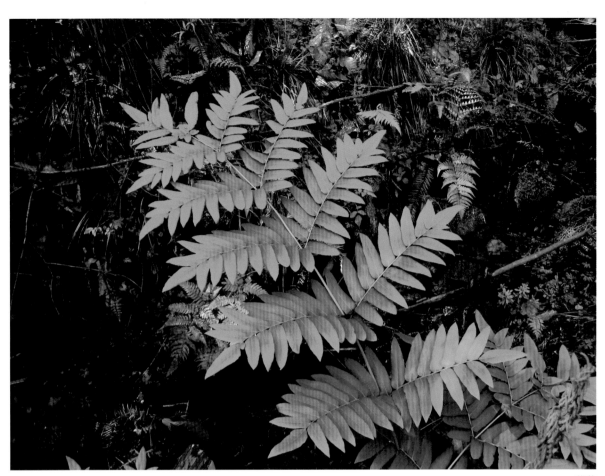

紫萁

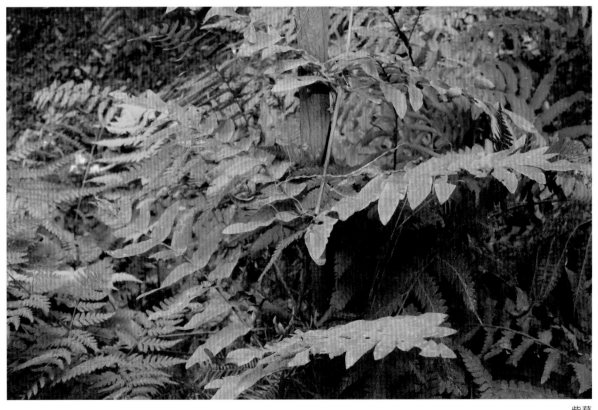

紫萁

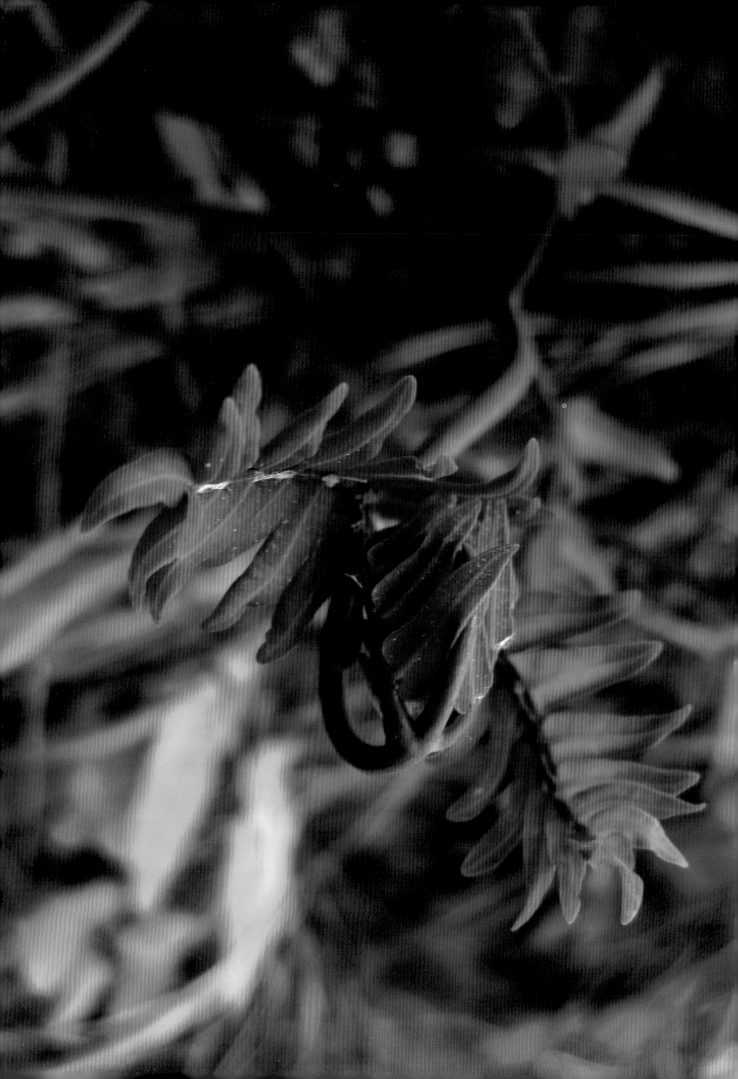

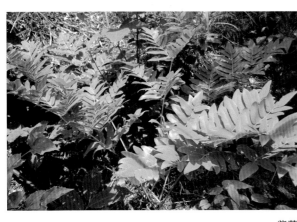
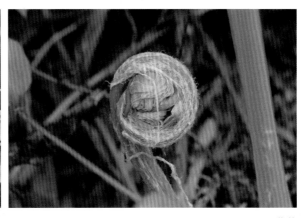

紫萁　　　　　　　　　　　　　　　　　　　　紫萁

**生境分布** 生长于林下、山脚或溪边的酸性土上。分布于西南、华北、华东、中南地区及陕西、甘肃等地。

**采收加工** 春、秋二季采挖根茎，削去叶柄、须根，除净泥土，晒干或鲜用。

**药材鉴别** 全体呈纺锤形、类球形或不规则长球形，稍弯曲，有时具分枝，先端钝，下端较尖，长 10 ~ 30 cm，直径 4 ~ 8 cm。表面棕褐色，密被斜生的叶柄基部和黑色须根。叶柄残基呈扁圆柱形，长 0.7 cm，短 0.35 cm，两边具有耳状翅，但耳状翅易剥落，多已不存或呈撕裂状。质硬，折断面呈新月形或扁圆形，多中空，可见 1 个 U 字形的中柱。气微弱而特异，味淡、微涩。

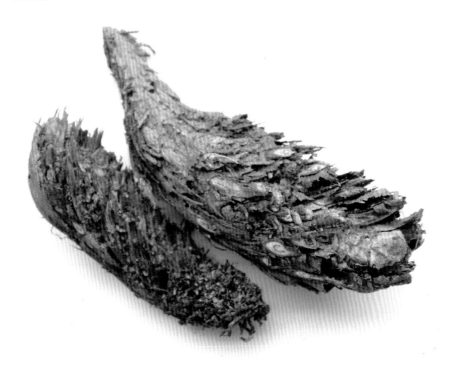

紫萁贯众药材

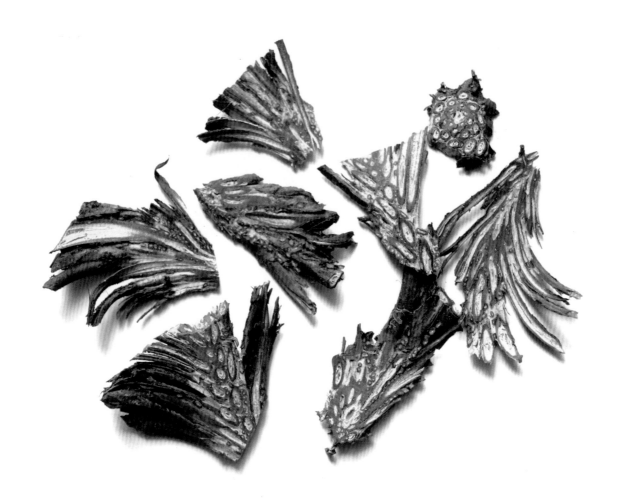

紫萁贯众饮片

**性味归经** | 味苦，性冷。归热经。

**功效主治** | 清热解毒，凉血止血，杀虫。主治流感，头痛，疟腮，各种出血症，虫积腹痛。

**用法用量** | 内服：煎汤，9 ～ 15 g。外用：适量。

**精选验方** |

**1. 劳伤血滞** 　紫萁贯众 15 g。泡酒 200 ml，每次 25 ～ 50 ml。

**2. 疯狗咬伤** 　紫萁贯众 30 g，化橘皮 15 g。煎水服。

**3. 预防流行性感冒** 　紫萁贯众 9 g。水煎，分 2 次服。

**4. 预防麻疹** 　紫萁贯众、金银花各 15 g，鬼灯笼 9 g。水煎服，连服 5 剂。

**5. 刀伤出血** 　紫萁贯众叶适量。捣烂外敷。

**使用禁忌** | 脾胃虚寒者慎服。